BORJA SAÑUDO CORRALES
JERÓNIMO GARCÍA FERNÁNDEZ
(COORDS.)

NUEVAS ORIENTACIONES PARA UNA ACTIVIDAD FÍSICA SALUDABLE EN CENTROS DE FITNESS

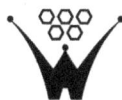

WANCEULEN
EDITORIAL DEPORTIVA

Título: NUEVAS ORIENTACIONES PARA UNA ACTIVIDAD FÍSICA SALUDABLE EN CENTROS DE FITNESS

Autores: BORJA SAÑUDO CORRALES Y JERÓNIMO GARCÍA FERNÁNDEZ (COORDINADORES);
                CAROLINA CASTAÑEDA VÁZQUEZ; FRANCISCO PIRES VEGA; ANA CARBONELL BAEZA;
                VIRGINIA APARICIO GARCÍA-MOLINA; MANUEL DELGADO FERNÁNDEZ; CARLOS BARBADO VILLALBA;
                JOSÉ MARÍA MUYOR RODRÍGUEZ; PEDRO ÁNGEL LÓPEZ-MIÑARRO; ANA GONZÁLEZ GALO;
                ROQUE GÓMEZ ESPINOSA DE LOS MONTEROS; JORGE DEL ROSARIO FERNÁNDEZ SANTOS;
                BORJA SAÑUDO CORRALES; LUIS CARRASCO PÁEZ; MOISÉS DE HOYO LORA;
                ESMERALDA MATA GÓMEZ DE ÁVILA; JUAN RAMÓN HEREDIA ELVAR; ANTONIO J. SÁNCHEZ OLIVER;
                EDUARDO J. GUERRA HERNÁNDEZ; MARZO EDIR DA SILVA GRIGOLETTO;
                GUILLERMO PEÑA GARCÍA-OREA; SUSANA MORAL GONZÁLEZ

Editorial: WANCEULEN EDITORIAL DEPORTIVA, S.L.
                C/ Cristo del Desamparo y Abandono, 56   41006 SEVILLA
                Tlfs 954656661 y 954921511 - Fax: 954921059
                www.wanceulen.com   infoeditorial@wanceulen.com

I.S.B.N.:   978-84-9993-219-4
Dep. Legal:
©Copyright: WANCEULEN EDITORIAL DEPORTIVA, S.L.
Primera Edición: Año 2011
Impreso en España:Publidisa

La empresa Technogym Trading S.A. colabora en esta obra, habiendo cedido la imagen de la portada.

ÍNDICE

AUTORES

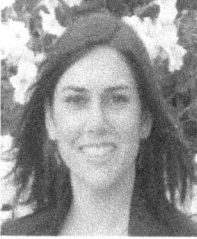

Dª. Carolina Castañeda Vázquez
Licenciada en Ciencias del Deporte. Máster Universitario en Actividad Física y Calidad de Vida de Personas Adultas y Mayores. Monitora de aeróbic y Monitora Avanzada de Actividades Dirigidas, con varios años de experiencia trabajando en centros deportivos. Actualmente, Profesora Ayudante del Dpto. de Educación Física y Deporte de la Universidad de Sevilla.

Dpto. de Educación Física y Deporte. Universidad de Sevilla.
Campus Pirotécnia. C/ Pirotécnia s/n. 41013 Sevilla. Tfno.: +34 955420476.
Email: carolinacv@us.es

D. Francisco Pires Vega
Licenciado en Ciencias de la Actividad Física y del Deporte en la Universidad de las Palmas de Gran Canaria. Diplomado en Magisterio: Especialidad Educación Física por el CES Cardenal Spínola. Máster en Animación Sociocultural y Educación Social: Actividad Física, Deporte y Ocio (Universidad de Sevilla). Profesor Asociado en Dto. de Educación Física y Deporte (Universidad de Sevilla) y Profesor de Educación Física en Educación Secundaria Obligatoria.

Dpto. de Educación Física y Deporte. Universidad de Sevilla.
Campus Pirotécnia. C/ Pirotécnia s/n. 41013 Sevilla. Tfno.: +34 955420739.
Email: fpires@us.es

Drª, Dª. Ana Carbonell Baeza.
Doctora por la Universidad de Granada. Doctorado en Fisiología del ejercicio aplicada al control del Rendimiento Deportivo y la Salud. Máster en Dirección de Entidades e Instalaciones Deportivas. Profesora del Departamento de Educación Física y Deporte de la Universidad de Sevilla. Líneas de investigación: actividad física orientada a la salud y/o adaptada a poblaciones especiales, valoración de la actividad física y condición física.

Dpto. de Educación Física y Deporte. Universidad de Sevilla.
Campus Pirotécnia. C/ Pirotécnia s/n. 41013 Sevilla. Tfno.: +34 955420475
Email: acarbonell@us.es

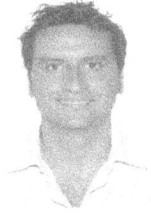

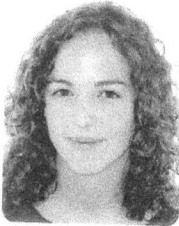

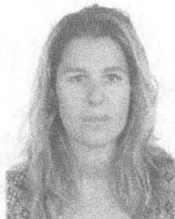

Virginia Aparicio García-Molina

Licenciada en Ciencias de la Actividad Física y del Deporte. Máster con mención de calidad en Nutrición Humana. Doctorado en Actividad Física y Salud para la calidad de vida. Becaria FPI del Ministerio de Ciencia e Innovación. Líneas de investigación: actividad física orientada a la salud y/o adaptada a poblaciones especiales, fisiología del ejercicio y del rendimiento deportivo y nutrición deportiva.

Departamento de Fisiología. Universidad de Granada.
Campus Universitario de Cartuja s/n. 18071 Granada.
Email: virginiaaparicio@ugr.es

Manuel Delgado Fernández

Doctor en Educación Física y Deportiva. Profesor titular del Departamento de Educación y Deportiva de la Universidad de Granada. Dos tramos de investigación científica CNEAI y dos tramos de investigación andaluces. Premio del Ilustre Colegio Oficial de Licenciados en Educación Física y Ciencias de la Actividad Física y el Deporte de Andalucía a la Labor Profesional en 2009. Líneas de investigación actuales: actividad física orientada a la salud y/o adaptada a poblaciones especiales, Educación física orientada a la salud en el ámbito educativo y valoración de la actividad física y condición física.

Dpto. de Educación Física y Deportiva. Universidad de Granada
Crta. de Alfacar s/n. 18011 Granada. Tfno.: +34 958244375
Email: manueldf@us.es

D. Carlos Barbado Villalba

Profesor del Centro Profesional de Universidad Europea de Madrid y ponente habitual en diferentes congresos relacionados con el Fitness y la Actividad Física y la Salud. Director de formación de Tomahawk Spain y autor de los libros "Manual de Ciclo Indoor" y "Manual Avanzado de Ciclo Indoor". Actualmente trabaja en el desarrollo de su tesis doctoral, abordando la temática sobre la adecuación de programas saludables aplicados al Ciclismo Indoor. Ha trabajado en las mejores convenciones de Fitness de España y a nivel internacional.

Valgo Investment S.L. (Fitness & Management). FEDA Madrid.
C/ Aníbal, 3. Local. 28020 Madrid.. Tfono: 902012571
Email: cbarbado@valgo.es

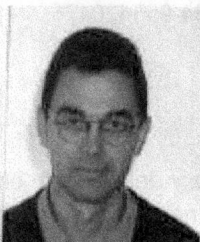

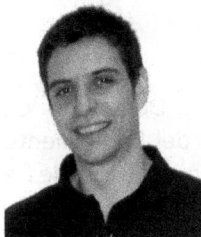

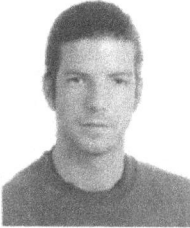

Dr. José María Muyor Rodríguez

Profesor de la Universidad de Almería. Máster en Actividad Física y Salud. Profesor-colaborador de diferentes Escuelas y Federaciones Nacionales en la formación de Técnicos en Fitness y Entrenamiento Personal. Autor de diferentes trabajos sobre el análisis del morfotipo raquídeo y extensibilidad isquiosural en la práctica deportiva.

Facultad de Ciencias de la Educación. Área de Didáctica de la Expresión Corporal. Ctra. Sacramento S/N, 04120. La Cañada de San Urbano. Almería (España). Tfno.: +34 950014045. Email: josemuyor@ual.es

Dr. Pedro Ángel López-Miñarro

Profesor de Actividad Física para la salud en la Universidad de Murcia. Director del grupo de investigación "Ejercicio físico y salud" de la Universidad de Murcia. Autor del libro "Ejercicios desaconsejados en la actividad física" editado por INDE publicaciones. Autor de diferentes trabajos de investigación sobre la disposición sagital del raquis y extensibilidad isquiosural en la práctica deportiva.

Departamento de Expresión Plástica, Musical y Dinámica
Facultad de Educación. Universidad de Murcia. Campus Universitario de Espinardo. 30100 Murcia (España). Tlf: +34 868 88 70 51
Email: palopez@um.es. http://webs.um.es/palopez

Dª. Ana González Galo

Licenciado en Ciencias de la Actividad Física y del Deporte. Máster Oficial de Danza y Artes del Movimiento por la Universidad Católica San Antonio de Murcia. Doctorando en el Programa de Salud y Deporte en la Facultad de Medicina de la Universidad de Cádiz. Perteneciente al grupo de investigación GALENO CTS-158.

Dpto. Didáctica de la Educación Física, Plástica y Musical
Facultad de Ciencias de la Educación. Universidad de Cádiz.
Campus de Puerto Real. Avd. República Saharaui s/n
11519 Puerto Real. Telf: +34 618 84 24 58.
Email: ana.gonzalezgalo@alum.uca.es

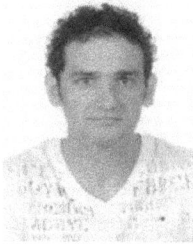

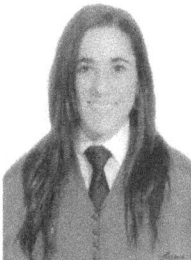

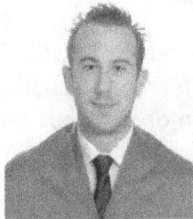

D. Roque Gómez Espinosa de los Monteros

Licenciado en Ciencias de la Actividad Física y del Deporte. Doctorando en el Programa de Salud y Deporte en la Facultad de Medicina de la Universidad de Cádiz. Perteneciente al grupo de investigación GALENO CTS-158. Formación como Entrenador de Fitness nivel 1 Técnico de Sala de Musculación/Cardio, Entrenador Personal y Personal Trainer Advance.

Dpto. Didáctica de la Educación Física, Plástica y Musical
Facultad de Ciencias de la Educación.. Universidad de Cádiz.
Campus de Puerto Real . Avd. República Saharaui s/n 11519 Puerto Real.
Telf: +34 654 13 76 31. Email: <u>roque.gomezespinosamonteros@alum.uca.es</u>

D. Jorge del Rosario Fernández Santos

Licenciado en Ciencias de la Actividad Física y del Deporte. Doctorando en el Programa de Salud y Deporte en la Facultad de Medicina de la Universidad de Cádiz. Perteneciente al grupo de investigación GALENO CTS-158.

Dpto. Didáctica de la Educación Física, Plástica y Musical
Facultad de Ciencias de la Educación..Universidad de Cádiz.
Campus de Puerto Real. Avd. República Saharaui s/n 11519 Puerto Real.
Telf: +34 679 05 21 97. Email: <u>jorgedelrosario.fernandez@uca.es</u>

Dr. Borja Sañudo Corrales

Doctor en Educación Física y Deporte. Máster en Alto Rendimiento Deportivo. Máster en Actividad Física y Salud. Entrenador Nacional de Musculación y Físico-culturismo. Profesor del Departamento de Educación Física y Deporte, Universidad de Sevilla.

Dpto. de Educación Física y Deporte. Universidad de Sevilla
Campus Pirotécnia. C/ Pirotécnia s/n. 41013 Sevilla
Tfno.: +34 955420462. Email: <u>bsancor@us.es</u>

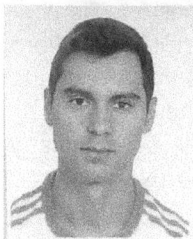

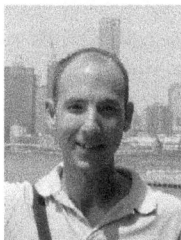

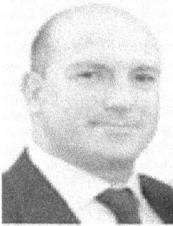

Dr. Luis Carrasco Páez

Doctor en Educación Física y Deporte. Profesor Contratado Doctor del Departamento de Educación Física y Deporte, Universidad de Sevilla. Especialista en Actividad Física, Salud y Entrenamiento. Autor de diferentes artículos y libros especializados en la Actividad Física y el Deporte.

Dpto. de Educación Física y Deporte. Universidad de Sevilla Campus Pirotécnia. C/ Pirotécnia s/n. 41013 Sevilla
Tfno.: +34 955420465. Email: lcarrasco@us.es

Dr. Moisés de Hoyo Lora

Doctor en Educación Física. Diplomado en Fisioterapia. Máster en Preparación Física en el Fútbol. Experto Universitario en Fisioterapia Manual Osteopática Nivel I y II. Especialista en el control del entrenamiento en deportes de equipo y la recuperación funcional de deportistas.

Dpto. de Educación Física y Deporte. Universidad de Sevilla. Campus Pirotécnia. C/ Pirotécnia s/n. 41013 Sevilla
Tfno.: +34 955420463. Email: dehoyolora@us.es

Dra. Esmeralda Mata Gómez de Ávila

Profesora Universidad de Castilla-La Mancha. Doctora y licenciada en Ciencias de la Actividad Física y del Deporte (UCLM). Diplomada en Fisioterapia (UCLM). Miembro grupo de investigación GENUD-Toledo (UCLM).

Dpto. de Didáctica de la Expresión Musical, Plástica y Corporal. Facultad de Ciencias del Deporte. Universidad de Castilla-La Mancha. Agrupación Fábrica de Armas. Edificio Sabatini 1.71 Avda. de Carlos III s/n. 45071 Toledo
Tfno.: +34 925268800 Ext.5512. Email: esmeralda.mata@uclm.es

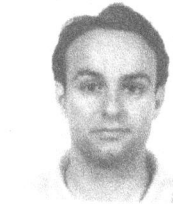

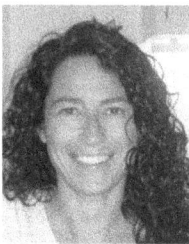

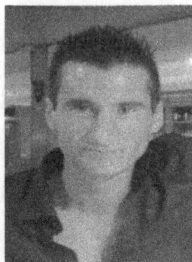

D. Juan Ramón Heredia Elvar
Director Instituto Internacional Ciencias del Ejercicio Físico y Salud-IICEFS. Miembro de Honor de la Federación Dominicana de Medicina del Deporte-FEDOMEDE. Profesor CLC. Departamento Deportes Universidad Alicante. Profesor Master Actividad Física y Salud. UEM

Instituto Internacional Ciencias Ejercicio Físico y Salud-IICEFS. C/ Mayor, 17. 03580 Alfas del Pi (Alicante).
Tfno. 675 39 64 33. e-mail: coordinacion@iicefs.com
juanrafitness@hotmail.com

D. Antonio J. Sánchez Oliver
Profesor de asociado en la Facultad del Deporte de la Universidad Pablo Olavide. Autor de 8 artículos científicos 3 de ellos con Factor de Impacto JCR. Nutricional Coach. Director del Centro de Educación Nutricional: CEN – Nutridiez.

Dpto. de Deporte e Informática. Facultad del Deporte. Universidad Pablo de Olavide.. Carretera de Utrera km.1
41013-Sevilla, España. Tel. 656305480. Email: asanchez@upo.es

Dr. Eduardo J. Guerra Hernández
Profesor de Nutrición y Bromatología y Nutrición en el Deporte en las licenciaturas de Farmacia y Actividad Física y Deporte respectivamente. Profesor del curso Bases fisiológicas y nutricionales de la actividad física y deporte dentro del máster con mención de calidad de Nutrición Humana de la UGR. Autor de 70 artículos científicos de los que 54 están indexados en la "web of science" y 13 capítulos de libros.

Profesor Titular del Dpto. de Nutrición y Bromatología.Facultad de Farmacia. Universidad de Granada. Campus Cartuja s/n 18012-Granada.
Tfno.: +34 958 243867Fax: +34 958 249577. Email: ejguerra@ugr.es

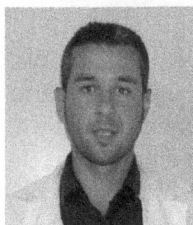

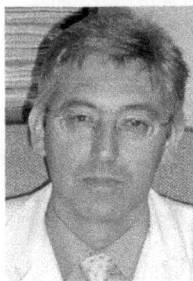

PRÓLOGO

La salud es, probablemente, una de las temáticas que más preocupan a la sociedad actual. Esta preocupación se debe al aumento de enfermedades crónicas metabólicas, cardiovasculares y del aparato locomotor, derivadas de un estilo de vida cada vez más sedentario. Esta situación requiere una actuación inmediata para fomentar la práctica de actividad física y promover un estilo de vida no solamente activo, sino también saludable. En este sentido, estamos observando como determinados sectores están incrementando su actividad y es posible apreciar como el **sector del fitness** está cobrando interés al entenderse como una alternativa efectiva para satisfacer las demandas de práctica de actividad física del conjunto de la población. La progresiva adaptación de este sector a las distintas necesidades de los diferentes grupos o estratos sociales ha permitido un gran desarrollo de esta industria.

Este libro tiene por objetivo ofrecer un estado de la cuestión actual sobre la práctica de actividad físico deportiva en centros de fitness, especialmente en su orientación hacia el mantenimiento de la salud. En primer lugar, y tras un breve repaso a esta evolución en la práctica cada vez más diversificada, nos centraremos en los centros de fitness y en cómo valorar y prescribir el ejercicio físico a sus usuarios. No cabe duda de que tan solo si el ejercicio es practicado de manera regular y con la intensidad adecuada contribuirá a mejorar la capacidad funcional global del organismo. En este sentido, se presentan, las bases para la prescripción de un ejercicio físico saludable abarcando ejercicios cardiorrespiratorios (ciclo-indoor), el análisis de la técnica en los ejercicios de fortalecimiento muscular o las nuevas tendencias en el entrenamiento de la flexibilidad en sala.

Finalmente, se abordarán aspectos relacionados con la innovación en centros de fitness. Sin duda estamos ante un sector en constante evolución que presenta avances contínuos, nuevas disciplinas en clases colectivas, entrenamiento vibratorio o el propio entrenamiento funcional serán evaluados. Por último, no debemos olvidar que los principales servicios requeridos, y por tanto ofertados, por los centros de fitness están orientados a la estética y a la salud. Los lectores de este libro tendrán información detallada sobre el entrenamiento personal y sobre la nutrición/alimentación en el entorno de los centros fitness.

En definitiva, con este libro queremos adelantarnos a la evolución que está sufriendo este sector, con objeto de ofrecer una información detallada que nos permita ser más críticos y, por tanto, acercarnos al sector del fitness desde una perspectiva más saludable.

Bloque I

EL FITNESS, UN SECTOR EN ALZA

Capítulo 1

EL OCIO Y EL TIEMPO LIBRE COMO BASE PARA LA IMPLANTACIÓN DEL SECTOR DEL FITNESS

Carolina Castañeda Vázquez
Francisco Pires Vega

INTRODUCCIÓN

Sólo basta traspasar las puertas de un complejo deportivo para darse cuenta que los hábitos de actividad física y deportiva (AFD) han cambiado en las últimas décadas. De forma simultánea, coexisten actividades deportivas como son fútbol, futbol-sala, baloncesto, voleibol, tenis, y un largo etcétera, caracterizadas por estar bajo los parámetros reglamentarios de un deporte concreto aunque es el practicante quien decide si lo hace de forma competitiva o recreativa; con actividades físicas como jogging, caminar, montar en bici, nadar, las cuales no obedecen a reglamentos deportivos; o un innumerable elenco de actividades físicas dirigidas, como aerobic, step o pilates. La amplia oferta hace que cualquier persona pueda acceder a la práctica de ejercicio físico según sus preferencias y/o necesidades. Pero, para que esto ocurra, una gran industria mercantil se ha puesto en marcha para dar respuesta a esta demanda de la sociedad actual. Los mismos espacios deportivos han sufrido una gran transformación, haciéndose cada vez más multifuncionales. En este capítulo se aborda la evolución del ocio y el tiempo libre, como agente precursor de la proliferación del sector fitness y su posicionamiento como actividades físico-deportivas orientadas a la salud. Además, se tratará la evolución del mismo y sus perspectivas futuras, antes de adentrarnos específicamente en algunos de los servicios que ofrece este sector.

Sociedad actual: evolución del ocio y ocupación del tiempo libre

Ocio y tiempo libre, son términos cotidianos que se usan con frecuencia; sin embargo, la concepción del ocio, tal y como lo entendemos en el momento actual en nuestra sociedad no ha perdurado de la misma forma a lo largo de la historia. Sus manifestaciones han sido y son tan diversas que sería imposible recogerlas todas. Por su parte, si partimos de la base de que el tiempo libre es un concepto que está íntimamente relacionado con el trabajo, atendiendo a la evolución del mismo a lo largo de la historia y en especial a partir de la revolución industrial, este concepto sería igualmente un término propicio al estudio (Moreno, 2005).

Centrándonos en el concepto ocio, las primeras definiciones las podemos encontrar en tiempos de la Grecia Antigua y Roma, ya que en Egipto, aunque se conocen distintas manifestaciones del mismo, no se tiene constancia de la definición de dicho término. Fruto del devenir filosófico griego aparece el término *scholé* como ocio o tiempo desocupado para uno mismo. Etimológicamente significa parar o cesar, aproximándose más a la concepción actual de tiempo libre. No obstante, Scholé o skholé, como algunos autores se refieren, no es sinónimo de no hacer nada. De hecho, los griegos establecían diferencias entre ocio y diversión. Un intervalo de tiempo ocioso es aquel en el que el hombre libre podía dedicarse a la contemplación de las cosas y con ella sumergirse en un estado propicio para la creación. El concepto de ocio en Roma se atribuía principalmente a un tiempo de no trabajo. Un tiempo invertido en el descanso y la distracción que permitiese recuperarse para volver de nuevo al trabajo, de esta concepción aparece la palabra *otium*.

Tal como ocurre en la Edad Antigua entre el pensamiento Griego y Romano, la historia va cargando de connotaciones, a veces positivas y a veces negativas el concepto ocio, de tal forma, que durante la Edad Media el ocio estaba mal visto, mientras que posteriormente en la Edad Moderna es concebido como esparcimiento y diversión en el tiempo libre. Tanto las manifestaciones de ocio como la disposición de tiempo libre, han estado muy ligadas a la clase social a la cual se pertenecía, de ahí que actividades como la caza, la equitación o la esgrima fuesen cotidianas entre las altas capas de la sociedad. Pero, los cambios a nivel político, económico y social del siglo XVIII y primera mitad del XIX van tejiendo un panorama convulso, ya que por el contrario de lo que se pensaba, la revolución industrial hizo que las sociedades se convirtieran en los centros neurálgicos, pero la incorporación de la maquina, paradójicamente, no trajo mejoras en el bienestar social, sino todo lo contrario, largas jornadas de trabajo, haciendo calar en la población la idea de "trabajo como sentido último de la vida". Este panorama se hace cada vez más insostenible y aparecen movimientos sociales sin precedentes, que entre otros, postulan el tiempo libre como un derecho del ciudadano. "(...) *la práctica totalidad de estudiosos sobre el tema coinciden en enmarcar históricamente el nacimiento de los conceptos de Ocio y Tiempo Libre en torno a 1850, momento en el que se empieza a hablar de sociedad industrial*" (López y León, 2003: 6). Es, por lo tanto, a partir de la industrialización cuando existe una revalorización del tiempo libre, pasando a un segundo plano aquello en lo que se ocupa.

En cualquier caso, la Revolución Industrial y la presión obrera terminaron por implantar sus ideales a través de grandes presiones y reivindicaciones. De esta forma, se consigue progresivamente disminuir el tiempo de trabajo diario y semanal, fijando un máximo que ronda una media de 40 horas semanales. Además, estas horas se concentran, en la mayoría de los casos, en cinco jornadas laborales de 8 horas. Esto, unido a un calendario festivo y un número de días oficiales de vacaciones remuneradas, que en muchos casos es el propio trabajador quien fija las fechas, hace que el tiempo libre aumente cuantitativamente y que éste, a su vez, pueda ser planificado para su uso y disfrute con mayor antelación. Ispizua y Monteagudo (1998) nos hablaban ya a finales de la década de los noventa de *"la conquista del tiempo libre"* en la sociedad contemporánea, principalmente debido a la legitimidad del mismo y el aumento de éste propiciado por los siguientes factores:

- *Tecnológicos:* la mejora en este campo afecta directamente al sistema de producción a todos los niveles; industrial, administrativo, servicios, etc., lo que hace el trabajo más eficiente y óptimo, y propicia el acortamiento de la jornada laboral.

- *Factores relacionados con la inserción laboral y la jubilación:* se acorta la vida laboral retrasando la inserción y adelantando la jubilación.

- *Factores higiénico-sanitarios:* aumenta la esperanza y calidad de vida con lo que aumenta el tiempo que una persona puede disponer de tiempo libre apartado de las obligaciones laborales.

- *Factores sociales:* la sociedad actual tiene unas necesidades que no se daban en otros tiempos. A grandes rasgos, reconocen la necesidad de crecimiento personal apartado del mundo laboral, ya que el trabajo no es capaz de satisfacer sus inquietudes y buscan en otro tipo de ocupaciones, a veces autoimpuestas, cubrir ese vacío existencial.

La preocupación por el uso adecuado del tiempo libre es creciente conforme avanzamos en la historia. Para dar respuesta a esta tendencia aparecen nuevas formas más estructuradas de aglutinar a un alto número de personas en torno a un interés común. De igual modo surgen en el siglo XIX asociaciones juveniles relacionadas con el aire libre que tienen su momento dorado en el siglo XX o, el teatro y la música, que ven aumentado su número de adeptos, tanto de intérpretes como de espectadores. Pero debemos hacer una mención especial a las actividades físicas y deportivas por la importancia que irán tomando en la segunda mitad del siglo XX hasta nuestros días. Dejando aparte el deporte espectáculo, como una manifestación de ocio en la cual encontramos al espectador en una ausencia de actividad física, la evolución que han tenido las prácticas físico-deportivas en cuanto a diversidad de manifestaciones, toma especial relevancia desde finales del siglo XX hasta nuestros días. En las últimas décadas han proliferado nuevas actividades físicas y deportivas, o bien han resurgido algunas ya existentes. Por ejemplo, de deportes como el esquí o el ciclismo, surgen nuevas modalidades, como el snowboard o la bicicleta de montaña. Por otro lado, de la creciente importancia del cuidado de la imagen y el culto al cuerpo surge el aerobic y sus distintos tipos de sesiones como pueden ser Step, Hip-Hop, Ritmos latinos, etc. Otras surgen de distintas formas de utilizar y entender el medio natural, donde encontramos prácticas de riesgo como la escalada, rafting, parapente, etc., u otras de índole ecológica, medio-ambiental, descanso, relax, esparcimiento, etc. La recuperación de prácticas autóctonas y tradicionales contribuyen a que perduren actividades físicas y juegos en distintas zonas geográficas como la lucha canaria (Islas Canarias) o la pelota vasca (País Vasco). Los juegos de rol con cierta implicación física imprimen vivencia a dicha actividad y son altamente aceptadas y difundidas, como el caso del paintball. Por último, no podemos olvidar aquellas prácticas relacionadas con la salud y calidad de vida a través de la corriente que nos ocupa, el Fitness, así como aquellas prácticas que abordan el interior del ser humano como yoga, tai-chi, meditación, etc. (Olivera y Olivera, 1995).

De este modo, y según la última encuesta sobre los hábitos deportivos en España en el 2010, realizada por el Centro de Investigaciones Sociológicas (CSD, 2010), estas manifestaciones del ocio deportivo adquieren cada vez mayor importancia entre los españoles, pues más del 55% de la población consideraba el deporte como una actividad muy importante. Esto se puede ver reflejado en una tendencia creciente de la práctica de AFD de la población, donde actualmente casi 16 millones de españoles mayores de 14 años practican deporte en nuestro país. Los niveles de práctica de la población de entre 15 y 75 años continúan en aumento, pasando de una tasa de práctica del 37% en el año 2000 al 43% en el 2010. Siguen manteniéndose diferencias de género en la práctica, pues de cada 3 practicantes, 2 son hombres y 1 es mujer, del mismo modo que siguen existiendo diferencias en función de la edad. Sin embargo, se ha incrementado mucho más la práctica en el grupo de mayores de 55 años que en los jóvenes de entre 15 y 24 años (6 puntos porcentuales en el primer grupo frente a 2 puntos porcentuales en el segundo).

En cuanto a la forma de practicar AFD, la mayor parte de los participantes realiza deporte sin preocuparse por competir (74%) y en los últimos 5 años ha aumentado el porcentaje de aquellos que realizan dicha práctica por su cuenta, pasando de un 68% en 2005 a un 75% en 2010, y disminuyendo el número de personas que realizan deporte asociados en clubes, de un 24% en 2005 a un 19% en 2010. Así mismo predomina la práctica en lugares públicos abiertos (45%) e instalaciones públicas (51%), frente a la práctica en centros privados, que ha ido disminuyendo en los últimos años, desde un 25% en 1990 a un 18% en 2010. Sin embargo, entre las actividades más practicadas, encontramos algunas de las que se llevan a cabo en clubes y centros deportivos, como pueden ser la gimnasia de mantenimiento (35%), la natación (22,4%) y el ciclismo (19,4%). En este sentido, se puede afirmar que existe un aumento más acuciado hacia una vertiente más individualizada de práctica de actividad física y deportiva (García, M. 2006). Además, según este autor, la actividad física así entendida cumple las funciones que más demanda la sociedad actual: adquirir buena forma física, entretenimiento, relación con amigos, buen aspecto o mantener peso corporal, entre otros. Todo esto va modelando un contexto perfecto para la implantación de las actividades físicas con fines saludables.

Por todo esto, será importante seguir de cerca la evolución en estas motivaciones y tendencias de práctica de AFD, ya que podrán condicionar los futuros nichos de mercado, así como el perfil específico que se demandará de los futuros profesionales en estas materias.

La práctica de actividad físico-deportiva orientada a la salud como forma de ocupación del tiempo libre

A pesar de esta tendencia hacia el aumento en los niveles de práctica de AFD, todavía existe un porcentaje considerable de la población que podemos considerar sedentario. El sedentarismo causa un deterioro más rápido del organismo (Sanduvete, 2004) y se asocia con un efecto negativo para la salud y un riesgo más elevado de padecer diferentes afecciones: obesidad, hipertensión, diabetes, problemas cardiovasculares, osteoporosis, etc. (Pieron, Ruíz y García, 2009). Sin embargo, la práctica de AFD conlleva una serie de beneficios para el organismo, tanto a nivel físico como social y psicológico, que han sido demostrados en numerosas investigaciones (Pìeron, Ruíz, y García, 2009; Candel, Olmedilla y Blas, 2008; Hamer, Stamatakis y Steptoe, 2008; Gallardo y Rodríguez, 2007; Darren, Crystal y Shannon, 2006; Jackson, Morrow, Hill y Dishman, 2004) y son bien conocidos actualmente. El nivel de práctica de AFD se asocia de manera inversamente proporcional con el padecimiento de enfermedades y la mortalidad (Lee, 2007).

La sociedad actual, a través de distintos organismos y consciente de los riesgos de la inactividad y los beneficios de la AFD, plantea estrategias y acciones desde diferentes ámbitos de actuación para fomentar esta práctica y promover un estilo de vida no solamente activo, sino también saludable. En este sentido, el primero conlleva una serie de acciones que suponen un gasto energético y que son realizadas por los sujetos de manera sistemática, mientras que el segundo supone, además, una serie de patrones conductuales que resultan beneficiosos, los cuales son aprendidos por los sujetos y suponen una elección individual interna, (Arribas, 2005). Surge así, el estilo de vida relacionado con la salud, que es considerado por Pastor, Balaguer y García-Merita (1999), como un patrón de comportamientos que desarrollan los individuos de forma más o menos estable y que se encuentra estrechamente relacionado con la salud. Sin embargo, para lograr mantener un estilo de vida saludable que favorezca una elevada calidad de vida, será necesario incorporar una serie de hábitos tales como una correcta alimentación, unos patrones adecuados de descanso y la práctica regular y adecuada de AFD, entre otros.

De este modo, la importancia de la práctica de AFD dentro de las actividades realizadas durante el tiempo de ocio y las necesidades de participación social y salud de una sociedad sedentaria, a la vez con mayor bienestar y tiempo libre, han propiciado el desarrollo de nuevas prácticas que distan considerablemente del concepto de deporte tradicional (Castillo, Giménez y Sáenz-López, 2009). La práctica de AFD de la población se aleja cada vez más de la competición, orientándose hacia motivaciones relacionadas con el bienestar y la calidad de vida (CSD, 2010; García, M., 2006), y estas nuevas prácticas de AFD que surgen de estas necesidades, así como las características de las mismas, se adaptan y evolucionan de manera pareja al concepto de salud imperante en la sociedad actual.

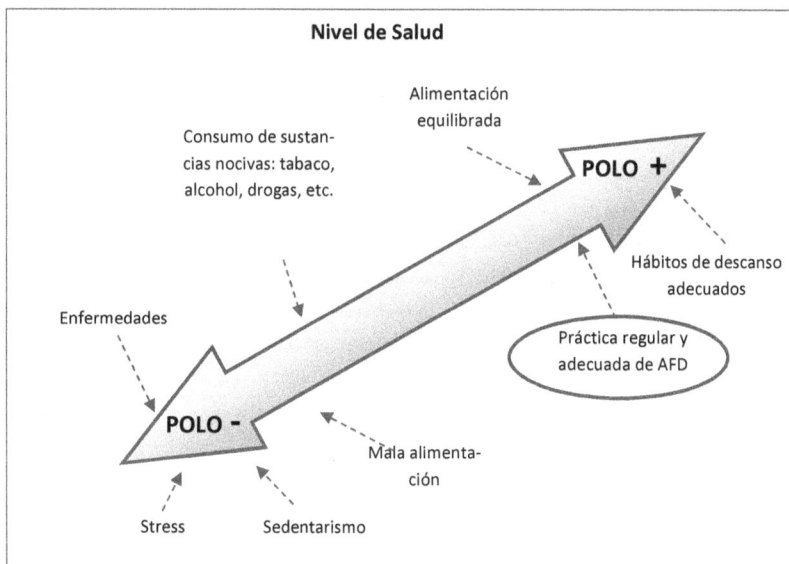

Figura 1. *Nivel de salud y algunos factores que inciden sobre la misma.*

En los últimos años la salud ha dejado de considerarse como una ausencia de enfermedades en el sujeto, adquiriendo un significado mucho más amplio, pues según el Preámbulo de la Constitución de la Organización Mundial de la Salud, se trata de "un estado de completo bienestar físico, mental y social, y no solamente la ausencia de afecciones o enfermedades" (WHO, 1946 :1). Así, este concepto deja de hacer referencia exclusivamente al ámbito físico y abarca también dimensiones psicológicas y sociales (Shepard, 1995), entre otras, por lo que podemos hablar de un concepto de salud integral, que considera todas las dimensiones personales, destacando factores físicos, sociales, intelectuales, emocionales y espirituales (Arnold, 1988). Shepard (1995) y Tercedor (2001) destacan además un concepto de salud bipolar, en el que encontraríamos en un extremo o polo, la salud negativa, asociada con la morbilidad, y en el otro extremo o polo, la salud positiva, asociada con la capacidad de disfrutar de la vida y resistir desafíos, considerándose así como un continuo en el que debe posicionarse cada sujeto, en función del nivel de bienestar en el que se encuentre.

Igualmente, la salud entendida desde el fitness, se considera también como un término multifactorial que incluye una dimensión bio-psico-social, sobre la que se puede influir tanto positivamente como negativamente, pues no se trata de un estado definitivo, sino dinámico, sobre el que es posible incidir (Corrales, 2010). Las tendencias deportivas y de práctica de AFD, así como los centros dedicados a esta práctica que se orientan hacia dicha perspectiva saludable, evolucionan significativamente como un sector que tiene una notable importancia, tanto en lo físico como en lo social y económico. De manera que este concepto de salud multidimensional tiene cabida perfectamente en la concepción y finalidad de esos nuevos centros de fitness y wellness, donde los practicantes además de mejorar su forma física, pueden encontrar opciones para paliar el stress del ritmo de vida actual, socializarse y afrontar una práctica adecuada y supervisada, con un control dietético, siempre bajo la supervisión médica y de otros profesionales. Y es que, actualmente, la población demanda, desde las más variadas tipologías sociales y franjas de edad, establecimientos que les puedan garantizan tranquilidad, mejorar su forma física, tratamientos de salud y actividades de ocio (Reverter y Barbany, 2007).

Sin embargo, para que dicha práctica sea favorable para el individuo y conlleve beneficios, debe realizarse de manera adecuada, con unos niveles de intensidad, frecuencia y duración mínimos aconsejables y adaptada siempre a las características individuales de cada sujeto.

El American College of Sport Medicine (ACSM) estableció en 1978 las primeras recomendaciones sobre la calidad y cantidad de ejercicio necesario para trabajar el fitness cardiovascular en adultos sanos. En su último comunicado sobre AFD saludable (ACSM, 2007) recomienda, para los adultos sanos de entre 18 y 65 años, realizar AFD a intensidad moderada al menos durante 30 minutos cinco veces a la semana, o bien, 20 minutos de AFD intensa un mínimo de dos veces a la semana, aunque ambos tipos de práctica pueden combinarse. También recomienda realizar actividades que permitan el mantenimiento o la mejora de la fuerza muscular al menos un par de días a la semana. Además de ofrecer pautas para adultos sanos, continúa marcando líneas de trabajo para intentar adaptarse a diferentes poblaciones y distintas patologías. Y es que, se siguen editando guías adaptadas a poblaciones específicas desde distintos organismos, dependientes de consejerías de salud, de promoción deportiva, con el objetivo de proporcionar pautas claras que aseguren y guíen la práctica de AFD de la población hacia opciones saludables. Sin embargo, la gran cantidad de circunstancias individuales y factores personales que pueden entrar en juego a la hora de practicar AFD hacen cada vez más necesaria la individualización de dicha práctica y la adaptación de la misma a las características de cada sujeto.

Como respuesta a todos estos planteamientos tan complejos surgen los nuevos centros deportivos, de la llamada "industria del fitness & wellness" (Iborra, 2004, citado en Reverter y Barbany, 2007), para adaptarse a las necesidades de la práctica deportiva de la población, ofreciendo servicios para cuidar el cuerpo y la mente, para disfrutar con la práctica y/o cuidar la salud, con actividades adaptadas a diferentes franjas de edad, de distintas tipologías para hacer frente a todos los gustos y preferencias, y posibilitando a su vez opciones que dirigen el entrenamiento y la práctica de AFD hacia la individualización, a través de estrategias como el entrenamiento personal.

EVOLUCIÓN DEL FITNESS

Como ya hemos visto, a lo largo de la historia han existido grandes diferencias relativas a la concepción del ocio y sus manifestaciones, existiendo cierto paralelismo entre éste y la clase social que lo desempeñaba. En la actualidad, el crecimiento y acceso a la cultura ha influido en gran medida sobre los hábitos ociosos instaurados en la sociedad actual. En un análisis rápido y escueto de la sociedad occidental contemporánea se puede decir que atravesamos por un periodo en el que no existen necesidades primarias, ya que el sistema productivo las cubre. El sector servicios nos asegura unas condiciones estables en cuanto a educación y sanidad. Vivimos en un momento en el que la tendencia es unirse para formar macroestructuras políticas que garantizan una estabilidad económica. Esto hace que el ser humano tenga la posibilidad de plantearse niveles y deseos más elevados en el camino de su autorrealización. El siguiente paso podría pasar por el entretenimiento como necesidad social. El ocio es el encargado de dar al individuo la posibilidad de seguir el camino a la felicidad. Cierto es que debido a la cantidad de prestaciones existentes en la llamada "sociedad del bienestar", el ocio se hace más accesible a todos los sectores de población y es en este panorama donde irrumpe la industria del Fitness.

Podríamos referirnos a la década de los ochenta como la fecha de partida donde se empieza a fraguar el cambio en la corriente físicodeportiva en España. Los gimnasios, predominantemente salas de musculación, comienzan a ofertar actividades dirigidas con acompañamiento musical (modelo desarrollado por el Dr. Kenneth Cooper en EEUU durante los años sesenta) y esto abre la puerta a otro sector de población al que antes no le era atractiva esta actividad. Durante los noventa el incremento es muy notorio y tanto las instalaciones como las actividades deportivas se van adaptando a la nueva demanda de sus usuarios. Gimnasios tradicionales, principalmente dirigidos a la musculación, y establecimientos más polivalentes se dan de forma paralela, pero estos últimos empiezan a denominarse Centros Fitness (Fitness Center), imprimiendo a la práctica de actividad física connotaciones higiénico-sanitarias, con el objeto de adquirir un estilo de vida que le permita a quien la practica una mejora en su calidad de vida (Zaragoza, 1994, citado en Reverter y Barbany, 2007).

A finales del siglo XX y principios del siglo XXI, para dar respuesta al interés general de la ciudadanía, surge la llamada *"industria del fitness & wellness"* (Iborra, 2004, citado en Reverter y Barbany, 2007), espacios dedicados a la actividad física y a la salud. Según este autor, la principal diferencia entre los primeros *Centros de Fitness* y los actuales radicaría en la fisonomía de los mismos, incorporando zonas *spa* y ofreciendo horarios de apertura y cierre muy amplios. Los *"centros fitness & wellness"* serían como los contemporáneos Centros de Fitness pero contarían con muchos más productos y servicios, como zonas de agua, spa, zonas de ocio y servicio de restauración, entre otras, demandadas por un sector amplio de la población.

Fitness y Wellness son a veces términos controvertidos a la hora quedar definidos ya que se apoyan el uno en el otro para su definición. *"La Filosofía Fitness pretende a través del ejercicio físico la mejora de las diversas componentes de la salud, basándose en numerosos estudios y en las diversas ciencias del conocimiento, primando por encima de todo la especificidad e individualidad de cada persona y siendo lo más importante la consecución de un estado que permita disfrutar de la vida a través de un cuerpo (mente-cuerpo) sano"* (Colado, 1998: 27). Bajo esta perspectiva podemos englobar a la mayoría de la población, pero no debemos olvidar, a grandes rasgos, la existencia de algún matiz motivacional parejo a la edad. Mientras que para la población joven, la adquisición de una imagen atlética puede ser suficiente motivo para hacer ir a un centro Fitness, una población más adulta puede estar más inducida a la mejora de su salud y la sensación de bienestar (wellness). De esta forma, nos vamos acercando a una conceptualización holística donde el equilibrio entre actividad física y capacidades intelectuales, sociales y espirituales se unen para abordar una dimensión más profunda. Por lo tanto, podemos encontrar el concepto Wellness unido a experiencias de tipo emocional.

Esta progresiva adaptación de este sector a las distintas necesidades de los diferentes grupos o estratos sociales ha permitido un gran desarrollo de esta industria. Según la International Health, Racquet and Sportsclub (IHRSA), España es uno de los tres países con mayores ingresos (5.372 millones de euros), número de clubes de fitness (5.700 clubes) y número de clientes (7.500 abonados a estos clubes), por detrás sólo de Estados Unidos y Reino Unido, respectivamente (Sport Managers, 2010). Sin embargo, si atendemos al desarrollo temporal, España es líder en todas estas categorías, lo que supone que la industria del fitness en nuestro país se encuentra en un fuerte periodo de expansión. Además, esa tendencia hacia una práctica de actividad física cada vez más individualizada señalada por García (2006), se corresponde con las actividades que, según el mismo estudio de la IHRSA, eran más populares en los clubes: las máquinas de peso/resistencia, las cintas de correr, las máquinas elípticas, el ciclo-indoor y las zonas de peso libre (Sport Managers, 2010).

De esta forma, queda patente que la industria del fitness se plantea como una alternativa efectiva para satisfacer las demandas de práctica de AFD del conjunto de la población, aunque, a pesar del desarrollo tan positivo de la misma, es necesario vigilar esta evolución y adaptar las nuevas prácticas y actividades que van surgiendo progresivamente hacia esa tendencia a la individualización en la AFD que predomina hoy.

REFERENCIAS

- American College of Sports Medicine, (1978). The recommended quantity and quality of exercise for developing and maintaining fitness in healthy adults. *Medicine and Science in Sports , 10* (3), VII – X.
- American College of Sports Medicine, (2007). *Physical Activity and Public Health: Update Recommendation for Adults from the American College of Sports Medicine and the American Heart Association*, [en línea].   Disponible   en: http://www.acsm.org/AM/Template.cfm?Section=Home_Page&Template=/CM/ContentDisplay.cfm&ContentID=7788 [Consulta: 2011, 27 de junio].
- Arnold, P. J. (1988). Health Promotion in Society, Education and the Movement Curriculum. *Physical Education Review, 11*(2), 104-117.

- Arribas, S. (2005). *La práctica de la actividad física y el deporte (PAFYD) en escolares de 15-18 años de Guipuzkoa: creencias sobre su utilidad y la relación con la orientación motivacional diversión y satisfacción*. Tesis Doctoral. Universidad del País Vasco.
- Candel, N., Olmedilla, A. y Blas, A, (2008). Relaciones entre la práctica de actividad física y el autoconcepto, la ansiedad y la depresión en chicas adolescentes. *Cuadernos de Psicología del Deporte*; 8(1), 61-77.
- Castillo, E., Giménez, F.J. y Sáenz-López, P. (2009). Ocupación del tiempo libre del alumnado en la Universidad de Huelva. *E-balonmano.com: Revista de Ciencias del Deporte*, 5(2), 91-103.
- Colado, J.C. (1998). *Fitness en las salas de musculación*. Barcelona: INDE.
- Corrales, A.R. (2010). El fitness entendido como ocio actual saludable. *Revista de Transmisión del Conocimiento Educativo y de la Salud, 2*(1), 14-29.
- CSD, (2010). *Encuesta sobre los hábitos deportivos en España. Avance de resultados*. Madrid: Ministerio de Educación y Cultura.
- Darren, E.R., Crystal, N. & Shannon, B. (2006). Health benefits of physical activity: the evidence. *Canadian Medical Association Journal, 174*(6), 801-809.
- Gallardo, P. y Rodríguez, A. (2007*). La actividad física como fuente de salud y calidad de vida*. Sevilla: Wanceulen.
- García, M (2006). *Posmodernidad y Deporte: Entre la individualización y la masificación. Encuesta sobre hábitos deportivos de los españoles, 2005*. Madrid: CIS/CSD.
- Hamer, M., Stamatakis, E. & Steptoe, A. (2008). Dose-response relationship between physical activity and mental health: the Scottish Health Survey. *British Journal of Sports Medicine, 43*, 1111-1114.
- Ispizua, M. y Monteagudo, M.J. (1998). Ocio y deporte en las edades del hombre. En M. Garcia Ferrando, N. Puig & F. Lagardera, *Sociología del deporte* (pp. 249-282) (1ª. Ed.). Madrid: Alianza Editorial.
- Jackson A.W., Morrow, J.R., Hill, D.W. y Dishman R.K, (2004). *Physical Activity for Health and Fitness*. Champaign, IL: Human Kinetics.
- Lee, I. M. (2007). Dose-response relation between physical activity and fitness – Even a little is good; More is better. *Journal of the American Medical Association, 297*(19), 2137-2139.
- López, F. y León, L. (2003). Ocio y Tiempo Libre: Concepto e implicaciones pedagógico-sociales. En *Ocio y deporte. De modelos a estrategia de acción* [CD-ROM]. Sevilla: Edición digital interactiva: Innovación. [Consulta: 2011, 20 de junio].
- Moreno, M. L. (2005). Evolución del ocio y tiempo libre en la historia. *Revista Crítica, 927*, 15-19.

- Olivera, J. y Olivera, A. (1995). La crisis de la modernidad y el adveni-miento de la posmodernidad: el deporte y las prácticas físicas alternati-vas en el tiempo de ocio activo. *Apunts, Educación Física y Deportes, 41.* 10-29.
- Pastor, Y., Balaguer, I. y García-Merita, M.L. (1999). *Estilo de vida y salud.* Valencia: Albatros Educación.
- Pìeron, M., Ruíz, J. y García, M.E. (2009). *Actividad física y estilos de vida saludables.* Wanceulen: Sevilla.
- Reverter, J. y Barbany, J. (2007). Del gimnasio al ocio-salud. Centros de Fitness, Fitness Center, Fitness & Wellness, Spa, Balnearios, Centros de Talasoterapia, Curhotel. *Apunts. Educación Física y Deportes, 90,* 59-88.
- Sanduvete, S. (2004). Calidad de vida en las personas mayores. *Apuntes de Psicología, 22*(2), 277-288.
- Shephard, R. J. (1995). Physical Activity, Fitness, and Health: The Current Consensus. *Quest, 47*(3), 288-303.
- Sport Managers (2010). La evolución de la industria de los "TOP 5" des-de 2006 hasta el 2009. *Sport Managers, 73.*
- Tercedor, P. (2001). *Actividad física, condición física y salud.* Wanceulen: Sevilla.
- WHO, (*1946). Constitución de la Organización Mundial de la Salud, [en línea].* Disponible en: http://www.who.int/governance/eb/who_constitution_sp.pdf [Consulta: 2011, 21 de marzo].

Capítulo 2

VALORACIÓN Y PRESCRIPCIÓN DE LA CONDICIÓN FÍSICA EN CENTROS DE FITNESS

Ana Carbonell Baeza
Virginia A. Aparicio García-Molina
Manuel Delgado Fernández

RESUMEN

La investigación de las últimas décadas ha establecido una fuerte evidencia de los beneficios del ejercicio físico sobre la salud. Dichos beneficios se obtienen con la práctica de una determinada dosis de ejercicio físico. Las instituciones gubernamentales han establecido una serie de recomendaciones de práctica física mínima para el trabajo cardiorrespiratorio, de fuerza-resistencia, flexibilidad y equilibrio en personas adultas y mayores, que permitan alcanzar efectos positivos sobre la salud. De forma general, se recomienda realizar 150 minutos a la semana de actividad aeróbica moderada o 75 minutos de actividad vigorosa. A parte de dicho tiempo de trabajo, es recomendable trabajar 2-3 días por semana ejercicios de fuerza-resistencia muscular de los grandes grupos musculares de todo el cuerpo, compensando extremidades superiores, inferiores y tronco. Sumado a esto, y especialmente en personas mayores, es recomendable el trabajo de flexibilidad un mínimo de 2 días a la semana y el trabajo de equilibrio 2-3 días por semana.

Estas sencillas premisas deben ser tenidas en cuentas por los técnicos deportivos de los centros de fitness a la hora de diseñar un entrenamiento personalizado o recomendar una actividad física colectiva. Asimismo es fundamental que se realice una valoración inicial para conocer el nivel de condición física de partida del cliente, así como su estilo de vida y poder adaptarnos de forma específica a sus necesidades.

INTRODUCCIÓN

La inactividad física se ha identificado como el cuarto factor de riesgo de mortalidad (OMS, 2010). De hecho, existe una fuerte evidencia científica que prueba que los adultos y mayores activos, comparado con personas menos activas, presentan menor tasa de mortalidad por todas las causas, enfermedad coronaria de corazón, hipertensión arterial, infarto, diabetes tipo 2, síndrome metabólico, cáncer de colon, cáncer de mama y depresión (Physical Activity Guidelines Advisory Committee, 2008). Igualmente existe fuerte evidencia científica sobre el mayor nivel de capacidad cardiorrespiratoria y muscular y una composición corporal saludable de las personas activas frente a las inactivas (Physical Activity Guidelines Advisory Committee, 2008). Como aspecto positivo, según el avance de resultados de la encuesta sobre hábitos deportivos de los españoles 2010 (CSD, 2010) que se mostró en el capítulo anterior, la práctica deportiva de la población española entre 15 y 65 años se ha incrementado del 25% en 1980 al 45% en 2010. Especialmente ha aumentado la práctica de los adultos mayores de 55 años, que ha pasado del 12% en el año 2000 al 30% en el 2010.

Cabría destacar que el 75% de los españoles que practican deporte lo realizan por su cuenta (CSD, 2010), en cuyo caso es más difícil incidir sobre el tipo de ejercicio que se realiza. Para el resto de la población que realiza una práctica supervisada, como ocurre con las personas que acuden a centros de fitness privados o públicos, la práctica física debería estar bien diseñada y planificada. Tan solo si el ejercicio es practicado de manera regular y con la intensidad adecuada contribuirá a mejorar la capacidad funcional global del organismo (Castillo-Garzón, Ruiz, Ortega & Gutierrez, 2006). Precisamente para fomentar que la población realice dicho ejercicio físico en la dosis necesaria para obtener beneficios sobre la salud, las diferentes instituciones gubernamentales han establecido y publicado recomendaciones específicas respecto a su prescripción.

Estas recomendaciones han ido evolucionando a lo largo de los años. En un principio, los niveles de actividad física que se marcaban para adultos y mayores eran los mismos, provocando que cualidades como el equilibrio, que ha de trabajarse especialmente en población mayor, quedaran totalmente olvidadas (Carbonell, Aparicio & Fernández, 2009). En 2007, el American College of Sport Medicine (ACSM) y la American Heart Association (AHA) plantearon recomendaciones separadas para estos grupos de edad, considerando en las recomendaciones para adultos su aplicabilidad a personas entre 18 y 64 años (Haskell, Lee, Pate, Powell, Blair, Franklin, Macera, Heath, Thompson & Bauman,

2007) y las recomendaciones para personas mayores las destinadas hacia el grupo edad mayor de 65 años y para las personas entre 50 y 64 años con limitaciones físicas o patologías (Nelson, Rejeski, Blair, Duncan, Judge, King, Macera & Castaneda-Sceppa, 2007).

Estas recomendaciones deben ser tenidas en cuenta a la hora de diseñar una planificación para una persona que acuda a un centro de fitness y deben formar parte de los objetivos a alcanzar. Sumado a esto, para que dicha planificación sea adecuada, primero ha de valorarse el nivel de condición física y el estilo de vida con el que el cliente acude al centro de fitness. A lo largo del siguiente apartado se darán pautas para la valoración de estos aspectos.

VALORACIÓN DE LA CONDICIÓN FÍSICA Y ESTILO DE VIDA EN CENTROS DE FITNESS

Antes de evaluar la condición física de un cliente, es importante clasificar su estado de salud y su estilo de vida. Esta información servirá para identificar a las personas que tienen contraindicaciones médicas para realizar ejercicio, síntomas y factores de riesgo para desarrollar enfermedades, así como necesidades especiales (Heyward, 2008). Es importante también conocer cuáles son sus motivaciones y objetivos a la hora de acudir al centro, qué tipo de actividades prefiere, el tiempo del que dispone, etc. (Heredia & Ramón, 2007).

El PAR-Q en su versión castellana, cuestionario de aptitud para la actividad física (C-AAF), permite detectar de manera sencilla aquellas personas que deberían pasar por un reconocimiento médico. En el siguiente cuadro se presenta la versión española de dicho cuestionario:

Cuestionario de aptitud para la actividad física (Rodríguez, 1994)
El C-AAF ha sido concebido para ayudarle a ayudarse a sí mismo. El ejercicio físico regular se asocia a muchos beneficios para la salud. Si tiene la intención de aumentar su nivel de actividad física habitual, un primer paso prudente es cumplimentar el C-AAF.
Para la mayoría de la gente la actividad física no presenta ningún problema o riesgo en especial. El CAAF ha sido concebido para descubrir aquellos pocos individuos para los que la actividad física puede ser inapropiada o aquellos que necesitan consejo médico en relación con el tipo de actividad más adecuada en su caso.
El sentido común es la mejor guía para responder a estas pocas preguntas. Por favor, léalas cuidadosamente y marque con una X el cuadro correspondiente a aquellas preguntas que sean ciertas en su caso.

◻ 1. ¿Le ha dicho alguna vez un médico que tiene una enfermedad del corazón y le ha recomendado realizar actividad física solamente con supervisión médica?

◻ 2. ¿Nota dolor en el pecho cuando realiza alguna actividad física?

◻ 3. ¿Ha notado dolor en el pecho en reposo durante el último mes?

◻ 4. ¿Ha perdido la conciencia o el equilibrio después de notar sensación de mareo?

◻ 5. ¿Tiene algún problema en los huesos o en las articulaciones que podría empeorar a causa de la actividad física que se propone realizar?

◻ 6. ¿Le ha prescrito su médico medicación para la presión arterial o para algún problema del corazón (por ejemplo diuréticos)?

◻ 7. ¿Está al corriente, ya sea por propia experiencia o por indicación de un médico, de cualquier otra razón que le impida hacer ejercicio sin supervisión médica?

Si ha contestado Sí a una o más preguntas:

Antes de aumentar su nivel de actividad física o de realizar una prueba para valorar su nivel de condición física, consulte a su médico por teléfono o personalmente (si no la he hecho ya recientemente). Indíquele qué preguntas de este cuestionario ha contestado con un Sí o enséñele una copia del mismo.

Después de una revisión médica, pida consejo a su médico en relación con su aptitud para realizar:

• Actividad física sin restricciones. Probablemente será aconsejable que aumente su nivel de actividad progresivamente.

• Actividad física restringida o bajo supervisión adecuada a sus necesidades específicas (al menos al empezar la actividad). Infórmese de los programas o servicios especiales a su alcance.

Si ha contestado No a todas las preguntas:

Si ha contestado el C-AAF a conciencia, puede estar razonablemente seguro de poder realizar actualmente:

• Un programa gradual de ejercicio. El incremento gradual de los ejercicios adecuados favorece la mejora de la condición física, minimizando o eliminando las sensaciones incómodas o desagradables.

• una prueba de esfuerzo. Si lo desea, puede realizar pruebas simples de valoración de la condición física u otras más complejas (como una prueba de esfuerzo máxima).

Asimismo, el cliente debería completar un cuestionario de historial médico que nos ayudará a la identificación de factores de riesgo. A continuación se presenta un ejemplo de cuestionario tomado de Heredia, Costa e Isidro (2007):

Cuestionario de Historial Médico		
Nombre y apellidos:	Fecha:	
Sexo: ❑ Hombre ❑ Mujer		
Persona de contacto en caso de emergencia:		
Relación:		
Teléfonos de contacto:		
Datos médicos:		
¿Estás tomando en la actualidad algún tipo de medicamento?	❑ Sí	❑ No
En caso afirmativo, especificar cuál:		
¿Padeces en la actualidad o has padecido en el pasado?:		
• Problemas de corazón	❑ Sí	❑ No
• Hipertensión	❑ Sí	❑ No
• Alguna enfermedad crónica	❑ Sí	❑ No
• Algún problema con el ejercicio físico	❑ Sí	❑ No
• Recomendación médica de no realizar ejercicio físico	❑ Sí	❑ No
• Alguna operación durante el último año	❑ Sí	❑ No
• Embarazo en la actualidad o en los últimos 3 meses	❑ Sí	❑ No
• Problemas respiratorios o pulmonares	❑ Sí	❑ No
• Problemas musculares, articulares o dolor de espalda	❑ Sí	❑ No
• Diabetes u otras alteraciones hormonales	❑ Sí	❑ No
• Hipercolesterolemia	❑ Sí	❑ No
• Hernias u otras afecciones que puedan verse agravadas por el trabajo con pesas	❑ Sí	❑ No
• ¿Sabe tu médico vas a iniciar este programa de ejercicio físico?	❑ Sí	❑ No
Por favor, comenta las respuestas afirmativas:		

Para una evaluación completa se debería realizar también una evaluación de la condición física previa al inicio de un programa de ejercicio que incluya la valoración de (ACSM, 2006; Heyward, 2008):

- Presión arterial y frecuencia cardiaca en reposo.
- Composición corporal (peso y porcentaje graso).
- Resistencia cardiorrespiratoria.
- Aptitud muscular.
- Flexibilidad.

En el caso de que todas las pruebas se realicen en una única sesión el ACSM (2006) recomienda seguir la secuencia descrita previamente. A continuación, de forma breve se enumeran las diferentes pruebas de valoración de la condición física que se pueden llevar a cabo para adultos y mayores.

En adultos, para la evaluación de la resistencia cardiorrespiratoria en centros de fitness aconsejamos la realización de pruebas submáximas de esfuerzo, que pueden ser en tapiz rodante o cicloergómetro (para consultar las posibles pruebas a realizar remitimos al lector a Heyward, 2008). La prueba de esfuerzo submáxima, aunque no sea tan precisa como la prueba de esfuerzo máxima, puede reflejar con razonable fiabilidad el nivel de fitness de una persona sin un coste tan elevado y con menos riesgo, tiempo y esfuerzo para el sujeto (ACSM, 2006).

Si el centro de fitness dispone de un parque cerca, también se puede realizar el test de campo de 2 km caminando (Oja, Laukkanen, Pasanen, Tyry, & Vuori, 1991), prueba que se incluye en diferentes baterías de condición física para adultos como la batería Eurofit (Consejo de Europa, 1987) o la batería AFISAL-INEFC (Rodriguez, Gusi, Valenzuela, Nacher, Nogues & Marina, 1998).

Para la evaluación de la aptitud muscular se recomienda el test de dinamometría de prensión manual (Ruiz-Ruiz, Mesa, Gutierrez, Castillo, 2002) y para la valoración de la flexibilidad se recomienda el test de flexión de tronco en posición sentada (sit and reach test) (Consejo de Europa, 1987; Rodriguez et al., 1998).

De forma general, para personas mayores se recomienda el uso de la batería Senior Fitness test (Rikli & Jones, 1999) que incluye las siguientes pruebas: 6 minutos caminando (6 minute walk test), levantarse y sentarse de una silla durante 30 segundos (chair stand test), realizar flexiones de biceps durante 30 segundos (arm curl test), flexión del tronco en silla (chair sit and reach test), juntar las manos por detrás de la espalda (back scratch test), y levantarse y, caminar hasta un cono y volver a sentarse (8 feet up & go test).

La recomendación de estas pruebas de valoración se basa en su facilidad de ejecución y el bajo riesgo que implican para el sujeto que las realiza.

PRESCRIPCIÓN DE EJERCICIO FÍSICO EN ADULTOS

Cuando una persona adulta acude a un centro fitness y se le realiza la valoración inicial, se le debe aconsejar una práctica de ejercicio que incorpore el trabajo de la resistencia cardiorrespiratoria, fuerza-resistencia muscular y flexibilidad. Se debe diseñar una planificación basada en el nivel de condición física de la persona y que de forma gradual intente alcanzar las recomendaciones mínimas que establecen las instituciones gubernamentales y que se explican a continuación. En función de las preferencias del cliente, se pueden recomendar actividades colectivas como pilates, acondicionamiento físico, aerobic, ciclo-indoor, etc., o bien un entrenamiento personalizado individualizado. En el caso de que se opte por actividades colectivas no individualizadas es recomendable valorar la necesidad de incluir alguna/as sesión/es extra semanales para trabajar alguna cualidad que no se trabaje en la actividad colectiva realizada (ejemplo añadir dos días de fuerza-resistencia si se realiza la actividad colectiva de aerobic).

Independientemente de la opción que se plantee, es importante hacerle ver al cliente que para mejorar su salud es necesaria una práctica física global y completa. Es cierto, que en el caso de que en la valoración inicial se observe una estado deteriorado de alguna cualidad en concreto, al principio, se puede incidir de forma más particular en dicha cualidad, pero con el objetivo de buscar un estado de condición física equilibrado.

A continuación se explican las recomendaciones mínimas para adultos de entre 15 y 64 años, que no presenten situaciones patológicas que requieran de un tratamiento o adaptación específica.

Recomendaciones para el desarrollo de la resistencia cardiorrespiratoria en adultos

Estudios recientes han demostrado como el nivel de fitness cardiorrespiratorio en adultos es un potente predictor de limitaciones funcionales (Maslow, Price, Sui, Lee, Vuori & Blair, 2011). Un mayor nivel de fitness cardiorrespiratorio se ha asociado a un menor riesgo de mortalidad por demencia (Liu et al., 2011), por enfermedades cardiovascualres y menor riesgo de mortalidad por todas las causas (Kodama et al., 2009). Estas investigaciones ponen de manifiesto la necesidad de conseguir que las personas que acudan a un centro de fitness consigan un nivel cardiorrespiratorio óptimo.

Las recomendaciones realizadas por la Consejería de Salud de la Junta de Andalucía (Muñoz, Delgado, Carbonell, Aparicio, Ortega & Ruiz, 2010), la OMS y el ACSM (Garber, Blissmer, Deschenes, Franklin, Lamonte, Lee, Nieman & Swain, 2011) se presentan en la tabla 1.

Tabla 1. *Recomendación de práctica de actividad física cardiorrespiratoria orientada al desarrollo de la condición física relacionada con la salud en personas adultas.*

Consejería de Salud. Junta de Andalucía (2010)	OMS (2010)	ACSM (2011)
▪150 minutos (2 horas y 30 minutos) de intensidad moderada o; ▪75 minutos (1 hora y 15 minutos) de intensidad vigorosa a la semana. ▪Se puede emplear combinaciones de ambos tipo de actividad. ▪Se aconseja un mínimo de 5 días/semana.	▪150 minutos /semana de AF aeróbica de intensidad moderada o; ▪75 minutos/semana de AF aeróbica vigorosa o; ▪Combinación de intensidad moderada e intensidad vigorosa.	▪ ≥ 30 minutos/días de intensidad moderada con una frecuencia semanal ≥ 5 días para conseguir un total de ≥150 minutos/semana o; ▪ ≥ 20 minutos/días de intensidad moderada con una frecuencia semanal ≥ 3 días para conseguir un total de ≥75 minutos/semana o; ▪Combinación de actividad moderada y vigorosa equivalente a un gasto energético de ≥ 500-1000 MET.min.sem^{-1}

Las tres instituciones recomiendan que la actividad aeróbica se realice en periodos con una duración mínima de 10 minutos. Para beneficios adicionales se puede incrementar la práctica de actividad aeróbica moderada hasta los 300 minutos semanales y la actividad vigorosa hasta 150 minutos o bien una combinación de ambas. No existe evidencia científica sobre los beneficios adicionales que se pueden obtener al realizar una práctica superior a 300 minutos a la semana (OMS, 2010).

Respecto a la intensidad de la actividad, se considera actividad moderada aquella que implica un gasto energético comprendido entre 3,0 y 5,9 METs/min y actividad física vigorosa aquella actividad cuyo gasto energético es de 6 METs o superior. Si utilizamos como marcador la frecuencia cardiaca máxima (FCM), se considera como actividad moderada la realizada al 55-69% de la FCM (FCM=209 - (0.9 x edad)) y vigorosa entre 70 y 90% de la FCM. Para ajustar más la intensidad a las características de la persona se aconseja utilizar la frecuencia cardiaca de reserva (FCR=FCM-FC basal), considerando como actividad moderada la que se realiza entre el 40-60% FCR y vigorosa entre el 60 y 85% FCR. Para el cálculo de una intensidad concreta se utilizará la fórmula FC=FCbasal+%(FCR). Una herramienta muy útil y fácil de usar para el técnico de un centro de fitness es la percepción subjetiva del esfuerzo. Se considera intensidad moderada una puntuación de 5 a 6 en una escala subjetiva de esfuerzo de 10 puntos e implica un incremento notable de la frecuencia cardíaca y respiratoria, pero con capacidad para mantener el habla. Una Intensidad vigorosa se correspondería con una puntuación de 7 a 8 y se manifiesta con un elevado incremento de la frecuencia cardíaca y respiratoria y dificultad para hablar durante la práctica.

En un centro de fitness podemos encontrar diversos tipos de equipamiento cardiovascular para poder desarrollar esta capacidad como: bicicleta estática, elíptica, tapiz rodante, maquinas remo, maquinas step, etc. siendo frecuente actividades colectivas de marcado carácter aeróbico como el Aerobic, Spinning, Aquaerobic, etc.

Recomendaciones para el desarrollo de la fuerza y resistencia muscular en adultos

Siguiendo el mismo esquema que para el desarrollo de la condición física cardiorrespiratoria, la Consejería de Salud de la Junta de Andalucía (Muñoz et al., 2010), la OMS (2010) y el ACSM/AHA (Garber et al., 2011) estimarían las siguientes pautas para el desarrollo de la fuerza y resistencia muscular en adultos:

Tabla 2. *Recomendación de práctica de actividad física de fuerza y resistencia muscular orientada al desarrollo de la condición física relacionada con la salud en personas adultas.*

Consejería de Salud. Junta de Andalucía (2010)	OMS (2010)	ACSM (2011)
• Mínimo de 2 días/semana no consecutivos, alternando los grupos musculares dentro de la sesión. • 2 a 3 series de 8-12 repeticiones. • Intensidad de moderada a alta.	• 2 días/semana o más ejercitando grupos musculares grandes.	• 2 - 3 días/semana ejercicios de resistencia muscular.

En una escala de 10 puntos, donde 0 es ningún movimiento y 10 el máximo esfuerzo del grupo muscular, intensidad moderada se corresponde con 5 o 6 puntos, e intensidad vigorosa con 7 u 8, e implica que tras realizar 8-12 repeticiones la siguiente repetición cueste trabajo realizarla sin ayuda.

Este trabajo debe estar bien distribuido a lo largo de la semana, dejando al menos un período de 48 horas de descanso entre una sesión y la siguiente. En todas las sesiones se debe incluir ejercicios que desarrollen los grandes grupos musculares, alternando actividades para extremidades superiores, extremidades inferiores y tronco. Se aconseja ordenar los ejercicios comenzando por aquellos que desarrollan los grupos musculares de mayor tamaño y continuar por los de tamaño medio. Los grupos musculares pequeños no son imprescindibles de trabajar de forma aislada, dado que generalmente se han desarrollado al trabajar los grupos musculares grandes y medianos.

Entre los diferentes medios a utilizar para el desarrollo de esta capacidad se encuentran: ejercicios tradicionales de calistenia, bandas elásticas, pesas y máquinas. En los centros de fitness además se ofertan actividades centradas en el entrenamiento de fuerza resistencia como el GAP, Body pump o el Pilates.

Recomendaciones para el trabajo de la flexibilidad en adultos

Las pautas a seguir por las citadas instituciones de referencia para el trabajo de flexibilidad en adultos serían las siguientes:

Tabla 3. *Recomendación de práctica de flexibilidad orientada al desarrollo de la condición física relacionada con la salud en personas adultas.*

Consejería de Salud. Junta de Andalucía (2010)	ACSM (2011)
• Establece como duración el tiempo requerido para completar el estiramiento de los principales grupos musculares. • 10–30 segundos para cada estiramiento y de 2 repeticiones para cada grupo muscular. • Intensidad moderada, 5 o 6 en una escala de 0 a 10. • No debe doler, solo percibirse tensión.	• ≥ 2 días /semana. • 60 segundos por cada ejercicio. • Entre 2 y 4 series.

Desde la Consejería de Salud de la Junta de Andalucía (Muñoz et al., 2010) se establecen además las siguientes recomendaciones respecto al trabajo de flexibilidad: realizar ejercicios de movilidad articular antes de estirar, respirar de forma natural durante la realización del estiramiento, no realizar rebotes y evitar "bloqueos" de las articulaciones.

En los centros de fitness destaca el yoga como actividad centrada en el trabajo de esta capacidad. Por desgracia, es bastante común observar en los centros de fitness, tanto en el trabajo de fuerza y resistencia muscular como en el trabajo de flexibilidad, la ejecución de ejercicios desaconsejados por parte de los clientes. Desde el punto de vista de la salud, los ejercicios desaconsejados son aquellos que hacen trabajar una articulación fuera del rango de acción de esta (Lopez-Miñarro, 2000). Se considera desaconsejado cualquier movimiento excesivo en articulaciones, o excursión articular frenada por capsular articular, estructura ligamentosa, así como aquellos ejercicios que se realizan de forma forzada. La columna vertebral y la rodilla, son las zonas más vulnerables a lesiones por reiteración de ejercicios aconsejados. En cualquier caso, muchos de estos aspectos serán tratados en el capítulo 4 de este libro. Igualmente, para facilitar la detección de ejercicios desaconsejados así como para encontrar ejercicios alternativos saludables remitimos al lector a Lopez-Miñarro (2000) y López-Miñarro y Rodríguez (2001).

El ACSM (Garber et al., 2011) recomienda además trabajar 2-3 días/semana ejercicios neuromotores, llamados también ejercicios de fitness funcional, que trabajen el equilibrio, coordinación, marcha, agilidad y propiocepción (ejemplo tai-chi, qigong y yoga). No existe todavía una evidencia científica de los beneficios de este tipo de ejercicios, así como de la prescripción adecuada del mismo respecto a volumen y frecuencia, pero el ACSM lo define como probablemente beneficioso.

PRESCRIPCIÓN DE EJERCICIO FÍSICO EN MAYORES

La práctica de ejercicio físico regular mediante programas enfocados y adaptados a personas mayores, dirigidos o supervisados por especialistas del ámbito de la actividad física, se presenta como la mejor terapia bio-psico-social. Dichas prácticas físicas favorecerían un mejor estado de salud y calidad de vida, consiguiendo así mantener y/o favorecer la independencia funcional en un sector de la población con un crecimiento exponencial en nuestro país y una mayor esperanza de vida (Aparicio, Carbonell y Fernández, 2010).

En personas mayores se ha demostrado que ser físicamente activo está asociado a mayores niveles de capacidad funcional, menor riesgo de caídas y mejor función cognitiva (Physical Activity Guidelines Advisory Committee, 2008). Hay estudios que han observado como aquellas personas mayores que son más activas presentan mejor una mejor condición física y menores limitaciones funcionales (Hall & McAuley, 2011). Incluso, en la última década, se ha potenciado el estudio de la asociación entre el nivel de condición física y el riesgo de mortalidad. Recientemente se ha establecido que existe evidencia suficiente de la utilidad de la fuerza de presión manual, velocidad de marcha, sentarse y levantarse de una silla y equilibrio estático como pruebas para detectar el riesgo de mortalidad en personas mayores (Cooper, Kuh, Hardy; Mortality Review Group; FALCon & HALCyon Study Teams, 2011)

La prescripción de ejercicio físico en personas mayores se basa principalmente en actividades orientadas al mantenimiento o mejora de la capacidad aeróbica, la fuerza y resistencia muscular, y la flexibilidad. Además en personas mayores con riesgo de caídas o limitaciones de la movilidad también se aconseja realizar ejercicios específicos destinados a la mejora del equilibrio (Muñoz et al., 2010).

Hay que destacar, que el ACSM (Nelson et al., 2007) recomienda, específicamente que las personas mayores tengan un plan de trabajo destinado a conseguir las recomendaciones mínimas en todas las cualidades descritas previamente. En aquellas personas mayores que se incorporan al ejercicio tras un periodo de inactividad, es especialmente importante que dicho plan incorpore una progresión adecuada hasta alcanzar las recomendaciones mínimas establecidas (Nelson et al., 2007).

De forma general, las recomendaciones que se van a presentar a continuación, prescritas por las diferentes instituciones, están orientadas a personas con más de 65 años de edad, o bien personas entre 50 y 64 años con condiciones clínicas crónicas o limitaciones funcionales que afectan a la capacidad de movimiento, fitness o actividad física.

Recomendaciones para desarrollar la resistencia cardiorrespiratoria en personas mayores

Las recomendaciones realizadas por la Consejería de Salud de la Junta de Andalucía (Muñoz et al., 2010), la OMS (2010) y el ACSM/AHA (Chodzko-Zajko et al., 2009) quedan resumidas en la tabla 4.

Tabla 4. *Recomendación de práctica de actividad física cardiorrespiratoria orientada al desarrollo de la condición física relacionada con la salud en personas mayores.*

Consejería de Salud. Junta de Andalucía (2010)	OMS (2010)	ACSM/AHA (2009)
• Mínimo 3 días a la semana. • 150 minutos de intensidad moderada o 75 minutos de intensidad vigorosa a la semana.	• 150 minutos /semana de AF aeróbica de intensidad moderada o; • 75 minutos/semana de AF aeróbica vigorosa o; • Combinación de intensidad moderada e intensidad vigorosa.	• 30 minutos/día hasta 60 minutos/día (para mayores beneficios) de actividad de intensidad moderada para alcanzar 150-300min/semana o; • 20-30 minutos/día de intensidad vigorosa para alcanzar 75-150 minutos/semana o; • Combinar actividades de intensidad moderada y vigorosa.

Para las personas mayores, una actividad moderada se considera cuando la intensidad se halla entre 3.0 y 4.7 METs y vigorosa entre 4.8 y

6.7 METs. Si la persona es mayor de 80 años, la actividad moderada solo requiere una intensidad entre 2.0 y 2.9 METs y la vigorosa entre 3.0 y 4.25 METs.

Como se puede apreciar, aunque las recomendaciones respecto a duración entre adultos y mayores son similares, la intensidad de la misma sí que varía. Debido a la heterogeneidad característica de este rango de población, en personas mayores es más aconsejable utilizar criterios de intensidad relativos, ya que en determinadas personas mayores la intensidad moderada será caminar despacio y en otras será caminar rápido (Muñoz et al., 2010).

En ese caso, al igual que en adultos, se considera intensidad moderada a aquella comprendida entre 5 a 6 en una escala subjetiva de esfuerzo de 10 puntos e implica un incremento notable de la frecuencia cardiaca y respiratoria, pero mantener el habla es fácil. Intensidad vigorosa de 7 a 8 en una escala subjetiva de esfuerzo de 10 puntos manifestada con un elevado incremento de la frecuencia cardiaca y respiratoria y es difícil poder hablar (Nelson et al., 2007; Muñoz et al., 2010).

En relación a la FCM, se considera como actividad moderada la realizada al 55-69% de la FCM (FCM=209 - (0.9 x edad)) y vigorosa entre 70 y 80% de la FCM. En personas mayores no es aconsejable sobrepasar el 80% de la FCM. Respecto al tipo de actividad, no se deben utilizar ejercicios de alto impacto ostearticular (Chodzko-Zajko et al., 2009; Muñoz et al., 2010). Caminar es la actividad más comúnmente utilizada y en aquellas personas con problemas de peso, las actividades acuáticas o la bicicleta estática son recomendables (Chodzko-Zajko et al., 2009).

Recomendaciones para desarrollar la fuerza y resistencia muscular en personas mayores

La necesidad de trabajar la fuerza y resistencia muscular en personas mayores radica de la eficacia del mismo para contrarrestar o prevenir el declive de la función muscular asociada al envejecimiento (Peterson, Rhea, Sen & Gordon, 2010).

Tabla 5. *Recomendación de práctica de actividad física de fuerza y resistencia muscular orientada al desarrollo de la condición física relacionada con la salud en personas mayores.*

Consejería de Salud. Junta de Andalucía (2010)	OMS (2010)	ACSM (2009)
▪Mínimo 2 días a la semana no consecutivos, alternando los grupos musculares dentro de la sesión. ▪Realizar de 1 a 3 series de 8-12 repeticiones.	▪2 días/semana o más ejercitando grupos musculares grandes.	▪Mínimo 2 días/semana semana no consecutivos. ▪Realizar 8-10 ejercicios y 8-12 repeticiones de cada uno. También se pueden utilizar ejercicios de calistenia y subir escaleras.

Respecto a la progresión en el trabajo a lo largo del programa se recomienda incrementar primero el número de repeticiones dentro de la serie (8 repeticiones hasta 12 repeticiones) y posteriormente incrementar el número de series (1 a 3 series). Una vez que se puedan realizar 2 series se puede incrementar la carga.

En las personas mayores es muy importante mantener el ritmo respiratorio durante la realización de los ejercicios y no contener la respiración (maniobra de Valsalva) para evitar incrementos de la tensión arterial. Espirar en la fase de esfuerzo o elevación de la carga e inspirar en la fase de relajación.

Recomendaciones para el trabajo de flexibilidad en personas mayores

Las actividades de flexibilidad se recomiendan para mantener el rango de movimiento necesario para poder llevar a cabo las actividades de la vida diaria (Nelson et al., 2007). Sin embargo, debido a la escasez de estudios que analicen el efecto beneficioso de programas basados en el trabajo de la flexibilidad, existe poco consenso sobre qué tipo de ejercicio para mejorar o mantener el rango de movimiento de las articulaciones (estático vs dinámico) es más seguro y más efectivo en personas mayores (Chodzko-Zajkoet al., 2009). Pese a que la evidencia científica de su efecto beneficioso no es clara, se recomienda su inclusión en los programas de ejercicio destinados a mantener la capacidad funcional y mejorar el estado de salud. En la siguiente tabla (Tabla 6) se presentan las recomendaciones establecidas recientemente por las instituciones.

Tabla 6. *Recomendación de práctica de flexibilidad orientada al desarrollo de la condición física relacionada con la salud en personas mayores.*

Consejería de Salud. Junta de Andalucía (2010)	ACSM (2009)
▪ Mínimo 2 días a la semana y preferiblemente todos los días que se trabajen también la fuerza y resistencia. ▪ Duración mínima de 10 minutos o el tiempo requerido para completar el estiramiento de los grandes grupos musculares. ▪ 10–30 segundos para cada estiramiento estático y de 3 a 4 repeticiones para cada grupo muscular.	- Mínimo 2 días a la semana. - Intensidad moderada (5-6 en una escala de 0 a 10) - Ejercicios estáticos más que movimientos balísticos.

Recomendaciones para el trabajo de equilibrio en personas mayores

El ejercicio físico se presenta como una estrategia eficaz contra la prevención de caídas (Sherrington, Tiedemann, Fairhall, Close & Lord, 2011). La OMS (2010) recomienda que aquellos adultos mayores de 65 años que tengan movilidad reducida, deben realizar práctica dirigida a mejorar el equilibrio y reducir el riesgo de caídas 3 o más días a la semana. El ACSM también recomienda trabajar el equilibrio en mayores, aunque no detalla la frecuencia semanal aconsejada. En este sentido, la Consejería de Salud de la Junta de Andalucía (Muñoz et al., 2010) establece de forma general la recomendación de trabajar el equilibrio a todas las personas mayores como mínimo 3 días/semana, progresando desde la realización de los ejercicios agarrado a un apoyo estable (mueble, espaldera...) a realizarlo sin apoyo.

Una reciente revisión sistemática establece recomendaciones a la hora de trabajar el equilibrio en personas mayores (Sherrington et al., 2011). Considera que los ejercicios deben establecer retos de estabilidad utilizando 3 formas: reducir la base de sustentación (progresar de apoyo con 2 pies paralelos, apoyar un pie delante de otro, posición de tándem y apoyar sobre un único pie); movimiento del centro de gravedad y reducir el apoyo obtenido con los miembros superiores (apoyo de 2 manos, apoyo de 1 mano, apoyo de 1 dedo, sin apoyo). A estas recomendaciones el ACSM/AHA (Nelson et al., 2007) y la Consejería de salud (Muñoz et al., 2010) añaden también la realización de ejercicios que ejerciten los músculos posturales (caminar de puntillas, talones, hacia atrás, etc.) y ejercicios reduciendo la información sensorial (ojos cerrados).

Para progresar en el trabajo es aconsejable comenzar con ejercicios en sedestación si la persona mayor presenta problemas de equilibrio y capacidad funcional y pasar después a bipedestación y a tareas en movimiento (Castillo, Delgado, Gutierrez, Carbonell, España, Aparicio, Roero, Heredia, García & Ortega, 2008; Debra, 2005).

CONCLUSIONES

A lo largo del capítulo se han plasmado las diferentes recomendaciones mínimas de práctica física que deben llevar a cabo personas adultas y mayores para conseguir beneficios sobre la salud. Dichas recomendaciones deben ser tenidas en cuenta por los técnicos deportivos de los centros de fitness tanto para aconsejar actividades colectivas a sus clientes tras la valoración inicial, como para planificar un entrenamiento personalizado. Es importante que la planificación esté adaptada al nivel inicial del cliente. Los centros de fitness pueden establecer diferentes estrategias informativas, como el diseño de trípticos, junto con las indicaciones del personal técnico, videos corporativos informativos, etc., donde se expliquen estas recomendaciones. Además, podrían indicar estrategias de estilo de vida activo que pueden llevar a cabo en su rutina diaria que faciliten el alcance de dichas recomendaciones, como por ejemplo, subir escaleras, ir caminando al trabajo, utilizar sistemas de transporte activo como la bicicleta, etc.

REFERENCIAS

- American College of Sport Medicine (ACSM). (2006). *ACSM's guidelines for exercise testing and prescription*. Philadelphia: Lippincott Williams & Wilkins.
- Aparicio García-Molina, V.A., Carbonell Baeza, A. & Delgado Fernández, M. (2010). Beneficios de la actividad física en personas mayores. *Revista Internacional de Medicina y Ciencias de la Actividad Física y el Deporte*, 10 (40), 556-576. http://cdeporte.rediris.es/revista/revista40/artbeneficios181.htm
- Castillo, M., Delgado, M., Gutierrez, A., Carbonell, A., España, V., Aparicio, V., Roero, C., Heredia, J. M., García, E. & Ortega, F. B. (2008). *Formación de técnicos en actividad física para personas mayores*. Sevilla: Consejería de Turismo, Comercio y Deporte.

- Carbonell A., Aparicio, V. & Delgado, M. (2009). Cap. 11. Mayores, actividad física, deporte e integración social. En Moreno Murcia J.M y Gónzalez-Cutre Coll, *Deporte, Intervención y transformación social* (pp. 269-305). Rio de Janerio: Rede Euro-Americana de Motricidade Humana.
- Castillo-Garzón, M.J., Ruiz. J.R., Ortega, F.B. & Gutiérrez, A. (2006). Anti-aging therapy through fitness enhancement. *Clinical interventions in aging*, 1(3), 213-20.
- Consejo de Europa (1987). Batería Eurofit I. Instrucciones y protocolos. Informes del Instituto de Ciencias de la Educación y Deporte. 115-126.
- Consejo Superior de Deportes. (2010). Encuesta sobre los hábitos deportivos en España 2010. Avance de resultados.
  http://www.csd.gob.es/csd/estaticos/noticias/DOSSIER-ENCUESTA.pdf
- Chodzko-Zajko, W. J., Proctor, D. N., Fiatarone Singh, M. A., Minson, C. T., Nigg, C. R., Salem, G. J. & Skinner, J. S. (2009). American College of Sports Medicine Position Stand. Exercise and physical activity for older adults. *Medicine and Sciences in Sports and Exercise*, 41(7), 1510-1530.
- Cooper, R., Kuh, D., Hardy, R., Mortality Review Group., FALCon & HALCyon Study Teams. (2011). Objectively measured physical capability levels and mortality: systematic review and meta-analysis. *BMJ*, 9, 341:c4467. doi: 10.1136/bmj.c4467.
- Debra, R. (2005). *Equilibrio y movilidad con personas mayores*. Barcelona. Editorial Paidotribo.
- Garber, C. E., Blissmer, B., Deschenes, M. R., Franklin, B. A., Lamonte, M. J., Lee, I. M., Nieman, D. C. & Swain, D. P. (2011). American College of Sports Medicine. Position Stand. Quantity and quality of exercise for developing and maintaining cardiorespiratory, musculoskeletal, and neuromotor fitness in apparently healthy adults: guidance for prescribing exercise. *Medicine and Sciences in Sports and Exercise*, 43(7), 1334-1359.
- Hall, K. S.& McAuley, E. (2011). Examining indirect associations between physical activity, function, and disability in independent- and assisted-living residents. *Journal of Physical Activity & Health*, 8(5), 716-723.
- Haskell, W. L., Lee, I. M., Pate, R. R., Powell, K. E., Blair, S. N., Franklin, B. A., Macera, C. A., Heath, G. W., Thompson, P. D. & Bauman, A. (2007). Physical activity and public health: updated recommendation for adults from the American College of Sports Medicine and the American Heart Association. *Medicine and Science in Sports and Exercise*, 39(8), 1423-1434.
- Heredia, J. M. & Ramón, M. (2007). Papel del técnico en fitness y/o entrenador personal en la fase de valoración de la condición física y salud. Fase de valoración preactiva. En F. Isidro., J. R. Heredia., P. Pinsach., M. R. Costa, *Manual del entrenador personal* (47-55). Badalona: Paidotribo.
- Heredia, J. M., Ramón, M & Isidro, F. (2007). Modelos de valoración y prescripción. En F. Isidro., J. R. Heredia., P. Pinsach., M. R. Costa, *Manual del entrenador personal* (47-55). Badalona: Paidotribo.
- Heyward, V. H. (2008). *Evaluación de la aptitud física y prescripción del ejercicio*. Madrid: Editorial Medica Panamericana.

- Kodama, S., Saito, K., Tanaka, S., Maki, M., Yachi, Y., Asumi, M., Sugawara, A., Totsuka, K., Shimano, H., Ohashi, Y., Yamada, N. & Sone, H. (2009). Cardiorespiratory fitness as a quantitative predictor of all-cause mortality and cardiovascular events in healthy men and women: a meta-analysis. *JAMA*, 301(19), 2024-2035.
- Liu, R., Sui, X., Laditka, J. N., Church, T. S., Colabianchi, N., Hussey, J. & Blair, S. N. Cardiorespiratory Fitness as a Predictor of Dementia Mortality in Men and Women. *Medicine and Sciences in Sports and Exercises*, Jul 11, [Epub ahead of print].
- López Miñarro, P.A. (2000). *Ejercicios desaconsejados en la actividad física. Detección y alternativas*. Barcelona: Inde.
- López Miñarro, P. A. & Rodríguez, P.L. (2001). Ejercicios desaconsejados para la columna vertebral y alternativas para su corrección. *Selección*, 10(1), 9-19, 2001.
- Maslow, A. L., Price, A. E, Sui, X., Lee, D. C., Vuori, I. & Blair, S. N. (2011). Fitness and adiposity as predictors of functional limitation in adults. *Journal of Physical Activity & Health*, 8(1), 18-26.
- Muñoz, J., Delgado, M., Carbonell, A., Aparicio, V. A. & Ortega, F. B. (2010).*Guía de recomendaciones para la promoción de actividad física*. Sevilla: Consejería de Salud. Junta de Andalucía.
- Nelson, M. E., Rejeski, W. J., Blair, S. N., Duncan, P. W., Judge, J. O., King, A. C., Macera, C. A., & Castaneda-Sceppa, C. (2007). Physical activity and public health in older adults: recommendation from the American College of Sports Medicine and the American Heart Association. *Circulation*, 116(9), 1094-1105.
- Organización Mundial de la Salud. (2010). Recomendaciones mundiales sobre actividad física para la salud. Suiza: Organización Mundial de la Salud. http://whqlibdoc.who.int/publications/2010/9789243599977_spa.pdf
- Oja, P., Laukkanen, R., Pasanen, M., Tyry, T. & Vuori, I. (1991). A 2-km walking test for assessing the cardiorespiratory fitness of healthy adults. *International Journal of Sports Medicine*, 12, 356-362.
- Peterson, M. D., Rhea, M. R., Sen, A. & Gordon, P. M. (2010). Resistance exercise for muscular strength in older adults: a meta-analysis. *Ageing Research Reviews*, 9(3), 226-37.
- Physical Activity Guidelines Advisory Committee. (2008). Physical Activity Guidelines Advisory Committee Report, 2008. Washington, DC: U.S. Department of Health and Human Services.
- Rikli, R. E., & Jones, C.J. (1999). Development and validation of a functional fitness test for community-residing older adults. *Journal of Ageing and Physical Activity*, 7, 129-161.
- Rodriguez, F. A. (1994). Cuestionario de Aptitud para la Actividad Física (C-AAF), versión catalana/castellana del PAR-Q revisado. *Apunts*, XXXI, 301-310.
- Rodriguez, F. A., Gusi, N., Valenzuela, Nacher, S., Nogues, J & Marina, M. (1998). Valoración de la condición física saludable en adultos (1): antecedentes Y protocolos de la batería AFISAL-INEFC. *Apunts Educación Física y Deportes*, 52, 54-75.

- Ruiz-Ruiz, J., Mesa, J. L., Gutierrez, A. & Castillo, M. J. (2006). Hand size influences optimal grip span in women but not in men. *Journal of Hand Surgery of America*, 27, 897-901.
- Sherrington, C., Tiedemann, A., Fairhall, N., Close, J. C. & Lord, S. R. (2001). Exercise to prevent falls in older adults: an updated meta-analysis and best practice recommendations. *New South Wales Public Health Bulletin*, 22(3-4), 78-83.

Bloque II

BASES PARA LA PRESCRIPCIÓN DEL EJERCICIO FÍSICO SALUDABLE

Capítulo 3

REVISIÓN CIENTÍFICA SOBRE CICLO INDOOR Y SALUD

Carlos Barbado Villalba

INTRODUCCIÓN

El Ciclo Indoor (CI) es una disciplina del fitness que nace en los Estados Unidos en la década de los noventa de manos de exciclista profesional Jonathan Goldberg. Podemos definir el CI como "actividad física colectiva, realizada sobre una bicicleta estática al ritmo de la música, se realiza un trabajo predominantemente cardiovascular de alta intensidad con intervención muy elevada de los grandes grupos musculares del tren inferior. La clase va guiada por un instructor que es el responsable de conducir la sesión hacia los objetivos previamente establecidos" (Barbado, 2005). Otros autores la definen como "actividad de fitness de interior, desarrollada sobre una bicicleta estática, en la que los participantes pedalean juntos al ritmo de la música y son motivados por un instructor" (Caria, Tangianu, Concu, Crisafulli, & Mameli, 2007).

En la última década, el CI ha tenido una gran aceptación entre deportistas recreacionales de todas las edades y ambos sexos, implantándose en la mayoría de gimnasios y centros de fitness de gran parte del mundo. El CI es en la actualidad una de las actividades más demandadas en los gimnasios y destaca por la paridad en su práctica entre hombres y mujeres, así como por la posibilidad de que una misma sesión de entrenamiento pueda ser adaptada a sujetos con diferente nivel de fitness cardiovascular.

Hasta la fecha no existen muchos estudios científicos realizados sobre esta disciplina, aunque ya son varios los autores que han publicado interesantes artículos sobre el CI. Algunos de ellos se centran en la cuantificación de la intensidad del entrenamiento en CI, y si ésta es adecuada para un objetivo de salud en sujetos de mediana edad. Existe gran preocupación entre la comunidad científica en relación a la posibilidad existente de que desde los gimnasios se esté ofertando una actividad excesivamente intensa para sujetos de mediana edad que buscan salud a través de la práctica de CI, con el peligro cardiovascular que ello puede acarrear (Battista et al., 2008; Caria et al., 2007; Piacentini et al., 2009.)

A través de esta revisión pretendemos estudiar todos los aspectos a tener en cuenta en el desarrollo de una sesión de entrenamiento de CI, con el principal propósito de conocer las características que debe reunir dicho entrenamiento para poder considerarse saludable para personas sanas de mediana edad.

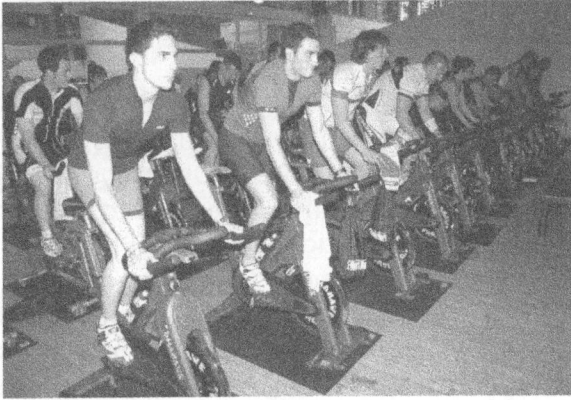

LA PEDALADA

El patrón motor básico sobre el que se sustenta la práctica del CI es la pedalada. Se trata de un patrón motor cíclico, carente de impacto, triarticular (rodilla, cadera y tobillo) que se desarrolla en un solo plano (sagital) y con contracciones musculares predominante-mente concéntricas que minimizan el estrés muscular (Barbado & Barranco, 2007). Teniendo en cuenta que la duración estándar de una sesión de CI se sitúa en torno a los 50 minutos y que la cadencia de pedaleo media se estima en torno a las 80 pedaladas por minuto, podemos estimar que durante una sesión de entrenamiento en CI realizamos aproximadamente unas 4000 pedaladas. De ahí la importancia que cobra el hecho de que la técnica de pedaleo sea la correcta, así como que la colocación sobre la bicicleta sea la adecuada, ya que si alguno de estos dos factores no se cumplen suelen ser causa asegurada de lesión o sobrecarga articular, especialmente en las estructuras músculo-tendinosas estabilizadoras de la rodilla.

Fases de la pedalada (Barbado & Barranco, 2007)

Entendemos por pedalada el giro completo de 360° de un pedal alrededor del eje de pedalier, normalmente se toma como punto inicial de la pedalada el momento en el cual la biela se sitúa perpendicular al suelo y el pedal en el punto más alto del ciclo.

El ciclo de pedalada tiene cuatro fases:

- *Impulsión:* Primeros grados del recorrido del pedal, efectuando el arco superior en dirección circular hacia abajo.

- *Presión:* Momento en el que el pedal toma una trayectoria descendente, en esta fase de desarrolla el mayor momento de fuerza de todo el ciclo de pedalada. La musculatura implicada son los extensores de cadera, rodilla y flexores plantares de tobillo.

- *Repulsión***:** Arco inferior del ciclo en el cual el pedal inicia el arco inferior del ciclo.

- *Elevación:* El pedal lleva una trayectoria ascendente hasta concluir el giro de 360°. La musculatura implicada son lo flexores de rodilla y cadera, y lo flexores dorsales del tobillo.

Analizando el momento de fuerzas ejercido sobre los pedales a lo largo de todo el ciclo de pedalada, encontramos dos momentos en los cuales la energía transmitida a los pedales por el ciclista decrece de manera importante. Estos momentos se denominan puntos críticos o puntos muertos y se acentúan mucho más cuando el ciclista pedalea a pistón. Estos puntos de mínima fuerza ejercida sobre los pedales se repiten en cada ciclo de pedaleo cuando el pedal alcanza el punto más alto y más bajo de la pedalada, debido a que cuando las bielas permanecen perpendiculares al suelo, la palanca pierde toda su efectividad para generar fuerza.

Efectos sobre el aumento de la fuerza

Aunque afirmamos que el CI es un ejercicio predominantemente cardiovascular de intensidad elevada, debemos estudiar a su vez la implicación que esta actividad puede tener a nivel muscular, especialmente en los grandes grupos musculares de la extremidad inferior del cuerpo.

Estudios realizados sobre sujetos de mediana edad en cicloergómetro, ponen en evidencia que el entrenamiento de resistencia en bicicleta aumenta la fuerza de la musculatura del tren inferior. Los sujetos realizaron un entrenamiento interválico de entre 30 y 40 minutos de duración por sesión, dos días a la semana, durante 16 semanas, sin ser nunca días consecutivos; la cadencia de pedaleo se situaba siempre en torno a 60 rpm mientras que la intensidad de ejercicio estaba entre el 70 y el 90% de la FC máxima. Tras las 16 semanas de entrenamiento se encontró aumento de la fuerza en la musculatura del tren inferior, aunque se registraron mayores aumentos de fuerza en sujetos que realizaron un entrenamiento específico con sobrecargas (Izquierdo, Häkkinen, Ibáñez, Kraemer, & Gorostiaga, 2005).

Otros estudios realizados con el mismo protocolo de entrenamiento, pero en este caso con personas mayores (68 años de edad media entre la muestra) nos hablan de aumentos en los niveles de fuerza de los músculos del tren inferior, aunque obtuvieron mayores incrementos los que combinaros entrenamiento de fuerza y bicicleta, tras las 16 semanas de entrenamiento. (Izquierdo et al., 2004).

Impacto articular

La pedalada es un patrón motor que carece de impacto articular, siendo así uno de los pocos ejercicios que implican aumento de la fuerza de la musculatura de las extremidades inferiores en carencia de impacto articular, pudiendo ser esto muy ventajoso en procesos de recuperación de lesiones de rodilla o patologías reumatiodes como la artrosis. Sin embargo esta misma carencia de impacto articular hace de la pedalada un ejercicio poco ventajoso en la prevención de la osteopenia (Stewart & Hannan, 2000), incluso algunos estudios que compararon ciclistas con atletas, comprobaron que la prevalencia osteopénica era bastante superior en los ciclistas, debido a la ausencia del impacto articular de la disciplina que practicaban (Rector, Rogers, Ruebel, & Hinton, 2008).

Simetría

El CI es un ejercicio muy simétrico, ya que se desarrolla prácticamente la misma actividad con ambos hemisferios. A pesar de ello no disponemos de evidencia científica al respecto, y podemos tener en cuenta la posibilidad de que la "pierna líder", encargada de dar la primera pedalada con el master beat musical (golpe fuerte de la música) pueda ejercer mayor fuerza en la pedalada, pudiendo esto desencadenar desequilibrios musculares en los miembros inferiores. No obstante, parece lógico clasificar el CI como ejercicio simétrico, si comparamos esta actividad con otras disciplinas deportivas como los deportes de raqueta, lanzamientos o saltos.

LA INTENSIDAD EN EL ENTRENAMIENTO DE CI

Podemos utilizar diferentes métodos para cuantificar y monitorizar la intensidad del entrenamiento cardiovascular en una sesión de CI. Actualmente existe bastante preocupación entre la comunidad científica ante la posibilidad existente de que la intensidad de entrenamiento en CI no se ajuste a los cánones establecidos para una actividad saludable para sujetos adultos sanos, siendo varios los estudios que han hecho hincapié sobre este aspecto (Barbado, 2003; Battista et al., 2008; Caria et al., 2007; Piacentini et al., 2009.)

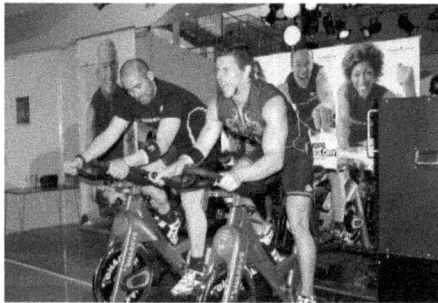

Según la última actualización de la Guía para la Prescripción del Ejercicio publicada por el American College of Sport Medicine (ACSM) en el año 2006, en cuanto a la prescripción de ejercicio cardiovascular para sujetos adultos sanos, se deben cumplir las siguientes recomendaciones (ACSM, 2006).

- Frecuencia: Entre 3 y 5 sesiones de entrenamiento a la semana.
- Intensidad: Entre el 45-50% y el 85% del consumo de oxígeno (VO2) máximo; o en su defecto entre el 55-65% y el 90% de la FC máxima.
- Duración: Entre 20 y 60 minutos.
- Tipo de Actividad: Actividades de carácter aeróbico que involucren los grandes grupos musculares.

Así pues, para poder considerar el CI como una actividad saludable para la práctica en adultos sanos se deberían cumplir los requisitos mencionados con anterioridad.

Estudios recientes sobre intensidad de entrenamiento en CI

Diferentes estudios han sido publicados recientemente en referencia a la intensidad de entrenamiento en el CI. Los resultados son concluyentes y deben hacer reflexionar a los profesionales del fitness sobre la importancia que tiene la prescripción adecuada del ejercicio para sujetos adultos que buscan una actividad física saludable, y las graves consecuencias que pueden tener sujetos sedentarios sometidos a un entrenamiento de intensidad excesiva.

En algunos de los estudios revisados en este capítulo encontramos datos como que tras monitorizar la FC de 10 sujetos durante 10 sesiones de entrenamiento en CI, el tiempo medio por sesión en la que su FC superó el 90 % de la FC máxima estimada fue de 16 minutos, computando más de un 30% de la duración total de la sesión (Barbado, 2003).

Otro estudio realizado con sujetos, que a su vez eran instructores certificados de CI, determinó tras una sesión tipo de CI, que la FC media durante la sesión de entrenamiento había sido del 88% de la FC máx para el grupo de hombres y del 85% de la FC máx para el grupo de mujeres. Este estudio además concluye afirmando que aunque el CI es una actividad que puede ser adaptada a sujetos con diferentes niveles de fitness cardiovascular, parece que el CI practicado en la actualidad puede representar un peligro para sujetos sedentarios, ayores, o con algún tipo de disfunción cardiovascular (Caria et al., 2007).

Similares resultados han sido encontrados por otro estudio, que tras monitorizar dos sesiones de entrenamiento en ciclo Indoor, una interválica y otra continua, concluye advirtiendo de las graves consecuencias para la salud que este entrenamiento tan intenso puede tener en el caso de sujetos desentrenados, sedentarios y con poca preparación física; por lo que recomienda realizar un periodo de acondicionamiento físico previo antes de iniciar un programa de CI. Además estos autores advierten que el entrenamiento en CI es tan intenso como el realizado por deportistas de élite, por lo que podría ser una buena alternativa para el entrenamiento de éstos (Battista et al., 2008).

Recientemente, un estudio más ha valorado la intensidad del entrenamiento en una sesión de CI, comparándola con las recomendaciones del ACSM para sujetos sanos, concluyendo que se trata de una actividad muy dura, que supera las recomendaciones del ACSM. La media de FC obtenida por los sujetos fue del 86% de la FC máx. Además los sujetos pedalearon durante el 80% del tiempo de la sesión por encima de la intensidad recomendada por el instructor (Piacentini et al., 2009), de lo cual podemos deducir que estas intensidades inadecuadas pueden deberse al poco control del entrenamiento por parte del instructor, que no sabe o no es capaz de dar un feedback efectivo a sus alumnos.

Otro reciente estudio ha sido realizado en una situación real de entrenamiento de CI (López-Miñarro & Muyor-Rodríguez, 2009). En este caso, 59 sujetos sanos con poca experiencia en la práctica de CI participaron al mismo tiempo en una sesión realizada en un gimnasio. Durante la sesión, el instructor utilizó la valoración subjetiva del esfuerzo (RPE) para comunicar la intensidad a la que debían estar en cada momento los participantes, los cuales utilizaban la ruleta de la bicicleta para ajustar la carga que creían adecuada en referencia a las órdenes del instructor. La media de FC obtenida en este estudio en la parte principal de la sesión fue de 159 ± 12 lpm. La media de Frecuencia Cardiaca de Reserva (FCR) en la parte principal de la sesión fue de 71,1 ± 13 lpm, y los valores medios de RPE utilizando la escala de Borg 6-20 fueron de 14,2 ± 1,8 puntos. Estos valores son considerados por el ACSM como "intensidad dura". Durante la mayor parte del tiempo registrado durante esta sesión, los valores obtenidos estuvieron asociados a intensidades de entrenamiento moderadas y duras.

Aspectos determinantes de la intensidad en CI

En una sesión de CI podemos modificar la intensidad de entrenamiento atendiendo a tres factores diferentes para conseguir adecuarnos a la intensidad deseada:

- *Cadencia* o número de pedaladas completas que el sujeto realiza en un minuto, midiendo esta en revoluciones por minuto o RPM's. Este parámetro tiene una relación directa con la velocidad de la música que utilicemos en nuestro entrenamiento de CI. Decimos que pedaleamos a tiempo, cuando realizamos una pedalada con cada beat musical o golpe fuerte de la música, y a doble tiempo cuando realizamos una pedalada por cada dos beat musicales o golpes fuertes de la música (Barbado., 2005). En principio, y aunque como veremos a continuación también depende de la carga o resistencia a vencer, podríamos afirmar que a mayor cadencia, mayor es la intensidad del entrenamiento.

- *Carga* o resistencia de frenado que se opone a la pedalada y que es regulada libremente por el sujeto mediante un sistema de frenado mecánico que actúa sobre la bicicleta, el sujeto debe pedalear a la velocidad de la música (a tiempo o a doble tiempo) a la que debe ajustar su cadencia y a las órdenes del instructor que le informa sobre la intensidad objetivo en cada período de la sesión. Podríamos afirmar que a mayor resistencia de frenado, mayor será la intensidad a la que esté trabajando el sujeto (Barbado, 2005).

- *Posición* sobre la bicicleta que adopta el sujeto en cada período de la sesión. Podemos encontrar pedaleo sentado y pedaleo de pie. Algunos estudios nos hablan sobre este aspecto concluyendo que el pedaleo de pie puede incrementar la intensidad del entrenamiento, encontrando aumentos de hasta un 8% de la FC para una misma cadencia y resistencia, cuando el sujeto pedalea de pie sobre los pedales, posiblemente esto sea debido a la mayor demanda de oxígeno de los músculos implicados del tren superior durante el pedaleo de pie (Ryschon & Stray-Gundersen, 1991).

Cuantificación de la Intensidad de trabajo durante el entrenamiento de CI

Para cuantificar la intensidad en cada momento de la sesión disponemos de dos herramientas fundamentales. La medición de la FC del sujeto a través de un monitor de FC y la utilización de una escala de RPE.

La FC:

La FC la medimos en lpm y aunque no muestra un comportamiento totalmente lineal con el VO2 nos puede servir como referencia a la hora de cuantificar la intensidad del entrenamiento. Se trata de un medio objetivo, fiable y no intrusivo que resulta económico y accesible para el usuario de un centro de fitness debido a su bajo coste de adquisición y mínimo mantenimiento.

Para estimar la FC máxima podemos utilizar las siguientes fórmulas:

FUENTE	FÓRMULA
(Fox, Naughton, & Haskell, 1971)	**220 – edad**
(Tanaka, Monahan, & Seals, 2001)	**208 – (0,7 x edad)**
(Whaley, Kaminsky, Dwyer, Getchell, & Norton, 1992)	**214 – (0,79 x edad) Para varones**
	209 – (0,72 x edad) Para mujeres
(Engels, Zhu, & Moffatt, 1998)	**214 – (0,65 x edad)**

Adaptado de Barbado & Barranco (2007).

Una vez estimada la FC máxima del sujeto se procede a averiguar las diferentes zonas de entrenamiento, hallando los siguientes porcentajes (Barbado & Barranco, 2007). Otros estudios ya han tomado estas mismas zonas de FC para evaluar la intensidad del entrenamiento en ciclistas de carretera, tomando como referencia el % de la FC máxima (Neumayr et al., 2002).

- **Zona I:** < del 70% de la FC máxima estimada.
- **Zona II:** Entre el 70 y el 80 % de la FC máxima estimada.
- **Zona III:** Entre el 80 y el 90 % de la FC máxima estimada.
- **Zona IV:** > del 90% de la FC máxima estimada.

Debemos tener en cuenta que el % de la FC no tiene relación lineal con el % del VO2 máximo. Por ello podría ser recomendable hallar el % de la reserva cardiaca y trabajar con este parámetro a la hora de estimar las zonas de entrenamiento, ya que éste si muestra una relación directa con la reserva del VO2 máximo. A continuación podemos observar una tabla de equivalencias (Swain, Abernathy, Smith, Lee, & Bunn, 1994).

% RVO$_2$ máx.	% RC.	% FC máx.
40	40	64
50	50	71
60	60	77
70	70	84
80	80	91
85	85	94

Swain et al. (1994 en Barbado & Barranco., 2007)

Si atenemos a esta última opción las zonas de entrenamiento serían las siguientes (Barbado & Barranco, 2007)

- **Zona I:** < del 55 % de la RC o la RVO2 máx.
- **Zona II:** Entre el 55 y el 70 % de la RC o la RVO2 máx.
- **Zona III:** Entre el 70 y el 85 % de la RC o la RVO2 máx.
- **Zona IV:** > del 85% de la RC o la RVO2 máx.

La RPE:

A la hora de cuantificar la intensidad de entrenamiento en cualquier actividad física podemos recurrir a metodologías meramente fisiológicas como las que hemos estudiado con anterioridad o bien centrarnos en otras herramientas como la percepción de las sensaciones durante la realización del ejercicio. Así existen multitud de estudios que avalan la utilización de estas estrategias a la hora de cuantificar la intensidad de entrenamiento, tanto durante el desarrollo del mismo, como después de haber finalizado la sesión (Borg, 1982; Borg, 1973; Chen, Fan, & Moe, 2002). Debemos tener en cuenta que estas herramientas de percepción subjetiva dan mejores resultados con sujetos con experiencia en la práctica deportiva en cuestión, no está clara su efectividad en caso de sujetos sin experiencia previa en la disciplina física que se esté cuantificando.

Parece que el RPE es una manera optima de cuantificación de la intensidad para ejercicios de carga constate en bicicleta. Estudios realizados con protocolos de carga constante sobre cicloergómetro encuentran mayores correlaciones entre el RPE y la FC que entre el RPE y el nivel de lactato (Green et al., 2005). Así mismo en protocolos sobre cicloergómetro pero con protocolos interválicos de alta intensidad, se han encontrado similares resultados (Green et al., 2006).

Otros autores que realizaron también sobre cicloergómetro, se centraron en la valoración de la influencia del tiempo de duración del ejercicio sobre la correlación del RPE con el VO2 y la FC. En estos estudios se realizaron diferentes protocolos siempre con cargas constantes pero de diferentes duraciones (una de 20 minutos y otra de 40 minutos). Finalmente no encontraron diferencias significativas dependientes del tiempo de duración, siendo la sesión más larga de 40 minutos. Llama la atención el hecho de que en los protocolos que los sujetos realizaban con RPE, se encontraron valores de FC más bajos de los que se pretendía. Sin embargo la correlación entre el RPE y el VO2 fue mayor en ambas duraciones del entrenamiento (Kang, Chaloupka, Biren, Mastrangelo, & Hoffman, 2009). Aun así, los autores del estudio aun muestran dudas sobre la pérdida de validez del RPE en ejercicios de carga constante de mayor duración, ya que la FC se podría ver influenciada por el aumento debido al descenso del volumen sistólico, y el VO2 podría verse aumentado debido al componente lento. Estos parámetros podrían alterar la percepción del esfuerzo en ejercicios de larga duración y carga constante (Kang et al., 2009).

Método de la individualización de la intensidad de trabajo

Teniendo en cuenta las herramientas para la cuantificación de la intensidad del entrenamiento mostradas con anterioridad, se plantea la siguiente propuesta (Barbado & Barranco, 2007):

ZONA DE TRABAJO	% de FC MÁX.	% de RC. y % RVO$_2$ MÁX.	ESCALA BORG, 1982	ESCALA BORG, 1973
1	< 70	< 55	3 – 4 Bastante suave	10 – 12 Bastante suave
2	70 – 80	55 – 70	5 – 6 Algo Duro	13 – 14 Algo Duro
3	80 – 90	70 – 85	7 – 8 Duro	15 – 17 Duro
4	> 90	> 85	9 Muy Duro	17 – 19 Muy duro

Adaptado de Barbado & Barranco (2007).

Gasto calórico y CI

Con mucha frecuencia se publican artículos divulgativos que debido a la gran expectación comercial que despiertan las actividades que implican un elevado gasto calórico exageran en este aspecto. En esta revisión tomamos en cuenta los estudios científicos que han utilizado metodologías fiables para la obtención de las cifras de gasto energético.

Podemos afirmar que actividades que impliquen un elevado gasto energético son favorecedoras para crear un equilibrio energético negativo, por lo que parece evidente que estas actividades, entre las que se encuentra el CI podrían ser adecuadas para la pérdida de masa grasa en sujetos adultos sanos.

Muchos estudios han medido el gasto energético durante sesiones de CI, así por ejemplo algunos autores han estimado un gasto energético que oscila entre las 318 y 587 kcal por sesión (Francis, Stavig-Witucki & Buono, 1999). Otros autores en estudios más recientes y por metodología de calorimetría directa encontraron un gasto calórico de 804 kcal por hora en una sesión de entrenamiento interválica de CI (Piacentini et al., 2009). También se han encontrado diferencias entre hombres y mujeres, así Caria et al. registraron valores medios de 593 kcal para los hombres y 439 kcal para las mujeres, en grupos de seis hombres y seis mujeres que realizaron una sesión de 50 minutos de CI en condiciones de laboratorio (Caria et al., 2007)

Con estos datos en la mano, podemos afirmar que el CI es una actividad que implica un elevado gasto calórico, posiblemente debido a la alta intensidad a la que se desarrolla el entrenamiento. En el siguiente estudio se comparó el gasto calórico de varias actividades fitness (CI, Fitness de combate, step y tonificación en grupo). Si comparamos el gasto energético producido por el CI con las otras actividades de fitness, vemos que el CI es la actividad con un mayor gasto estimado de 9,9 kcal por minuto, seguido por el fitness de combate con 9,7 kcal por minuto, el step que implica 9,6 kcal por minuto y por último las sesiones de tonificación en grupo que implicaron un gasto de 8 kcal por minuto (Rixon, Rehor, & Bemben, 2006). Si tenemos en cuenta que el CI es de todas estas actividades, la que menor estrés articular causa, tenemos en nuestra disciplina un excelente entrenamiento aplicable a aquellas personas que desean poner en marcha un programa de pérdida de masa grasa.

También se han hecho comparaciones en el gasto energético entre el CI y la carrera a pie. Los datos obtenidos muestran un gasto energético de 10,30 kcal por minuto para aquellos que corrieron a 8,37 kmh^{-1}, y de 9,16 kcal por minuto para los que corrieron a 8,05 kmh^{-1}. De esto deducimos que el CI conlleva un gasto claramente superior que correr a 8,05 kmh^{-1}, y claramente inferior que hacerlo a 8,37 kmh^{-1} (Rixon et al., 2006).

Gasto calórico post-ejercicio

Como hemos visto con anterioridad el entrenamiento de intensidad elevada, puede tener graves consecuencias para la salud de sujetos desacondicionados, sedentarios, mayores, o con procesos patológicos en curso a nivel cardiovascular. Sin embargo, en sujetos sanos con un buen nivel de fitness cardiovascular parece que el entrenamiento cardiovascular intenso podría tener interesantes ventajas frente a otros tipos de entrenamiento.

Parece que existe evidencia comprobada de que tras el ejercicio cardiovascular intenso, el gasto energético permanece elevado durante un determinado periodo de tiempo, además la alta intensidad del entrenamiento es un factor que parece elevar aun más este gasto calórico post-ejercicio (EPOC) (Børsheim & Bahr, 2003). Así por ejemplo encontramos estudios que muestran un gasto calórico sobre-elevado, hasta 19 horas tras haber realizado un entrenamiento cardiovascular de 40 minutos de duración al 80% de la FC máx (Hunter, Byrne, Gower, Sirikul, & Hills, 2006). Otros estudios realizados con sujetos sedentarios compararon un entrenamiento cardiovascular continuo con otro cardiovascular interválico, realizados durante 8 semanas cada uno de ellos. Los resultados muestran que el entrenamiento interválico parece mejorar tanto las adaptaciones centrales, como las periféricas; ya que por ejemplo, solamente con el entrenamiento interválico se encontraron mejoras en la capacidad mitocondrial oxidativa (Daussin et al., 2008).

Existen otros estudios que han comparado el entrenamiento continuo y el interválico, específicamente en CI. En este caso los resultados encontraron similares valores en la media de VO2 y FC durante el entrenamiento, sin embargo se encontraron mayores valores de VO2 al finalizar el entrenamiento en el caso del interval, posiblemente debido a la mayor producción de lactato en este tipo de entrenamiento (Kang et al., 2005).

INFLUENCIA DEL ESTADO DE HIDRATACIÓN EN LAS SESIÓN DE CI

Tasa de sudoración

La tasa de sudoración es muy elevada en CI, debido fundamentalmente a que varias personas realizan un ejercicio físico intenso en una sala cerrada, y dicho ejercicio no conlleva un desplazamiento en el espacio por lo que la corriente de aire es mínima. Debido a esto la correcta ventilación de la sala donde se desarrolle la actividad es vital no solo para la comodidad de los practicantes, sino también para su propia salud. Existen estudios que hablan de que el realizar ciclismo en una sala de interior conlleva un aumento de la tasa de sudoración de 36-38% con respecto a la práctica al aire libre (Brown & Banister, 1985).

La tasa de sudoración en CI es muy elevada, y existe una gran diferencia entre ambos sexos. En un estudio realizado con sujetos que practicaron 90 minutos de CI, se encontraron tasas de 1,12 l/h para los hombres y de 0,57 l/h para las mujeres. Estas grandes diferencias entre sexos, pueden ser debidas a la diferencia entre sexos del ratio entre masa corporal y superficie corporal. Normalmente el sexo femenino tiene más superficie corporal en relación a la masa corporal, y esto podría hacer que tuvieran más facilidad a la hora de controlar su temperatura corporal. Las mujeres que se sometieron a este estudio tenían 279 $cm^2 \cdot kg^{-1}$, mientras que los hombres tenían 248 $cm^2 \cdot kg^{-1}$ (Hazelhurst & Claassen, 2006).

Cardiac drift

El cardiac drift podríamos definirlo como un déficit en el funcionamiento del sistema cardiovascular provocado por la disminución progresiva del volumen sistólico tras 10-20 minutos de ejercicio, se debe fundamentalmente al aumento de la FC provocado a su vez por un aumento progresivo del flujo sanguíneo al tejido subcutáneo a medida que aumenta la temperatura corporal. (Coyle & González-Alonso, 2001).

Estudios realizados con ciclistas, que durante 45 minutos rodaron al 60% del VO2 Máximo en un ambiente caluroso (35ºC) encontraron descensos importantes del VO2, así como en el volumen sistólico que decreció en un 16%. La FC aumentó en un 12% (Wingo, Lafrenz, Ganio, Edwards, & Cureton, 2005).

Teniendo en cuenta la elevada tasa de sudoración que se da en CI, resulta fundamental una adecuada reposición hídrica en los participantes de nuestra actividad. Para ello se recomienda la ingesta de una solución rica en sales minerales y con una proporción de 6-8% de hidratos de carbono (Morris, Nevill, Thompson, Collie, & Williams, 2003; Nicholas, Tsintzas, Boobis, & Williams, 1999).

CONCLUSIONES

Tras haber desarrollado este trabajo de revisión, sobre los aspectos más importantes a considerar sobre la práctica del CI, nos surgen varias preguntas y cuestiones relevantes, que podrían ser valoradas a modo de conclusión.

Como hemos podido observar, la intensidad a la que se desarrollan las sesiones de CI en los estudios revisados, ha sido excesiva para sujetos adultos con un objetivo de salud en la práctica de actividad física.

A la hora de impartir una sesión d CI, el instructor debe dominar tanto las herramientas de cuantificación de la intensidad, como las estrategias para informar al alumno en cada momento de la intensidad idónea. El instructor debe ser consciente de las cargas que tiene que aplicar en la sesión de entrenamiento dependiendo de los objetivos establecidos con anterioridad. La intensidad de entrenamiento debe ser la adecuada para cada grupo de población y para cada objetivo específico.

Las sesiones de CI son auténticos entrenamientos sobre bicicleta, por lo que resulta fundamental establecer herramientas de control, para que el instructor pueda monitorizar y dosificar la intensidad de trabajo de los asistentes a su sesión. Si esto no es así, el practicante puede de manera intuitiva y animado por el entorno y la música motivante, alcanzar intensidades de entrenamiento tan elevadas que puedan suponer un riesgo para su salud.

Consideramos pues, que la formación del instructor y el conocimiento de la fisiología y las ciencias del entrenamiento son fundamentales, para que a través del feedback sea capaz de llevar a los sujetos a entrenar a intensidades óptimas para cada uno de ellos, dependiendo de su condición física, su nivel de fitness y los objetivos a conseguir a medio plazo.

Recomendamos para ello la utilización del pulsómetro como herramienta básica en el control de la FC, así como el de escalas de RPE, que ayuden a informar de manera óptima al alumno sobre la intensidad que se requiere en cada momento del entrenamiento.

Además podría ser recomendable la aplicación de cuestionarios de valoración del estado de salud inicial, antes de iniciar un programa de ejercicio de CI, como por ejemplo el Par-Q. Así como el establecimiento de una fase de pre-acondicionamiento físico antes del inicio del programa.

REFERENCIAS

- ACSM. (2006). ACSM's guidelines for exercise testing and prescription (7ªed.) general principles of exercise prescription, (pp. 133-173).
- Barbado C. (2003). *Intensidad de trabajo en el ciclo indoor.* (Unpublished) Universidad Europea de Madrid.
- Barbado C. (2005). *Manual de ciclo indoor.* Barcelona: Paidotribo.
- Barbado C., & Barranco D. (2007). *Manual avanzado de ciclo indoor.* Barcelona: Paidotribo.
- Battista, R. A., Foster, C., Andrew, J., Wright, G., Lucia, A., & and Porcari, J. P. (2008). Physiologic responses during indoor cycling. *J Strength Cond Res, 22,* 1236–1241.
- Borg GA. (1982). Psychophysical bases of perceived exertion. *Med Sci Sports Exerc., 14(5),* 377-81.
- Borg, G. A. (1973). Perceived exertion: A note on "history" and methods. *Medicine and Science in Sports, 5(2),* 90-93.
- Børsheim, E., & Bahr, R. (2003). Effect of exercise intensity, duration and mode on post-exercise oxygen consumption. *Sports Medicine (Auckland, N.Z.), 33(14),* 1037-1060.
- Brown, S. L., & Banister, E. W. (1985). Thermoregulation during prolonged actual and laboratory-simulated bicycling. *European Journal of Applied Physiology and Occupational Physiology, 54(1),* 125-130.
- Caria, M. A., Tangianu, F., Concu, A., Crisafulli, A., & Mameli, O. (2007). Quantification of spinning bike performance during a standard 50-minute class. *Journal of Sports Sciences, 25(4),* 421-429.
- Chen, M. J., Fan, X., & Moe, S. T. (2002). Criterion-related validity of the borg ratings of perceived exertion scale in healthy individuals: A meta-analysis. *Journal of Sports Sciences, 20(11),* 873-899.
- Coyle, E. F., & González-Alonso, J. (2001). Cardiovascular drift during prolonged exercise: New perspectives. *Exercise and Sport Sciences Reviews, 29(2),* 88-92.
- Daussin, F. N., Zoll, J., Dufour, S. P., Ponsot, E., Lonsdorfer-Wolf, E., Doutreleau, S., . . . Richard, R. (2008). Effect of interval versus continuous training on cardiorespiratory and mitochondrial functions: Relationship to aerobic performance improvements in sedentary subjects. *American Journal of Physiology.Regulatory, Integrative and Comparative Physiology, 295(1),* R264-R272.
- Engels, H. J., Zhu, W., & Moffatt, R. J. (1998). An empirical evaluation of the prediction of maximal heart rate. *Research Quarterly for Exercise and Sport, 69(1),* 94-98.
- Fox, S. M., 3, Naughton, J. P., & Haskell, W. L. (1971). Physical activity and the prevention of coronary heart disease. *Annals of Clinical Research, 3(6),* 404-432.
- Francis, P, Stavig-Witucki, A, and Buono,MJ. (1999). Physiological response to a typical studio cycling session. *Am Coll Sports Med Heath Fitness J, 3,* 30–36.

- Green, J. M., McLester, J. R., Crews, T. R., Wickwire, P. J., Pritchett, R. C., & Redden, A. (2005). RPE-lactate dissociation during extended cycling. *European Journal of Applied Physiology, 94*(1-2), 145-150.
- Green, J. M., McLester, J. R., Crews, T. R., Wickwire, P. J., Pritchett, R. C., & Lomax, R. G. (2006). RPE association with lactate and heart rate during high-intensity interval cycling. *Medicine and Science in Sports and Exercise, 38*(1), 167-172.
- Hazelhurst, L. T., & Claassen, N. (2006). Gender differences in the sweat response during spinning exercise. *Journal of Strength and Conditioning Research / National Strength & Conditioning Association, 20*(3), 723-724.
- Hunter, G. R., Byrne, N. M., Gower, B. A., Sirikul, B., & Hills, A. P. (2006). Increased resting energy expenditure after 40 minutes of aerobic but not resistance exercise. *Obesity (Silver Spring, Md.), 14*(11), 2018-2025.
- Izquierdo, M., Häkkinen, K., Ibáñez, J., Kraemer, W. J., & Gorostiaga, E. M. (2005). Effects of combined resistance and cardiovascular training on strength, power, muscle cross-sectional area, and endurance markers in middle-aged men. *European Journal of Applied Physiology, 94*(1-2), 70-75.
- Izquierdo, M., Ibañez, J., HAkkinen, K., Kraemer, W. J., Larrión, J.,L., & Gorostiaga, E. M. (2004). Once weekly combined resistance and cardiovascular training in healthy older men. *Medicine and Science in Sports and Exercise, 36*(3), 435-443.
- Kang, J., Chaloupka, E. C., Biren, G. B., Mastrangelo, M. A., & Hoffman, J. R. (2009). Regulating intensity using perceived exertion: Effect of exercise duration. *European Journal of Applied Physiology, 105*(3), 445-451.
- Kang, J., Chaloupka, E. C., Mastrangelo, M. A., Hoffman, J. R., Ratamess, N. A., & O'Connor, E. (2005). Metabolic and perceptual responses during spinning cycle exercise. *Medicine and Science in Sports and Exercise, 37*(5), 853-859.
- López-Miñarro, P., & Muyor Rodríguez, J. (2009). Heart rate and overall ratings of perceived exertion during spinning® cycle indoor session in novice adults. *Science & Sports, doi:10.1016/j.scispo.2009.11.003.*
- Morris, J. G., Nevill, M. E., Thompson, D., Collie, J., & Williams, C. (2003). The influence of a 6.5% carbohydrate-electrolyte solution on performance of prolonged intermittent high-intensity running at 30 degrees C. *Journal of Sports Sciences, 21*(5), 371-381.
- Neumayr G. Pfister R. Mitterbauer G. Ganezer H. Sturm W. Eibl G. Hoertnagl H. (2002). Exercise intensity of cycle- touring events. *Int J Sports Med, 23 (7),* 505-9.
- Nicholas, C. W., Tsintzas, K., Boobis, L., & Williams, C. (1999). Carbohydrate-electrolyte ingestion during intermittent high-intensity running. *Medicine and Science in Sports and Exercise, 31*(9), 1280-1286.
- Piacentini, M.F., Gianfelici, A., Faina, M., Figura, F., and Capranica, M. (2009.). Evaluation of intensity during an interval spinning® session: A field study. *Sport Sciences for Health., 5*(1), 29-36.
- Rector, R. S., Rogers, R., Ruebel, M., & Hinton, P. S. (2008). Participation in road cycling vs running is associated with lower bone mineral density in men. *Metabolism: Clinical and Experimental, 57*(2), 226-232.

- Rixon, K. P., Rehor, P. R., & Bemben, M. G. (2006). Analysis of the assessment of caloric expenditure in four modes of aerobic dance. *Journal of Strength and Conditioning Research / National Strength & Conditioning Association, 20*(3), 593-596.
- Ryschon, T. W., & Stray-Gundersen, J. (1991). The effect of body position on the energy cost of cycling. *Medicine and Science in Sports and Exercise, 23*(8), 949-953.
- Stewart, A. D., & Hannan, J. (2000). Total and regional bone density in male runners, cyclists, and controls. *Medicine and Science in Sports and Exercise, 32*(8), 1373-1377.
- Swain, D. P., Abernathy, K. S., Smith, C. S., Lee, S. J., & Bunn, S. A. (1994). Target heart rates for the development of cardiorespiratory fitness. *Medicine and Science in Sports and Exercise, 26*(1), 112-116.
- Tanaka, H., Monahan, K. D., & Seals, D. R. (2001). Age-predicted maximal heart rate revisited. *Journal of the American College of Cardiology, 37*(1), 153-156.
- Whaley, M. H., Kaminsky, L. A., Dwyer, G. B., Getchell, L. H., & Norton, J. A. (1992). Predictors of over- and underachievement of age-predicted maximal heart rate. *Medicine and Science in Sports and Exercise, 24*(10), 1173-1179.
- Wingo, J. E., Lafrenz, A. J., Ganio, M. S., Edwards, G. L., & Cureton, K. J. (2005). Cardiovascular drift is related to reduced maximal oxygen uptake during heat stress. *Medicine and Science in Sports and Exercise, 37*(2), 248-255.

Capítulo 4

ANÁLISIS DE LA TÉCNICA EN LOS EJERCICIOS DE FORTALECIMIENTO MUSCULAR

José María Muyor Rodríguez
Pedro Ángel López-Miñarro

RESUMEN

La movilización de cargas para el acondicionamiento muscular ocasiona un aumento de la actividad muscular, así como de las cargas en las estructuras raquídeas. La magnitud de dichas cargas está mediatizada por numerosos factores intrínsecos como la edad, historia de carga de los tejidos, degeneración discal, etc. Extrínsecamente, la carga movilizada y, muy especialmente, la técnica de ejercición en lo que se refiere a la postura de las articulaciones implicadas directa o indirectamente en el ejercicio, determinan el estrés que se genera en aquéllas. Mantener el raquis en posición alineada, evitando posturas de inversión lumbar, hipercifosis dorsal y/o hiperlordosis lumbar, tanto en la posición inicial como durante las repeticiones de un ejercicio, disminuye el riesgo de fallo en los tejidos. En este capítulo, se analizan los principios generales de correcta ejecución de algunos de los ejercicios más frecuentes que suelen realizarse para el acondicionamiento muscular de los miembros superiores, inferiores y tronco.

EJERCICIOS DE FORTALECIMIENTO DEL TRONCO

El correcto acondicionamiento de la musculatura se basa en la aplicación de ejercicios que desencadenen una activación electromiográfica suficiente para generar adaptaciones, sin producir altos niveles de estrés sobre las diferentes estructuras articulares. Desde la seguridad de los ejercicios, la lesión o fallo en un tejido ocurre cuando la carga aplicada excede el umbral de tolerancia del mismo (Brereton y McGill, 1999; McGill, 1997), lo que puede ocurrir incrementando la carga aplicada o bien disminuyendo la tolerancia de los tejidos (Marras, 2003).

La mayor parte de las lesiones que se producen en el contexto del acondicionamiento muscular son el resultado de un proceso continuo de acumulación de ciclos de carga en posturas inadecuadas, si bien la lesión se exterioriza a través de un evento culminante (Adams y Dolan, 1997; McGill, 1997), o sea, de un momento concreto en el que se produce el fallo del tejido, provocando dolor o impotencia funcional.

Para una adecuada ejecución de los ejercicios es importante prescribir un adecuado entrenamiento de los estabilizadores del raquis, utilizando ejercicios efectivos y seguros. El *isometric side support* (Figura 1) y el *bridge* (Figura 2) son ejercicios efectivos para activar los músculos anchos del abdomen y cuadrado lumbar (McGill, Juker y Kropf, 1996). Además, generan una actividad mioeléctrica baja en el músculo Psoas y resto de flexores coxo-femorales (Juker, McGill, Kropf y Steffen, 1998; McGill, 1999), produciendo cargas compresivas moderadas (2500 Newton), así como un reducido estrés de cizalla en el raquis lumbar (Axler y McGill, 1997; McGill, 1999; 2001; McGill, et al., 1996; Juker, McGill, Kropf y Steffen, 1998; Kavcic, Grenier y McGill, 2004).

El *isometric side support* genera menor compresión lumbar que el encorvamiento con giro (Figura 3), que está en torno a los 2900-3000 Newton, y es mucho más efectivo para el trabajo de los músculos anchos del abdomen, por lo que es más recomendable para el desarrollo de los músculos oblicuos interno y externo (McGill, 2001).

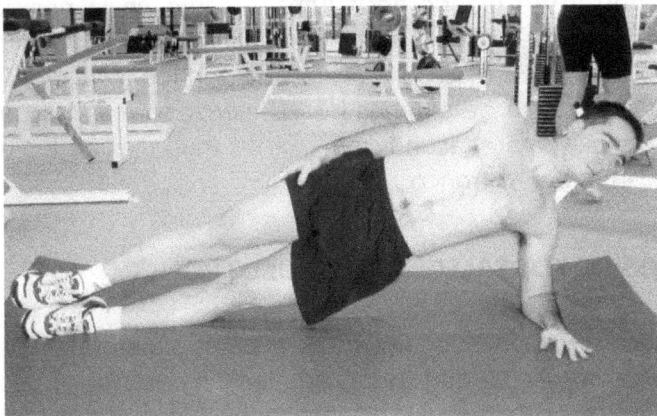

Figura 1. *Isometric side support o side bridge.*

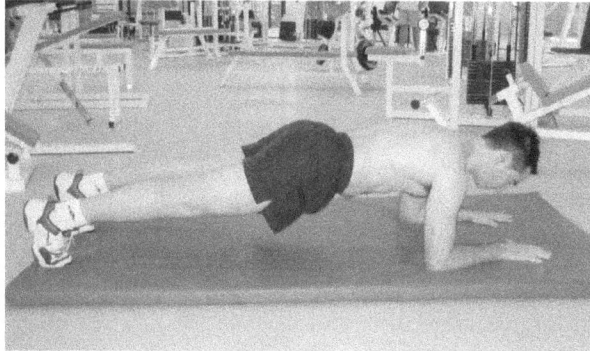

Figura 2. *Bridge. Conforme se aumenta la distancia entre el apoyo de los pies y los codos, aumenta la intensidad del ejercicio.*

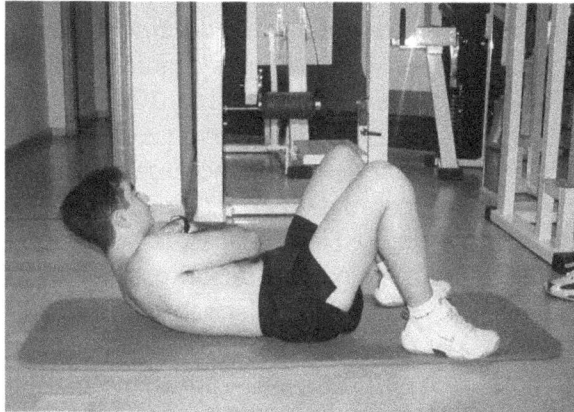

Figura 3. *Encorvamiento con giro.*

El encorvamiento del tronco es otro ejercicio efectivo para el trabajo del recto abdominal (Axler y McGill, 1997; Juker et al., 1998) e inhibe significativamente a los flexores coxo-femorales (Andersson, Nilsson, Ma y Thorstensson, 1995; Juker et al., 1998). Además, es un ejercicio seguro para el raquis dorso-lumbar al minimizar las cargas compresivas (2000-2500 N) y el estrés de cizalla (Axler y McGill, 1997; Juker et al., 1998; Kavcic et al., 2004; McGill, 1997). McGill (2001) recomienda realizar los ejercicios de encorvamiento con las manos debajo del raquis lumbar para conservar la lordosis lumbar en la medida de lo posible, así como colocar una rodilla flexionada y la contralateral extendida (Figura 4) para fijar la pelvis en mayor medida y limitar su movimiento de retroversión, que conllevaría una rectificación o incluso inversión de la curva lumbar (Shields y Givens, 1997).

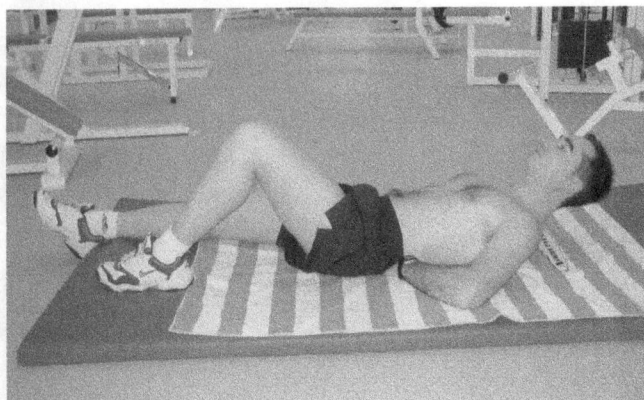

Figura 4. *Encorvamiento del tronco con las manos bajo el raquis lumbar.*

El entrenamiento de la musculatura abdominal debe complementarse con el trabajo lumbar, ya que las personas con bajos niveles de resistencia muscular en los extensores del tronco son más propensas a padecer algias lumbares y alteraciones raquídeas (Ito, Shirado, Suzuki, Takahashi, Kaneda y Strax, 1996; Mannion, 1999; Shirado, Ito, Kaneda y Strax, 1995). No obstante, muchas personas creen, de forma errónea, que la musculatura lumbar tiene un tono excesivo al permanecer activada a intensidades moderadas-intensas por su función postural para mantener el tronco erguido. Sin embargo, la activación electromiográfica de esta musculatura en bipedestación está en torno al 2-4% de la máxima contracción voluntaria (Callaghan y Dunk, 2002), lo que hace inviable que pueda ser un músculo hipertónico. Todo lo contrario, se trata de un músculo hipotónico, sin la suficiente resistencia muscular, y por lo tanto debe trabajarse a una ratio más homogénea respecto a los músculos abdominales (McGill, 2002).

La extensión en banco romano (Figura 5A) o en silla romana es un ejercicio efectivo para la musculatura extensora lumbar (Callaghan, Gunning y McGill, 1998; López-Miñarro, 2003; López-Miñarro, Rodríguez y Santonja, 2006; Verna, Mayer, Mooney, Pierra, Robertson y Graves, 2002). En este ejercicio es más seguro limitar la extensión del tronco hasta alcanzar el mismo grado de lordosis lumbar que tiene la persona en bipedestación (Liemohn, 2000; McGill, 1998), siempre que no tenga una hiperlordosis lumbar, en cuyo caso habría que finalizar un poco antes la fase concéntrica del ejercicio.

La extensión coxofemoral y elevación escápulo-humeral contralateral o *"bird-dog"* (Figura 5B) es un ejercicio efectivo por la activación eléctrica moderada que desencadena en el erector espinal y multífido, así como seguro al generar niveles de compresión raquídea inferiores a 3000 Newtons (Callaghan et al., 1998; Kavcic et al., 2004). Una particularidad especial del ejercicio es que debido al movimiento del brazo se activa de forma moderada el erector espinal torácico (en torno al 40% de la máxima contracción voluntaria) (Callaghan et al., 1998). El *bird-dog* es más apropiado para personas que tienen un bajo nivel de resistencia muscular lumbar. En su ejecución, es importante evitar posturas de hiperlordosis lumbar al elevar la pierna excesivamente, así como posturas cifóticas, aunque son menos frecuentes. La mirada debe dirigirse al suelo para alinear el raquis cervical, y la pelvis no debe bascular lateralmente, evitando que la cadera de la pierna que se eleva realice una rotación externa (McGill, 2002).

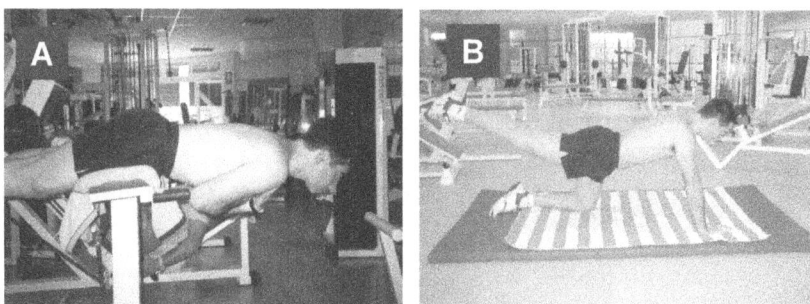

Figura 5. *Extensión del tronco en banco romano (A) y Bird-dog (B).*

La magnitud de las cargas compresivas, de cizalla lateral y cizalla antero-posterior varía según la postura del raquis (McGill, 2004). Varios estudios han comparado diferentes posturas corporales, encontrando que la presión intradiscal aumenta en sedentación, flexión del tronco y al adoptar posturas de flexión intervertebral (Sato, Kikuchi y Yonezawa, 1999; Takahashi, Kikuchi, Sato y Sato, 1996; Wilke, Neef, Caimi, Hoogland y Claes, 1999; Wilke, Neef, Hinz, Seidel y Claes, 2001), mientras que los decúbitos y la sedentación con raquis apoyado en un respaldo, reducen la presión. De este modo, los ejercicios de *press tras nuca* y *press militar* con barra o mancuernas, si se realizan en sedentación con un respaldo ligeramente inclinado y las curvas raquídeas alineadas, producirán menor presión intradiscal (Figura 6), que si se realizan en bipedestación.

La adecuada concienciación y control de la movilidad pélvica es un factor muy importante para adoptar posturas adecuadas en la ejecución de los ejercicios, por lo que se deberían dominar los movimientos de anteversión y retroversión de la pelvis. No obstante, el control de la posición de la pelvis se reduce en posturas de flexión del tronco, siendo un factor de riesgo de dolor lumbar (Wilson y Granata, 2003).

Con relativa frecuencia, numerosos profesionales del ámbito del acondicionamiento muscular recomiendan *"apoyar la zona lumbar sobre la superficie de ejecución del ejercicio"*, o sea, que realicen una retroversión pélvica que rectifica o incluso invierte el raquis lumbar, porque piensan que de este modo está más protegido. Así, es frecuente esta recomendación en ejercicios como el encorvamiento y el *press* de banca, lo que conlleva una ejecución de estos ejercicios con las caderas colocadas en una posición de flexión activa de 90º (Figura 7A).

No obstante, la retroversión de la pelvis asociada a la posición de los miembros inferiores, supone que el raquis lumbar se flexione, o sea, que se rectifique o incluso se invierta, produciendo un aumento del estrés de tensión en las fibras posteriores del anillo fibroso y ligamentos del arco posterior, lo que desembocan en un aumento del riesgo de fallo de los tejidos (McGill, 2002). Además, la posición de las caderas (en flexión activa de 90º) requiere de una activación isométrica de los flexores coxofemorales, circunstancia que aumenta la carga en el raquis lumbar.

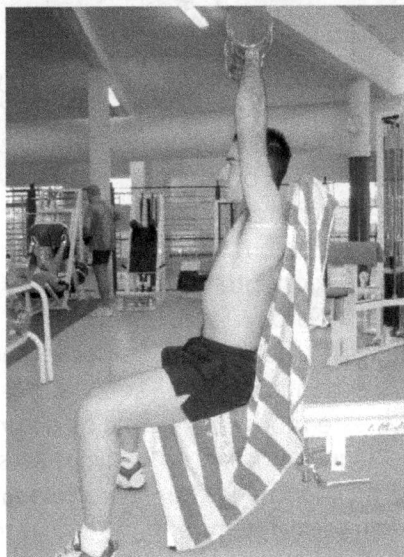

Figura 6. *Press militar con mancuernas realizado con el raquis apoyado en un respaldo ligeramente inclinado.*

Mantener el raquis alineado, o sea, conservar, en la medida de lo posible, una lordosis lumbar fisiológica (similar a la que tiene el sujeto en bipedestación, siempre y cuando no presente hiperlordosis, inversión o rectificación lumbar) permite reducir el riesgo de fallo en los tejidos cuando se manejan cargas o se moviliza el tronco (McGill, 1998; 2001). Es más conveniente, al realizar el *press* de banca, el encorvamiento u otros ejercicios en decúbito supino, que las caderas se coloquen en una moderada flexión, entre 30 y 45° (Figura 7B).

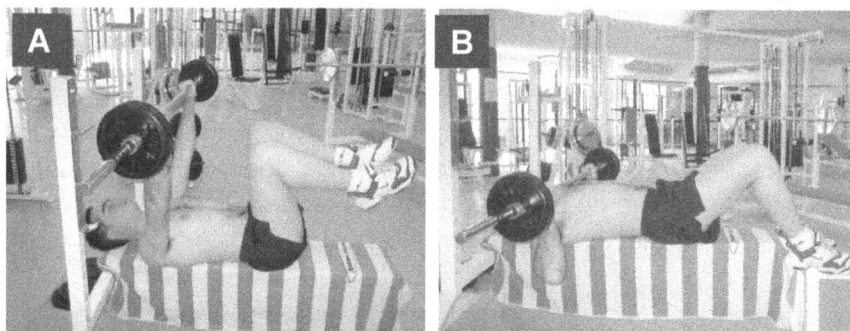

Figura 7. *Press de banca con flexión coxofemoral activa de 90° (A) o pasiva de unos 45° (B).*

La sedentación prolongada es otro factor de riesgo de algia lumbar (Green, Grenier y McGill, 2002; Lengsfeld, Frank, Van Deursen y Griss, 2000), especialmente si el raquis se coloca invertido (Dolan y Adams, 1998). En una sedentación con el raquis lumbar invertido, se produce un aumento de la presión intradiscal, del estrés compresivo y de cizalla anterior en el raquis (Callaghan y McGill, 1995; 2001a, b; McGill, 1997; Wilke et al., 2001). Además, se incrementa el estrés en la pared posterior del anillo fibroso, los ligamentos posteriores reducen su resistencia a la flexión, disminuye la estabilidad antero-posterior y se reduce la ventaja mecánica de los extensores lumbares (Kiefer, Shirazi-Adl y Parnianpour, 1998; O´Sullivan, Twomey y Allison, 1998). Se ha comprobado que tras una sedentación relajada durante un tiempo reducido (5 minutos) ya se produce una disminución de la capacidad de reposicionamiento del raquis lumbar en posición alineada (Dolan y Green, 2006). Con respecto a la prevención de lesiones al manejar cargas, las personas que pasan largos períodos en sedentación deberían evitar actividades que impliquen flexión raquídea. Esto es debido a que una sedentación relajada induce cambios en la rigidez pasiva a la flexión lumbar (Beach, Parkinson, Stothart y Callaghan, 2005).

El ejercicio en banco *Scott* supone una sedentación con un apoyo en el tórax que limita la adopción de posturas cifóticas (Figura 8A), siempre y cuando la altura de la base de apoyo sea la adecuada. Si ésta se encuentra demasiado alta aumentará la cifosis dorsal en la posición inicial para apoyar la parte posterior de los brazos. Con una base de asiento horizontal, se requiere que el sujeto adopte y controle la postura de su pelvis de forma activa, lo que exige una adecuada concienciación de sus movimientos. Si la base de asiento se inclina ligeramente hacia delante, es más difícil que la pelvis se disponga en retroversión, por lo que el raquis lumbar queda más alineado.

En otros ejercicios, coexiste la sedentación con una flexión del tronco, como por ejemplo, en el *curl* de bíceps con mancuerna (Figura 8B). En estas circunstancias, mantener el raquis alineado es difícil (sobre todo el raquis lumbar) (Bankoff, Moraes, Salve, Lopez y Ferrarezi, 2000). Un adecuado trabajo de concienciación del raquis y la pelvis son importantes para controlar apropiadamente la postura.

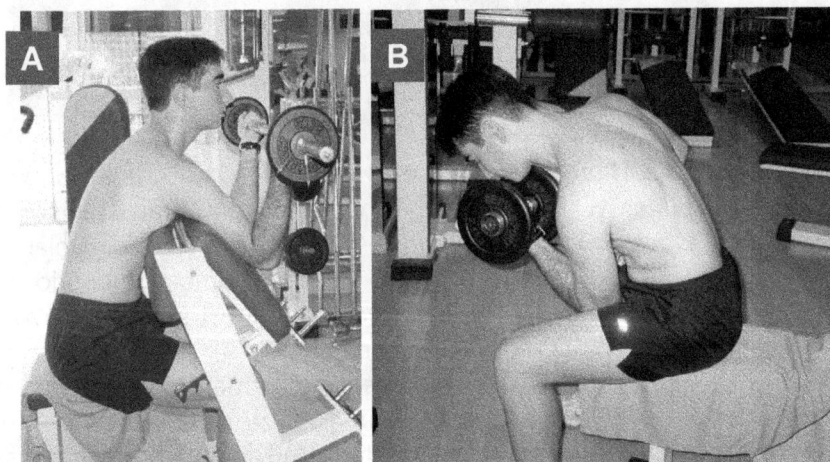

Figura 8. *Ejemplos de posturas de rectificación e inversión lumbar en banco "Scott" (A) y curl concentrando con mancuerna (B).*

Existen muchos ejercicios que se ejecutan con una flexión del tronco, mientras que en otros ésta es el resultado de cuestiones biomecánicas. Así por ejemplo, la sentadilla con barra requiere de una ligera flexión del tronco (Figura 9) para mantener la estabilidad, lo que provoca un aumento de la presión intradiscal. En el caso de realizar este ejercicio en un *multipower* o en otro tipo de máquina, el tronco permanece en una posición más vertical y se reduce la presión intradiscal. Con el tronco inclinado, mantener el raquis dorso-lumbar alineado es un criterio de seguridad a tener muy en cuenta (McGill, 2004), y para ello es importante una correcta disposición de la pelvis, que no debe colocarse en retroversión.

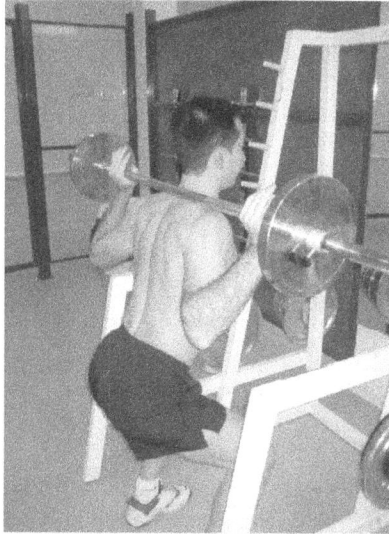

Figura 9. *Inclinación anterior del tronco en la sentadilla con barra, con raquis alineado y pelvis en anteversión.*

En los movimientos de flexión del tronco, la extensibilidad de la musculatura isquiosural determina la disposición del raquis dorso-lumbar. En algunos ejercicios es importante una adecuada extensibilidad isquiosural, a fin de permitir un adecuado gesto técnico y prevenir lesiones. Sin embargo, la cortedad de la musculatura isquiosural es frecuente, sobre todo en varones (Andújar, Alonso y Santonja, 1996; Hellsing, 1988), y aún más en aquellos con algias lumbares (McClure, Esola, Schreier y Siegler, 1997).

Las personas con una extensibilidad isquiosural reducida no deben extender las rodillas en aquellos ejercicios donde exista un cierre moderado del ángulo tronco-muslos, puesto que de este modo el raquis se dispondrá en inversión (Santonja, 1997) (Figura 10A). Un ejercicio donde se cierra el ángulo tronco-muslos es el remo al pecho en polea baja. Extender las rodillas dificulta la correcta colocación del raquis y la pelvis. Un error frecuente al realizar este ejercicio es flexionar el raquis dorsal en la fase excéntrica (López-Miñarro, 2003). Es preciso que el técnico deportivo enseñe a colocar el raquis lo más alineado posible (McGill, 2004) (Figura 10B). Cualquier movimiento de flexión se debe realizar a través del eje coxofemoral, hasta que la tensión isquiosural limite el movimiento de flexión de la pelvis, momento en el que cualquier flexión adicional sólo puede acontecer por la movilización de las articulaciones intervertebrales lumbares y dorsales.

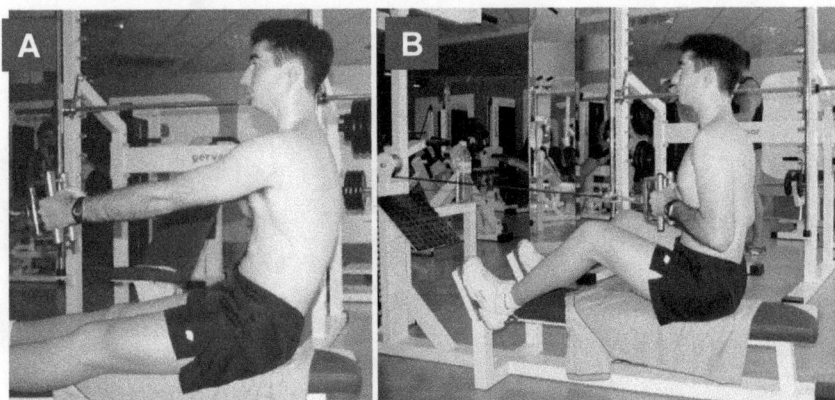

Figura 10. *Posición con raquis dorso-lumbar flexionado (A) y raquis alineado (B).*

En los ejercicios de extensiones de piernas en sedentación y prensa (horizontal o inclinada), también hay que considerar la extensibilidad de la musculatura isquiosural. Cuando una persona con una insuficiente extensibilidad isquiosural realiza estos ejercicios y extiende totalmente las rodillas, adopta una postura de retroversión pélvica que provoca una inversión lumbar (Figura 11).

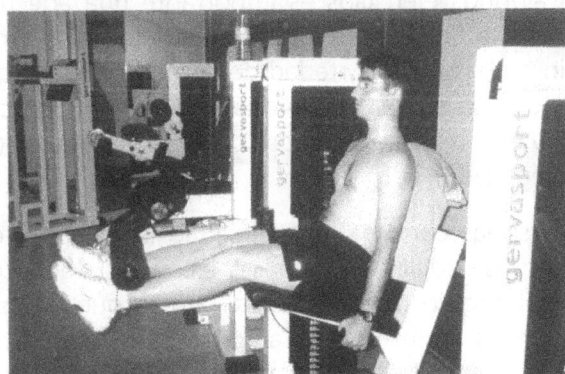

Figura 11. *Usuario que para extender las rodillas hace una ligera retroversión pélvica.*

Cuando se realiza una flexión del tronco para elevar una carga, se puede realizar el movimiento a través del eje coxofemoral (técnica *squat*) (Figura 12A), a través de una flexión intervertebral del raquis dorsal y lumbar (técnica *stoop*) (Figura 12B), o mediante una combinación de ambas (McGill, Hughson y Parks, 2000). El riesgo de lesión al manejar cargas está más influenciado por el grado de flexión lumbar más que por el uso de una técnica u otra (Potvin, McGill y Norman, 1991).

La extensión de rodillas es recomendable siempre y cuando se pueda realizar el movimiento de extensión de las mismas manteniendo cierto grado de lordosis lumbar. En otro caso, es aconsejable utilizar otros ejercicios o máquinas y abordar un trabajo de estiramientos musculares, o bien realizar el ejercicio con un rango de movimiento intermedio. Otra opción es utilizar máquinas que permitan modificar la inclinación de la base de asiento y del respaldo, para abrir el ángulo de forman ambos, de modo que la extensibilidad isquiosural no sea un factor tan limitante.

El riesgo de lesión en el disco intervertebral es mayor cuando se realizan movimientos de flexión intervertebral a primera hora de la mañana, tras un largo descanso en posición de decúbito, debido a que el disco intervertebral está más hidratado y, por tanto, ofrece mayor resistencia a los movimientos de flexión (Gunning, Callaghan y McGill, 2001; Simunic, Broom y Robertson, 2001; Snook, Webster y McGorry, 2002), reduciendo el umbral de tolerancia del disco intervertebral. En el caso de realizar una sesión de acondicionamiento muscular a primera hora de la mañana se recomienda andar unos minutos antes de comenzar la sesión, realizar el ejercicio denominado "cat-camel" y evitar ejercicios que impliquen la flexión del raquis.

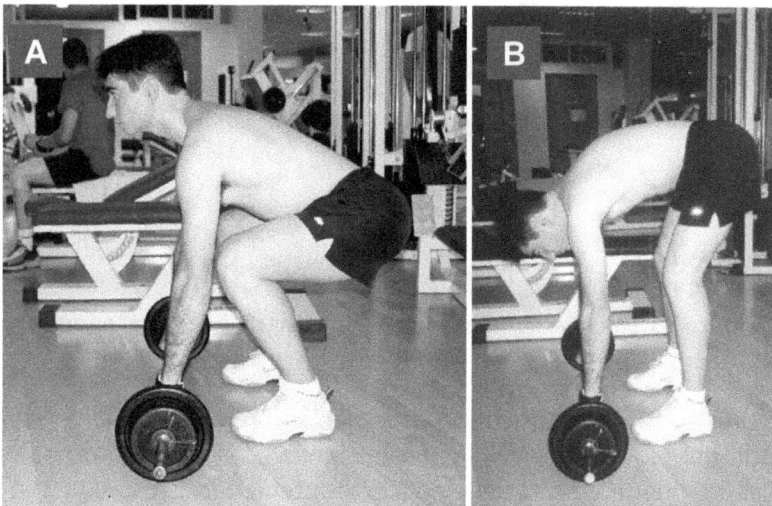

Figura 12. *Fase de recogida de una carga del suelo utilizando la técnica squat (raquis más alineado) (A) o stoop (raquis dorso-lumbar más flexionado) (B).*

Los movimientos de hiperextensión lumbar también son frecuentes en el acondicionamiento muscular y provocan un aumento del estrés compresivo en el arco vertebral y en las facetas articulares (McGill, 2002), así como el estrés de cizalla en el raquis lumbar (Congeni, McCulloch y Swanson, 1997; Hall, 1986; McCarroll, Miller y Ritter, 1986), aumentando el riesgo de fractura vertebral (McGill, 2002; Shirazi-Adl, Ahmed y Shrivastava, 1986). La reiteración de movimientos de hiperextensión raquídea con cargas aumenta el riesgo de espondilólisis (fractura en la pars interarticularis) y espondilolistesis (fractura en la pars interarticularis y desplazamiento anterior del cuerpo vertebral) (Adams y Dolan, 1995).

Los movimientos de hiperextensión lumbar son frecuentes en ejercicios que implican una flexión de las articulaciones de los miembros superiores, especialmente cuando la carga movilizada excede la capacidad de la musculatura implicada. En ocasiones, el utiliza un momento de inercia, por medio de un movimiento de extensión lumbar, para lograr movilizar la carga (Figura 13).

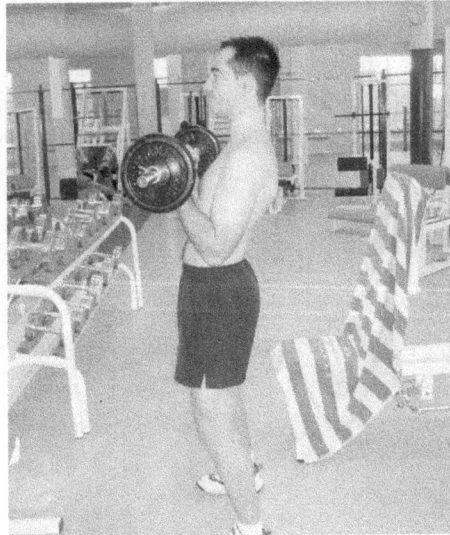

Figura 13. *Ligera extensión lumbar en un curl de bíceps con barra en bipedestación.*

Una ejecución correcta de este ejercicio requiere de una posición alineada del raquis en todas las repeticiones. Si la persona no es capaz de hacerlo, puede ejecutar el ejercicio manteniendo la espalda apoyada en una pared, sin separar los omóplatos de ésta, y manteniendo en todo momento la curva lumbar alineada (López-Miñarro, Yuste, Rodríguez,

Santonja, Sáinz de Baranda y García, 2007). Los ejercicios deben realizarse en bipedestación sólo cuando exista una adecuada propiocepción y control de la pelvis y curvas raquídeas (Levine y Whittle, 1996).

La hipercifosis dorsal y la inversión lumbar son posturas muy frecuentes en la ejecución de los ejercicios más típicos de acondicionamiento muscular (López-Miñarro, Rodríguez, Santonja, Yuste y García, 2007; López-Miñarro, Rodríguez, Santonja y Yuste, 2008; López-Miñarro, Rodríguez y Santonja, 2009a,b). Estas posturas junto al manejo de cargas someten a las diferentes estructuras raquídeas a mayores presiones intradiscales, aumentando la tensión ligamentosa y el estrés en la pared posterior del anillo fibroso. Dependiendo de la posición inicial, se podrá observar a personas que disponen una parte de su raquis de forma correcta, mientras que otra parte se coloca inadecuadamente. Por ejemplo, en el *press* francés con polea, son frecuentes las posturas cifóticas (López-Miñarro et al., 2008) (Figura 14A), al intentar movilizar un peso excesivo, mientras que el raquis lumbar se dispone con una angulación correcta. En la fase concéntrica de este ejercicio, debido a que la tracción de la polea es hacia abajo y ligeramente atrás, el aumento de la cifosis facilita la movilización de la carga.

Otro ejemplo de postura cifótica es el final de la fase concéntrica del ejercicio de polea tras nuca (Figura 14B), por la mayor flexión de las articulaciones intervertebrales torácicas superiores, debido con frecuencia a la movilización de un peso excesivo o por el desconocimiento de la técnica correcta (López-Miñarro, 2003). Otro error frecuente en este ejercicio, y que se reproduce en muchos otros, es no colocar el raquis cervical alineado (Figura 14B).

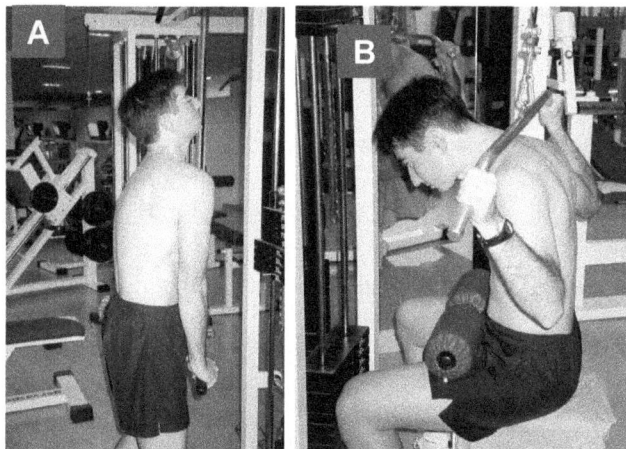

Figura 14. *Aumento de la cifosis dorsal al final de la fase concéntrica en los ejercicios press francés en polea (A) y polea tras nuca (B).*

Es preciso considerar que el punto en el que falla un tejido se reduce cuando las cargas se aplican en postura flexionada (Figura 15A) respecto a posición alineada (Figura 15B). Los segmentos vertebrales sometidos a una carga compresiva mantenida en postura de flexión son menos resistentes y fallan antes (Gunning et al., 2001). La hernia discal está asociada a movimientos repetidos de flexión que se acompañan de fuerzas compresivas moderadas, mientras que cuando se mantiene una postura alineada la hernia es extremadamente rara (Liemohn, 2000; Potvin, McGill y Norman, 1991).

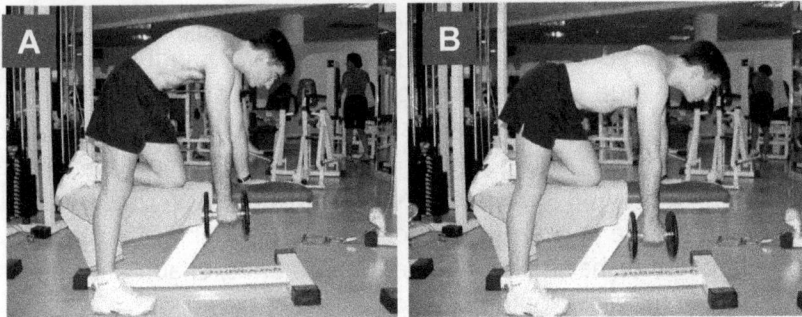

Figura 15. *Raquis alineado (A) y flexionado (B) en el remo con mancuerna.*

Además, con el raquis en posición alineada es factible lograr una adecuada estabilidad con niveles moderados de activación lumbar y abdominal (Cholewicki y McGill, 1996; Cholewicki, Panjabi y Khachatryan, 1997). En situaciones estáticas y dinámicas, se logra mayor activación de los músculos estabilizadores al colocar el raquis lumbar alineado, mientras en posición de hiperlordosis se reduce su nivel de activación, y aún más con una rectificación o inversión (McGill, 1991).

La rotación intervertebral es también muy frecuente en algunos ejercicios, como por ejemplo, en el ejercicio de remo con mancuerna. La técnica más aconsejable en este ejercicio, para conseguir un trabajo muscular adecuado sin generar un gran estrés de torsión, es apoyar el brazo contralateral en el banco, manteniendo una activación de la musculatura abdominal (*abdominal bracing*) que estabilice el raquis en su posición fisiológica, evitando en lo posible movimientos de rotación vertebral (McGill, 2001). Para ello es preciso seleccionar la carga adecuada a la capacidad de la musculatura y enseñar al ejecutante que el movimiento se realiza exclusivamente con el hombro.

RECOMENDACIONES PRÁCTICAS EN EL ENTRENAMIENTO CON CARGAS

1) Mantener el raquis lo más alineado posible, prestando especial atención a detectar y corregir posturas de flexión e hiperextensión intervertebral, ya que son frecuentes en la ejecución de gran parte de los ejercicios de acondicionamiento muscular.

2) Seleccionar adecuadamente las cargas a movilizar, que deben permitir la correcta disposición de las articulaciones.

3) Realizar los ejercicios a una velocidad lenta-moderada con inclusión de fases estáticas, ya que la carga raquídea aumenta significativamente con el aumento de la velocidad.

4) Trabajar la movilidad pélvica y escapular así como la extensibilidad isquiosural, como medios de control de las curvaturas raquídeas. Unos isquiosurales flexibles facilitarán una postura más alineada. El uso del espejo permitirá aumentar el control de la postura corporal al tener una información visual que suple la ausencia de control propioceptivo de las curvas del raquis, debido al déficit general de concienciación de la postura raquídea que presentan la mayoría de personas.

5) Controlar la posición del raquis cervical. La posición de la cabeza es muy importante, pero pasa desapercibida con frecuencia para el ejecutante y el técnico deportivo. El raquis cervical debe permanecer alineado durante la ejecución de los ejercicios.

6) Desarrollar la resistencia muscular de los estabilizadores del tronco, ya que se reduce el riesgo de repercusiones raquídeas y permite un buen control de la postura corporal (raquis lo más alineado posible), sobre todo en los ejercicios ejecutados en bipedestación, no sólo en la posición inicial, sino también durante todas las repeticiones realizadas.

7) Realizar un *abdominal bracing* para mantener el raquis alineado. El *abdominal bracing* consiste en una activación voluntaria de la musculatura abdominal y provoca un aumento de la rigidez raquídea y estabilidad.

REFERENCIAS

- Adams, M. A. & Dolan, P. (1995). Recent advances in lumbar spinal mechanics and their clinical significance. *Clinical Biomechanics, 10,* 3-19.
- Adams, M. A. & Dolan, P. (1997). Could sudden increases in physical activity cause degeneration of intervertebral discs? *The Lancet, 350,* 734-735.
- Andersson, E.A., Nilsson, J., Ma, Z., & Thorstensson, A. (1995). Abdominal and hip flexor muscle activation during various training exercises. *European Journal of Applied Physiology, 75,* 115-123.
- Andújar, P., Alonso, C., & Santonja, F. (1996). Tratamiento de la cortedad de isquiosurales. *Selección, 5,* 37-48.
- Axler, C. T. & McGill, S. M. (1997). Low back loads over a variety of abdominal exercises: searching for the safest abdominal challenge. *Medicine and Science in Sports and Exercise, 29,* 804-810.
- Bankoff, A. D. P., Moraes, A. C., Salve, M. G. C., Lopez, M. B. S., & Ferrarezi, M. P. S. (2000). Electromyographical study of the iliocostalis lumborum, longissimus thoracis and spinalis thoracis muscles in various positions and movements. *Electromyography and Clinical Neurophysiology, 40,* 345-349.
- Beach, T. A. C., Parkinson, R. J., Stothart, J. P., & Callaghan, J. P. (2005). Effects of prolonged sitting on the passive flexion stiffness of the in vivo lumbar spine. *The Spine Journal, 5,* 145-154.
- Brereton, L. C. & McGill, S. M. (1999). Effects of physical fatigue and cognitive challenges on the potential for low back injury. *Human Movement Science, 18,* 839-857.
- Callaghan, J. P. & Dunk, N. M. (2002). Examination of the flexion relaxation phenomenon in erector spinae muscles during short duration slumped sitting. *Clinical Biomechanics, 17,* 353-360.
- Callaghan, J. P. & McGill, S. M. (1995). Muscle activity and low back loads under external shear and compressive loading. *Spine, 20,* 992-998.
- Callaghan, J. P. & McGill, S. M. (2001a). Intervertebral disk herniation: Studies on a porcine model exposed to highly repetitive flexion/extension motion with compressive force. *Clinical Biomechanics, 16,* 28-37.
- Callaghan, J. P. & McGill, S. M. (2001b). Low back joint loading and kinematics during standing and unsupported sitting. *Ergonomics, 44,* 280-294.
- Callaghan, J. P., Gunning, J. L., & McGill, S. M. (1998). The relationship between lumbar spine load and muscle activity during extensor exercises. *Physical Theraphy, 87,* 8-18.
- Cholewicki, J. & McGill, S. M. (1996). Mechanical stability of the in vivo lumbar spine: implications for injury and chronic low back pain. *Clinical Biomechanics, 11,* 1-15.
- Cholewicki, J., Panjabi, M. M., & Khachatryan, A. (1997). Stabilizing function of trunk flexor-extensor muscles around a neutral spine posture. *Spine, 22,* 2207-2212.
- Congeni, J., McCulloch, J., & Swanson, K. (1997). Lumbar Spondylolisis. A study of natural progression in athletes. *American Journal of Sports Medicine, 25,* 248-253.

- Doers, T. M. & Kang, J. D. (1999). The biomechanics and biochemistry of disc degeneration. *Current Opinion in Orthopedics, 10*, 117-121.
- Dolan, K. J. & Green, A. (2006). Lumbar spine reposition sense: The effect of a ̀slouched ́posture. *Manual Therapy, 11*, 202-207.
- Dolan, P. & Adams, M. A. (1998). Repetitive lifting tasks fatigue the back muscles and increase the bending moment acting on the lumbar spine. *Journal of Biomechanics, 31*, 713-721.
- Green, J. P., Grenier, S. G., & McGill, S. M. (2002). Low back stiffness is altered with warm-up and bench rest: implications for athletes. *Medicine and Science in Sports and Exercise, 34*, 1076-1081.
- Gunning, J. L., Callaghan, J. P., & McGill, S. M. (2001). Spinal posture and prior loading history modulate compressive strength and type of failure in the spine: a biomechanical study using a porcine cervical spine model. *Clinical Biomechanics, 16*, 471-480.
- Hall, S. J. (1986). Mechanical contribution to lumbar stress injuries in females gymnasts. *Medicine and Science in Sports and Exercise, 18*, 599-602.
- Hellsing, A. L. (1988). Tightness of hamstring and psoas major muscles. A prospective study of back in young men during their military service. *Upsala Journal of Medical Sciences, 93*, 267-276.
- Ito, T., Shirado, O., Suzuki, H., Takahashi, M., Kaneda, K., & Strax, T. E. (1996). Lumbar trunk muscle endurance testing: an inexpensive alternative to a machine for evaluation. *Archives of Physical Medicine and Rehabilitation, 77*, 75-79.
- Juker, D., McGill, S. M., Kropf, P., & Steffen, T. (1998). Quantitative intramuscular myoelectric activity of lumbar portions of psoas and the abdominal wall during a wide variety of tasks. *Medicine and Science in Sports and Exercise, 30*, 301-310.
- Kavcic, N., Grenier, S., & McGill, S. M. (2004). Quantifying tissue loads and spine stability while performing commonly prescribed low back stabilization exercises. *Spine, 29*, 2319-2329.
- Kiefer, A., Shirazi-Adl, A., & Parnianpour, M. (1998). Synergy of the human spine in neutral postures. *European Spine Journal, 7*, 471-479.
- Lengsfeld, M., Frank, A., Van Deursen, D. L., & Griss, P. (2000). Lumbar spine curvature during office chair sitting. *Medical Engineering & Physics, 22*, 665-669.
- Levine, D. & Whittle, M. W. (1996). The effects of pelvic movement on lumbar lordosis in the standing position. *Journal of Orthopaedic and Sports Physical Therapy, 24*, 130-135.
- Liemohn, W. (2000). Amplitud de movimiento/flexibilidad. En: American College of Sports Medicine. *Manual de consulta para el control y la prescripción de ejercicio (pp. 331-339).* Barcelona: Paidotribo.
- López-Miñarro, P. A. (2003). Análisis de ejercicios de acondicionamiento muscular en salas de musculación. Incidencia sobre el raquis en el plano sagital. *Tesis doctoral.* Murcia: Universidad de Murcia.

- López-Miñarro, P. A., Rodríguez, P. L., & Santonja, F. (2006). Valoración de la disposición sagital del raquis en ejercicios musculares del tronco. *INDEref*, http://www.inderef.com/content/view/72/112/
- López-Miñarro, P. A., Rodríguez, P. L., Santonja, F. M. (2009a). Disposición sagital del raquis torácico al realizar el ejercicio de remo sentado con apoyo en el tórax. *Revista Española de Educación Física y Deportes, 12*, 79-87.
- López-Miñarro, P. A., Rodríguez, P. L., Santonja, F. M. (2009b). Posture of the thoracic spine during latissimus dorsi pulldown behind the neck position exercise in recreational weight lifters. *Gazzetta Medica Italiana, 168*, 347-352.
- López-Miñarro, P. A., Rodríguez, P. L., Santonja, F. M., & Yuste, J. L. (2008). Posture of thoracic spine during triceps-pushdown exercise. *Science & Sports, 23*, 183-185.
- López-Miñarro, P. A., Rodríguez, P. L., Santonja, F., Yuste, J. L., & García, A. (2007). Disposición sagittal del raquis en usuarios de salas de musculación. *Archivos de Medicina del Deporte, 122*, 435-441.
- López-Miñarro, P. A., Yuste, J. L., Rodríguez, P. L., Santonja, F., Sáinz de Baranda, P., & García, A. (2007). Disposición sagital del raquis lumbar y torácico en el ejercicio de curl de bíceps con barra en bipedestación. *Cultura, Ciencia y Deporte, 7*, 19-24.
- Mannion, A. F. (1999). Fibre type characteristics and function of the human paraspinal muscles: normal values and changes in association with low back pain. *Journal of Electromyography and Kinesiology, 9*, 363-377.
- Marras, W. S. (2003). Editorial. The case for cumulative trauma in low back disorders. *The Spine Journal, 3*, 177-179.
- McCarroll, J.R., Miller, J.M., & Ritter, M. A. (1986). Lumbar Spondylolisis and Spondylolisthesis in College football players. A prospective study. *American Journal of Sports Medicine, 14*, 404-406.
- McClure, P. W., Esola, M., Schreier, R., & Siegler, S. (1997). Kinematic analysis of lumbar and hip motion while rising from a forward, flexed position in patients with and without a history of low back pain. *Spine, 22*, 552-558.
- McGill, S. M. (1991). Kinetic potential of the lumbar trunk musculature about three orthogonal orthopaedic axes in extreme postures. *Spine, 16*, 809-815.
- McGill, S. M. (1997). Distribution of tissue loads in the low back during a variety of daily and rehabilitation tasks. *Journal of Rehabilitation Research and Development, 34*, 448-458.
- McGill, S. M. (1998). Low back exercises: evidence for improving exercise regimens. *Physical Therapy, 78*, 754-765.
- McGill, S. M. (1999). Stability: from biomechanical concept to chiropractic practice. The *Journal of the Canadian Chiropractic Association, 43*, 75-88.
- McGill, S. M. (2001). Low back stability: from formal description to issues for performance and rehabilitation. *Exercise Sport Science Review, 29*, 26-31.
- McGill, S. M. (2002). *Low back disorders. Evidence-Based prevention and rehabilitation*. Champaign: Human Kinetics.
- McGill, S. M. (2004). Ultimate back fitness and performance. Waterloo: Wabuno Pubishers.

- McGill, S. M., Hughson, R. L., & Parks, K. (2000). Changes in lumbar lordosis modify the role of the extensor muscles. *Clinical Biomechanics, 15,* 777-780.
- McGill, S. M., Juker, D., & Kropf, P. (1996). Quantitative intramuscular myoelectric activity of quadratus lumborum during a wide variety of tasks. *Clinical Biomechanics, 11,* 170-172.
- O'Sullivan, P.B., Twomey, L., & Allison, G. T. (1998). Altered abdominal muscle recruitment in patients with chronic back pain following a specific exercise intervention. *Journal of Orthopaedic and Sports Physical Therapy, 27,* 114-124.
- Potvin, J. R., McGill, S. M., & Norman, R. W. (1991). Trunk muscle and lumbar ligament contributions to dynamic lifts with varying degrees of trunk flexion. *Spine, 6,* 1099-1107.
- Santonja, F. (1997). Musculación en las desalineaciones del raquis. *Selección, 6,* 205-218.
- Sato, K., Kikuchi, S., & Yonezawa, T. (1999). In vivo intradiscal pressure measurement in healthy individuals and in patients with ongoing back problems. *Spine, 24,* 2468-2474.
- Shields, R. K. & Givens, D. (1997). An electromyographic comparison of abdominal muscle synergies during curl and double straight leg lowering exercises with control of the pelvic position. *Spine, 22,* 1873-1879.
- Shirado, O., Ito, T., Kaneda, K., & Strax, T. (1995). Flexion-relaxation phenomenon in the back muscles. *American Journal of Physical Medicine and Rehabilitation, 74,* 139-144.
- Shirazi-Adl, A., Ahmed, A. M., & Shrivastava, S. C. (1986). A finite element study of a lumbar motion segment subjected to pure sagittal plane moments. *Journal of Biomechanics, 19,* 331-350.
- Simunic, I., Broom, D., & Robertson, P. (2001). Biomechanical factors influencing nuclear disruption of the intervertebral disc. *Spine, 26,* 1223-1230.
- Snook, S. H., Webster, B. S., & McGorry, R. W. (2002). The reduction of chronic, nonspecific low back pain through the control of early morning lumbar flexion: 3 year follow up. *Journal of Occupational Rehabilitation, 12,* 13-19.
- Takahashi, I., Kikuchi, S. I., Sato, K., & Sato, N. (1996). Mechanical load of the lumbar spine during forward bending motion of the trunk-A biomechanical study. *Spine, 31,* 18-23.
- Verna, J. L., Mayer, J. M., Mooney, V., Pierra, E. A., Robertson, V. L., & Graves, J. E. (2002). Back extension endurance and strength. The effect of vriable-angle Roman Chair exercise training. *Spine, 27,* 1772-1777.
- Wilke, H. J., Neef, P., Caimi, M., Hoogland, T., & Claes, L. E. (1999). New in vivo measurements of pressures in the intervertebral disc in daily life. *Spine, 24,* 755-762.
- Wilke, H. J., Neef, P., Hinz, B., Seidel, H., & Claes, L. E. (2001). Intradiscal pressure together with anthropometric data - a data set for the validation of models. *Clinical Biomechanics, 1,* S111-S126.
- Wilson, S. E. & Granata, K. P. (2003). Reposition sense of lumbar curvature with flexed and asymmetric lifting postures. *Spine, 28,* 513-518.

Capítulo 5

NUEVAS TENDENCIAS EN EL ENTRENAMIENTO DE LA FLEXIBILIDAD EN SALA

Ana González Galo
Roque Gómez Espinosa de los Monteros
Jorge del Rosario Fernández Santos

INTRODUCCIÓN

Mora (2011), define la flexibilidad como la capacidad que permite realizar movimientos de gran amplitud. Es una cualidad involutiva, es decir, el individuo nace disponiendo de una gran flexibilidad y la ejercitación no se dirige a mejorarla, sino que sus objetivos van encaminados a mantener unos niveles óptimos, retardando sus pérdidas progresivas provocadas por la edad, la falta de ejercitación adecuada, tipos de trabajo, etc. Por su parte, Earle y Baechle (2008) consideran la flexibilidad como la capacidad de una articulación para moverse con libertad en toda su amplitud.

La flexibilidad juega un papel importante para todo aquel que se interesa por su condición física, una flexibilidad óptima supone una mejora de la movilidad articular y una reducción de las posibilidades de lesión.

Hay determinados factores que afectan a la flexibilidad. Por un lado, encontramos aquellos que no se alteran con el entrenamiento, como son: la estructura articular, la edad y el sexo. Sin embargo, hay otros factores que si se pueden ver modificados con el entrenamiento, como el tejido muscular y conjuntivo, la temperatura central, el nivel de actividad, la participación en un programa de entrenamiento resistido bien diseñado y, por supuesto, la participación en un programa de flexibilidad.

Existen diferentes métodos de entrenamiento que se utilizan para mantener o aumentar la flexibilidad. Los métodos que se utilizan normalmente son estiramientos balísticos, los estiramientos estáticos y las diferentes modalidades de facilitación neuromuscular propioceptiva. Sin embargo, en los últimos años están surgiendo nuevas tendencias del entrenamiento de la flexibilidad en las salas de fitness, de las cuales hablaremos a lo largo este capítulo.

MÉTODO PILATES

Concepto y origen del método Pilates

Siler (2010) define el método Pilates de tonificación corporal como un sistema único de ejercicios de estiramientos y fortalecimiento desarrollado por Joseph Pilates hace más de noventa años. Refuerza y tonifica los músculos, mejora la postura, aporta flexibilidad y equilibrio, unifica mente y cuerpo, y crea una figura más estilizada. Joseph Hubertus Pilates nació cerca de Alemania en 1880. Fue un niño débil y enfermizo que sufría de asma y fiebres reumáticas, lo que le llevó a centrarse en el estudio del cuerpo humano, con el objetivo de alcanzar una condición física y mental fuerte, sana y equilibrada. Gracias a su constancia y determinación consiguió tonificar su propio cuerpo, a los catorce años posaba como modelo anatómico y practicaba diferentes deportes, gracias a la buena salud que tenía y a unas cualidades físicas envidiables.

Al estallar la Primera Guerra Mundial, Pilates fue hecho prisionero. Basándose en el hombre de la Grecia clásica, el estudio de los movimientos de las personas y los animales y en el yoga, elaboró una serie de rutinas de ejercicios en el suelo que demandaban equilibrio, flexibilidad, fuerza, agilidad y concentración para realizarlas correctamente. Durante el tiempo que estuvo detenido, puso en práctica estos ejercicios con él mismo y con otros prisioneros, curiosamente, ninguno de los individuos que practicaban estos ejercicios murió en la gran epidemia que azotó a cientos de ingleses en 1918.

El éxito de su entrenamiento físico llamó la atención de los alemanes, que le encomendaron el entrenamiento de la policía secreta de Alemania. Pilates decidió rechazar la oferta, debido a que no compartía los ideales del movimiento político alemán; por ello, se vio obligado a abandonar su país y emigrar a los Estados Unidos. En el viaje conoció a su mujer, Clara, con la que fundó el primer estudio de Pilates en Nueva

York. Junto a ella creó un sinfín de ejercicios y rutinas que fueron modelando y perfeccionando poco a poco.

El método Pilates alcanzó un gran éxito en los Estados Unidos, sobre todo entre los bailarines, ya que encontraron un método de recuperarse de sus lesiones con mayor velocidad y rapidez. En las últimas décadas, el método Pilates se ha comenzado a practicar en los mejores centros de Fitness de Estados Unidos, ahora se está implantando en muchos lugares de Europa y, poco a poco, también en España.

Principios del método Pilates

En ningún momento podemos olvidar que la corrección postural y el uso de la respiración son la base sobre la que se asienta el método Pilates. También debemos tener en cuenta la parte teórica, aunque parezca menos importante, ya que gracias a ella construimos el trabajo diario y podemos evolucionar sólidamente. El método Pilates va acompañado de un entrenamiento de concentración y precisión, que es, si no más, al menos igual de interesante.

A continuación vamos a desarrollar y analizar los seis principios fundamentales en los que se basa el método Pilates, y que debemos tener presentes en la realización de cada uno de los ejercicios.

- *Concentración.*

La concentración, como trabajo de la mente, permite visualizar el paso siguiente durante la realización de los ejercicios, posibilitando un trabajo anatómico y continuado a la vez que ágil y correcto. El método Pilates requiere una clara concentración para lograr el trabajo coordinado de mente y cuerpo. Mantener la atención en la ejecución de cada ejercicio es fundamental para activar el músculo o cadena muscular adecuada en la realización de dicho movimiento.

- *Control.*

Todos los movimientos que realicemos deben ser controlados adecuadamente por la mente. El control es fundamental para que los músculos trabajen correctamente y evitar brusquedades, vicios y malos hábitos que puedan lesionar y perjudicar al sujeto. Los efectos beneficiosos del método sólo se conseguirán introduciendo una serie de rutinas totalmente válidas y garantizadas.

- *Centro.*

El cuerpo humano tiene una parte que Pilates bautizó como "centro de energía" o "powerhouse", que comprende pelvis, abdomen, glúteos y espalda, y que, para este método, constituye un centro neurálgico y fundamental para la realización de la mayor parte de los movimientos. Que se fortalezca este centro y que sea el origen de todo movimiento que se quiere realizar ya sea con el tronco o con las extremidades es establecido por Pilates como principio fundamental. Los músculos asociados a él soportan la columna, los órganos internos y mantienen la postura, estabilizan el torso y permiten el estiramiento y alargamiento del cuerpo de la forma más adecuada y con menor gasto de energía.

- *Fluidez.*

Los movimientos que se realizan en el método Pilates deben ejecutarse con fluidez y naturalidad. Para Pilates, la fluidez va de dentro hacia fuera, desde un centro fuerte hacia un exterior libre y por ello fluido. Se trata de movimientos dinámicos y secuenciales, propios de una actuación global del cuerpo. Es necesario dejar de lado los movimientos rápidos y bruscos, o aislados e inconexos, y sustituirlos por ejercicios más lentos y ágiles, propios de una cadena donde cada eslabón fluye libremente, pero sin dejar de pertenecer a la misma.

-*Precisión.*

El entrenamiento de cada ejercicio debe realizarse con el máximo esmero, concentrándose y controlando cada área de nuestro cuerpo implicada en la realización del mismo para así asimilar mentalmente el ejercicio de forma totalmente correcta. Para Pilates cada movimiento tiene un propósito, por lo que se insiste en la necesidad de conseguir la exactitud en la ejecución del mismo para alcanzar ese propósito.

- *Respiración.*

La coordinación de la respiración con el movimiento es otro principio básico necesario. La respiración, en el caso del método Pilates, se realiza de forma diferente a como se hace en la gimnasia habitual: la mayoría de los ejercicios se inician con una inspiración antes del movimiento y se exhala el aire cuando se hace el mismo. Así se consigue hacer el movimiento más controlado y es más fácil y seguro mantener la postura correcta del tronco y de las extremidades.

Llevar a cabo una respiración relajada, suave y correcta es esencial para conseguir la relajación del cuerpo y la mente y liberarse del estrés, gracias a la limpieza del torrente sanguíneo y al aumento de la oxigenación y la capacidad respiratoria. Para ello, es necesario llevar a cabo un ritm de inspiraciones y espiraciones completas y coordinadas con la ejecución de cada ejercicio, efectuadas siempre de forma lenta y armónica.

Niveles de técnica en los diferentes ejercicios propuestos por el Método Pilates

Dentro del método propuesto por Joseph Pilates, existen varios niveles referentes a la dificultad de ejecución, el nivel de complejidad, y de la condición física y control corporal que se requiera. No debemos realizar todos los ejercicios, siendo conveniente optar por los que creamos que son más adecuados para complementar el nivel de forma física de cada persona.

A continuación, vamos a exponerlos explicando los aspectos que les caracterizan.

Nivel Principiante

Estos ejercicios constituyen una introducción al trabajo del método y deberán ser muy practicados durante las primeras semanas, o durante el tiempo que creamos necesario para que nuestro cuerpo mecanice los principios básicos del método. El objetivo de dichos ejercicios es introducir al cuerpo en los movimientos de trabajo de una forma segura y eficaz. Es fundamental identificar los músculos de la mansión del poder y fortalecerlos para que faciliten la ejecución de otros movimientos más complicados que se realizarán más adelante.

Es importante no exceder nunca nuestros límites a la hora de realizar los ejercicios ni sentir dolor. Muchos ejercicios tienen la misma base de principiante y sobre ello, se complican aspectos como tener menores puntos de apoyo o realizar un fuerte trabajo de oposición.

Nivel Intermedio

En este nivel es muy importante realizar un trabajo de repetición de los ejercicios básicos para ir mejorando en su ejecución, ser consciente de los movimientos realizados, llegando a obtener fluidez y concentración en todo el ejercicio.

Constituye un paso más en cuanto a la necesidad de control postural, equilibrio, contracción de la musculatura de la mansión de poder, respiración, etc. Tanto este tipo de ejercicios como los de principiante, es muy importante que sean realizados con el acompañamiento de un profesional que pueda corregir aspectos técnicos, siendo necesaria la correcta adquisición de estos conocimientos para establecer una base sólida sobre la que aumentar la complejidad posteriormente.

Nivel Avanzado

Los ejercicios pertenecientes a este nivel están pensados para alumnos que ya tiene un control sobre los aspectos más básicos, siendo adaptaciones de los más realizados con pequeños cambios técnicos que lo hacen aumentar su complejidad.

Deben realizarse con la misma precaución y control que el resto de trabajo. El hecho de haber avanzado este nivel de ejecución superior no evita que se pueda llegar a producir alguna lesión. Es necesario trabajar siempre desde la contracción de la mansión del poder y escuchando a nuestro cuerpo en todo momento.

Nivel Muy Avanzado

Estos ejercicios suponen el último paso a trabajar cuando el alumno o practicante desea avanzar al máximo y realizar un entrenamiento realmente de alta intensidad ya que se consideran de una gran dificultad.

Se hace un mayor hincapié en el equilibrio, el trabajo con resistencias, la mejora de la flexibilidad y, sobre todo, el control postural ya que este tipo de ejercicios pueden entrañar riesgo de lesión por mayor estrés articular.

Recursos utilizados en los ejercicios del Método Pilates

Una vez que se ha llevado a cabo un trabajo constante del Método Pilates suelo, es el momento de profundizar más en los ejercicios realizando distintas variaciones y ejercicios complementarios con implementos para desarrollar un trabajo más completo y adaptado a las diferentes necesidades individuales.

Fernández, Moral y Paredes (2008), diferencian entre toda la gama de ejercicios con implementos estableciendo la siguiente clasificación dividida en cuatro grupos:

- Resistencias elásticas (flexband, xertube, circle o círculo mágico).

- Superficies inestables (fitball, bosu, foam roller, disco, pinkie ball, rodillo, etc.).

- Elementos para crear un apoyo o para restringir un plano (pica, body bar).

- Cargas externas (mancuerna, balón medicinal, body bar, etc.).

Dentro de todos los implementos propuestos, existiría otro tipo de clasificación en función de cuál sea la utilización que le da cada tipo de población. Quizás, el fitball y la flexband son los implementos más sencillos de utilizar y más fáciles de adquirir por el usuario, pudiendo encontrarse normalmente en todas las instalaciones deportivas y salas de fitness en la actualidad.

Continuaremos con una descripción mayor de algunos de los implementos utilizados en el desarrollo del Método Pilates. También destacaríamos la práctica del pilates máquinas, que suele llevarse a cabo cuando ya se ha obtenido un mayor dominio y control de la técnica con los otros implementos.

Colchoneta

La colchoneta es el elemento básico utilizado por el alumno de este método, a través del cual hacemos accesible el Pilates a todas las personas y el material más sencillo de utilización en sala, en casa, si viajamos, etc.

Normalmente, se recomienda utilizar una toalla pequeña para colocar sobre la colchoneta. Dicho material funciona como aislante del suelo para mantener al cuerpo en una buena temperatura además de realizar los ejercicios sobre una superficie más confortable. La colchoneta no debe tener un grosor excesivo para no hundirnos e influir negativamente en la posición de ejecución. Los ejercicios sobre la colchoneta pueden realizarse desde tendido supino, prono o lateral.

Mancuernas

Los ejercicios del método Pilates realizados en bipedespación pueden realizarse con o sin pesos en las manos (se recomienda no utilizar nunca pesas de más de un kilogramo).

Fitball

Con este material es necesario un mayor trabajo de estabilización que tumbado en el suelo puesto que el fitball es una superficie inestable con movimiento en todos los planos. Dicha inestabilidad ofrecida por el fitball depende de la presión que tenga el balón. Cuanto más hinchado esté, el sujeto se encuentra más inestable, y, al contrario, cuando menos presión tenga, nos creará mayor estabilidad. A la hora de trabajar con el fitball es necesario adecuar el tamaño del balón a la estatura de la persona.

Cuando realizamos los movimientos con el fitball, los músculos estabilizadores dinámicos tienen que trabajar más para mantener la posición óptima, sobre todo a nivel de la columna y los miembros inferiores. Este implemento facilita la posibilidad de comprender las bases biomecánicas de Pilates, siendo más consciente de la colocación postural, pero también, puede utilizarse para realizar ejercicios variados y motivantes de mayor dificultad.

Flexband

Cuando nos referimos a flexband, estamos haciendo alusión a las bandas de resistencia elástica. Éstas generan mayor tensión cuanto tienen mayor longitud, variando la carga en función de la capacidad de elasticidad que tenga. Las bandas elásticas suelen tener tres niveles de grosor y resistencia representados a través de diferentes colores: suave, medio y duro. Dependiendo del tipo de ejercicio, de la condición física del sujeto y del objetivo a perseguir será más apropiada una u otra, siendo la más versátil la de resistencia media.

Criterios para la organización y realización de una sesión de Pilates con diferentes grupos de población

El Método Pilates puede ser practicado por todo el mundo, desde personas jóvenes hasta adultas, deportistas, sedentarias, con discapacidad, etc. Esta técnica está recomendada por fisioterapeutas y la suelen combinar con otras técnicas para atender a sus pacientes y practicarlo durante el proceso de rehabilitación de aquellas personas que han sufrido alguna lesión.

Cuando se lleva a cabo el desarrollo de un programa de entrenamiento a través del Método Pilates, ya sea como actividad dirigida a un grupo de alumnos o como entrenamiento personal, siempre debemos añadir variedad en los ejercicios propuestos mediante la inclusión de los diferentes implementos.

Una sesión de Pilates debe guardar un equilibrio entre la variedad justa y necesaria para realizar un trabajo motivante y que llegue a las diversas necesidades de los alumnos asistentes, sin llegar a convertirse en un fluir de muchos ejercicios sin sentido y sin incidir en el entrenamiento y desarrollo de los ejercicios durante el tiempo necesario. Debemos respetar una linealidad y coherencia en la sesión y no modificar excesivamente la posición en la que trabajaremos, eligiendo cada vez algunos recursos con los que contamos.

La introducción de los implementos en el Método Pilates debe ser progresiva y sin perder de vista la importancia del conocimiento de las diversas características técnicas y la condición física de cada uno de ellos.

Es aconsejable que en las clases dirigidas se utilicen uno o dos implementos por sesión. De esta manera, la organización de la clase será más sencilla. En un entrenamiento personal sin embargo, se pueden elegir más de dos implementos para una misma sesión, aportando variedad a la misma. En principio no es apropiado pensar que existen mejores o peores implementos, o de mayor o menor dificultad de utilización, siendo la tarea del profesional la utilización de todas las herramientas que están a la disposición del Método Pilates en función del tipo de persona que sea, del momento en el que se encuentre y el objetivo a trabajar que se persiga. Se pueden dar orientaciones sobre lo que se considera más adecuado para la aplicación de los ejercicios en diferentes tipos de población, pero, por encima de todo, debe primar el criterio del profesional que debe determinar qué ejercicios incluir.

Fichas de ejercicios

Vasculación pelvis (Nivel Principiante)
• Posición inicial: Desde sentado con espalda recta, mirada al frente, planta de los pies en el suelo y manos sobre las rodillas. • Inhalar y al expulsar el aire, vascular la pelvis mirando al ombligo. • Inhalar y volver a posición inicial. • Repetir la secuencia de 3-5 veces.

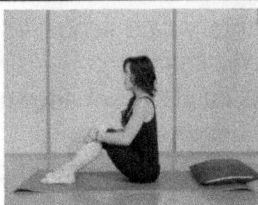 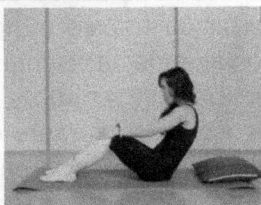 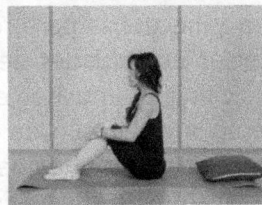

Figura 1.	Figura 2.	Figura 3.

Aspectos a tener en cuenta:
No realizar una flexión excesiva del cuello.

Flexión abdominal (Nivel Principiante)
• Posición inicial: Tendido supino, con flexión de rodillas, mirada a la diagonal y brazos en escuadra agarrando colchoneta. • Inhalar y al expulsar el aire, contraer musculatura abdominal y despegar cabeza y hombros del suelo. Mantener mirada a la altura del ombligo. • Inhalar y volver a posición inicial, sin dejar de contraer la musculatura, teniendo la zona lumbar en continuo contacto con la colchoneta. • Repetir la secuencia de 5 veces.

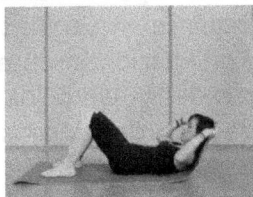 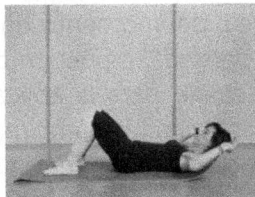 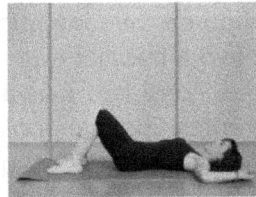

Figura 4.	Figura 5.	Figura 6.

Aspectos a tener en cuenta:
No ejercer tensión con el cuello, realizando el trabajo con la zona abdominal exclusivamente.
Colocar las escápulas unidas entre sí sin elevar hombros.

Elevación pierna recta (Nivel Intermedio)

- Posición inicial: Tendido supino, con flexión de rodillas, mirada a la diagonal y codos extendidos con brazos paralelos al cuerpo.
- Inhalar y al expulsar el aire, elevar la pierna a la vertical con rodilla en extensión.
- Inhalar bajando la pierna, teniendo como límite la pérdida del contacto de las lumbares de la colchoneta.
- Expulsar el aire mientras elevo la pierna a la posición inicial.
- Repetir la secuencia de 3-5 veces con una pierna. Realizar las mismas repeticiones con la otra pierna.

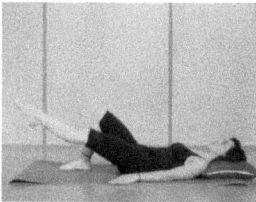 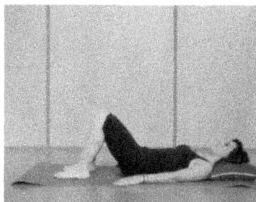 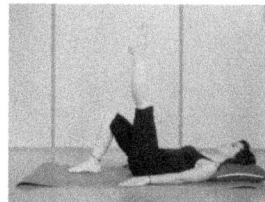

Figura 7.　　　　　　　Figura 8.　　　　　　　Figura 9.

Aspectos a tener en cuenta:
La importancia de mantener la posición correcta está por encima de bajar la pierna al máximo.

Oblicuos (Nivel Intermedio)

- Posición inicial: Tendido supino, mirada a la diagonal, con piernas y rodillas a 90°, extensión de codos y brazos paralelos al cuerpo.
- Inhalar y al expulsar el aire, llevar las piernas hacia un lado.
- Inhalar y volver a posición inicial, realizando el mismo procedimiento hacia el otro lado.
- Repetir la secuencia de 3-5 veces, completando el ciclo hacia los dos lados.

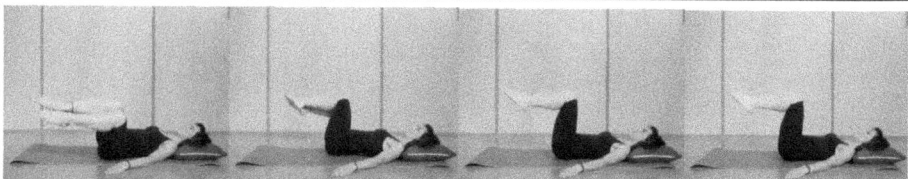

Figura 10.　　　　　Figura 11.　　　　　Figura 12.　　　　　Figura 13.

Aspectos a tener en cuenta:
Mantener las piernas unidas y no elevar las caderas de manera excesiva de la colchoneta.

101

Tirabuzón (Nivel Avanzado)

- Posición inicial: Tendido supino, mirada a la diagonal, con piernas y rodillas a 90°, extensión de codos y brazos paralelos al cuerpo.
- Inhalar y al expulsar el aire, llevar las piernas hacia un lado y extender las rodillas hacia la diagonal.
- Inhalar, flexionar rodillas y volver a posición inicial, realizando el mismo procedimiento hacia el otro lado.
- Repetir la secuencia de 3-5 veces.

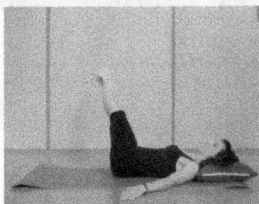 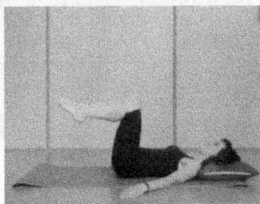 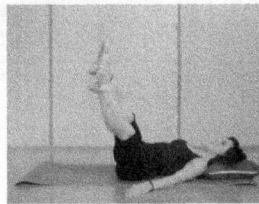

| Figura 14. | Figura 15. | Figura 16. |

Aspectos a tener en cuenta:

No dejar de contraer en todo momento la musculatura de la mansión del poder o "powerhouse".

Preparación Natación (Nivel Principiante)

- Posición inicial: Tendido prono, con piernas paralelas un poco abiertas, rodillas extendidas, manos en la frente, mirada al suelo.
- Inhalar y al expulsar el aire elevo los antebrazos separándolos de la colchoneta.
- Inhalar manteniendo posición y expulsar el aire bajando a posición inicial.
- Repetir la secuencia de 3-5 veces.

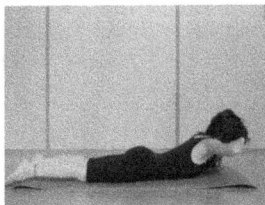 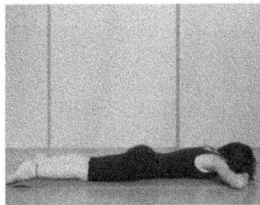

| Figura 17. | Figura 18. |

Aspectos a tener en cuenta:

Mantener en todo momento la mirada al suelo, sin romper la linealidad de las cervicales con respecto a la columna vertebral. Las manos están constantemente en contacto con la frente y subo hasta la primera costilla flotante.

Rotación de columna sobre fitball (Nivel Principiante)

- Posición inicial: Sentado sobre el fitball, con pies apoyados en el suelo, y codos extendidos, brazos hacia la horizontal donde pueda ver las puntas de los dedos, mirada al frente.
- Inhalar y al expulsar el aire, girar todo el cuerpo en bloque hacia un lado.
- Inhalar, volver a posición inicial y expulsar el aire hacia el otro lado.
- Repetir la secuencia de 3-5 veces.

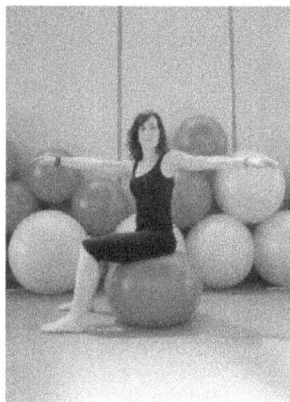 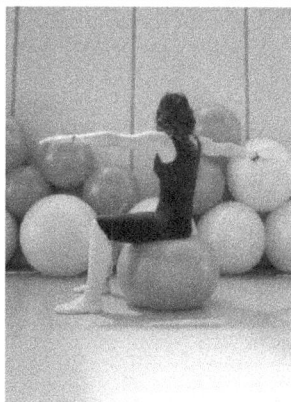

Figura 19.   Figura 20

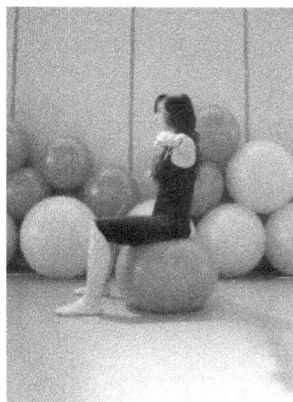

Figura 21.

Aspectos a tener en cuenta:

Mantener los brazos alineados. El movimiento del cuello debe acompañar al de toda la columna vertebral. Cuidado con los desequilibrios sobre el fitball, teniendo que mantener la contracción abdominal en todo momento.

Oblicuos sobre fitball (Nivel Intermedio)

- Posición inicial: Sentado sobre el fitball, con pies apoyados en el suelo, y codos extendidos, brazos juntos al frente, mirada al frente.
- Inhalar y vascular la pelvis realizando anteversión de cadera. Al expulsar el aire, separo una mano marcando una línea imaginaria hacia abajo y atrás.
- Inhalar, volver a posición inicial y expulsar el aire con el mismo movimiento hacia el otro lado.
- Repetir la secuencia de 3-5 veces.

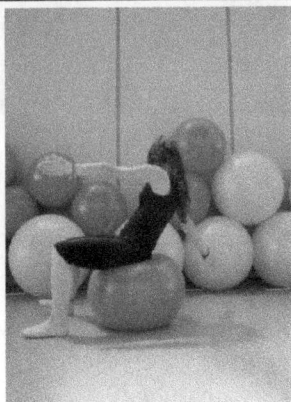 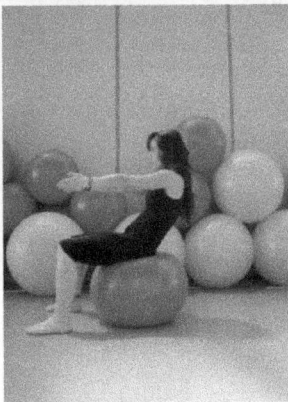

Figura 22.　　　　Figura 23.

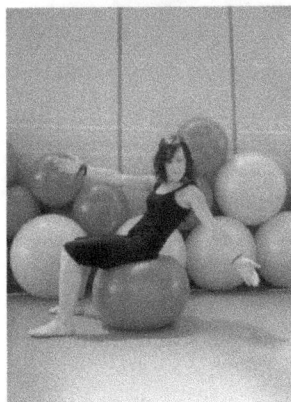 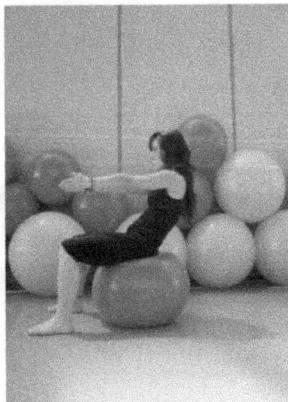

Figura 24.　　　　Figura 25.

Aspectos a tener en cuenta:

Importante seguir el recorrido de la mano con la mirada. Al llegar a la posición inicial no perder la vasculación de la cadera y la contracción abdominal.

Aductores y desplazamiento brazos fitball (Nivel Principiante)

- Posición inicial: Tendido supino, mirada hacia la diagonal, codos extendidos con brazos paralelos al cuerpo y fitball entre las piernas.
- Inhalar y al expulsar el aire, presionar el fitball con las piernas.
- Inhalar, recoger fitball con las manos y expulsar el aire manteniendo la posición.
- Inhalar llevando el fitball hacia la cabeza con codos extendidos. Expulsar el aire mientras regreso a posición inicial.
- Repetir la secuencia de 3-5 veces.

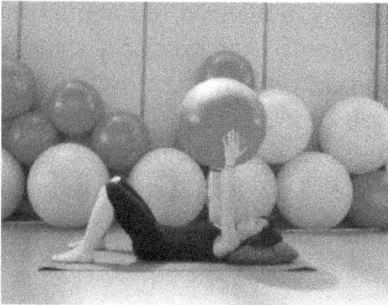

Figura 26.

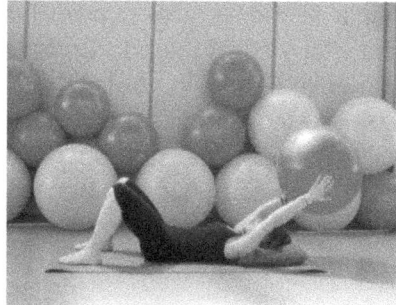

Figura 27.

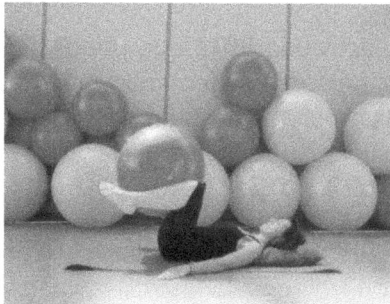

Figura 28.

Aspectos a tener en cuenta:

No encoger hombros y unir las escápulas. No llevar el fitball extremadamente hacia detrás.

A continuación presentaremos, de forma resumida, otras novedosas tendencias relacionadas con el trabajo de la flexibilidad que son actuales en el mundo del entrenamiento en las salas de fitness.

YOGA

Origen y base del Yoga

Aunque la práctica de esta técnica de desarrollo corporal viene desarrollándose desde hace muchos años, cada vez está tomando más fuerza en ciertas poblaciones especialmente. Ante el estrés y las prisas de una sociedad en la que el tiempo corre en nuestra contra, el sosiego y la tranquilidad que aporta esta práctica se hace totalmente necesaria y beneficiosa para nuestra salud física y psíquica. El yoga busca proporcionar a la mente y al cuerpo bienestar y equilibrio, aumentando su fuerza vital y consiguiendo un funcionamiento más preciso y saludable. Según Calle (2009), el yoga se compone de procedimientos físicos, psíquicos y psicosomáticos, todos ellos de gran alcance, y, sin embargo, sencillos y asequibles que pueden ejecutarse por cualquier tipo de persona. El yoga comenzó a exponer la evidente conexión que existe entre la mente y el cuerpo, y como uno influye tanto positiva como negativamente en el otro.

Variantes dentro del Yoga

El yoga es una actividad física que puede ser practicada por personas adultas activas, personas sedentarias, mayores, niños e, incluso, es recomendado para las mujeres en periodo de embarazo por el equilibrio que proporcionan las posiciones y ejercicios respiratorios realizados.

Encontramos algunas técnicas básicas y genéricas dentro del yoga:

- *Pranayama*: ejercicios de respiración que ayudan a regular el *prana* y produce bienestar y sosiego.

- *Asanas*: posiciones estáticas que ayudan a la meditación y a la mejora de todo el funcionamiento del cuerpo.

El trabajo de la flexibilidad en Yoga

Los ejercicios propuestos en la técnica del yoga ayudan a desarrollar numerosos aspectos beneficiosos para la mejora de la condición física del sujeto practicante. Entre ellos, permite aumentar la tonificación de los músculos, equilibran el sistema nervioso, favorecen el inmunológico, armonizan el endocrino, activan la circulación a órganos y tejidos, etc. Por otra parte, que es la que nos interesa en este caso, moviliza la espina dorsal en todas las direcciones para mantenerla flexible y resistente, además de realizar estiramientos completos con participación de todos los músculos para evitar su rigidez y entumecimiento.

Tipos de estiramientos (Activo, Pasivo, Estático, Dinámico, Balístico, FNP)

En el entrenamiento de la flexibilidad existen varios métodos que se emplean para mantener o aumentar esta capacidad física. Para los autores Earle y Baechle (2008), aunque no resulta tan corriente como otros métodos de entrenamiento de la flexibilidad, los estiramientos dinámicos están ganando cada vez más adeptos y defensores de que dicha técnica es la más apropiada y debería ser la más extendida. La flexibilidad dinámica reproduce de forma más parecida los movimientos propios de las actividades diarias, haciendo hincapié en movimientos funcionales, y también relacionados con los patrones motores de los diferentes deportes.

REFERENCIAS

- Calle, R. (2009). *Yoga para el mundo de hoy.* Barcelona: Sirio.
- Earle, R. y Baechle, T. (2008). *Manual National Strength and Conditioning Association. Fundamentos del entrenamiento personal.* Badalona: Paidotribo.
- Fernández, R., Moral, S. y Paredes, P. (2008). *Manual de Pilates suelo con implementos.* Badalona: Paidotribo.
- Herman, E. (2007). *Pilates con accesorios. Rodillo, Banda elástica, Círculo mágico, Pelota.* Badalona: Paidotribo.
- Jiménez, A. (2007). *Entrenamiento Personal. Bases, fundamentos y aplicaciones.* Barcelona: INDE.
- Mora, J. (2011). *Indicaciones y sugerencias para el desarrollo de la flexibilidad. Colección: Educación física 12, 14 años.* Cádiz: Diputación de Cádiz, Servicio de deportes.
- Siler, B. (2010). *El método Pilates. La Guía más Moderna de Desarrollo Muscular, Estiramiento y Tonificación Corporal para Practicar en Casa... y sin Aparatos.* Barcelona: Oniro.

Bloque III

INNOVACIÓN EN CENTROS DE FITNESS

Capítulo 6

NUEVAS TECNOLOGÍAS APLICADAS A CENTROS DE FITNESS: ENTRENAMIENTO CON PLATAFORMAS VIBRATORIAS

Moisés de Hoyo Lora
Luis Carrasco Páez
Borja Sañudo Corrales
Marzo E. Da Silva-Grigoletto

INTRODUCCIÓN

Las vibraciones, entendidas como una perturbación originada en punto y transmitida a través de un cuerpo, están presentes de forma constante en nuestra vida. Efectivamente, el viento, la actividad humana, el tráfico, las construcciones, el oleaje del mar, las condiciones meteorológicas, etc., son factores que pueden perturbar continuamente el estado de reposo de los cuerpos, originando una vibración que se transmite a través de éstos hasta que finalmente es mitigada.

En el cuerpo humano este fenómeno es más frecuente de lo que creemos. Durante la marcha, las fuerzas de reacción originadas por el suelo sobre el pie de una persona tras el contacto del talón puede alcanzar un valor máximo de unas tres veces el peso del cuerpo en un tiempo de 10 a 30 ms (Wakeling y Nigg, 2001a; Cardinale y Bosco, 2003), lo que origina vibraciones con frecuencias que oscilan entre los 10 y los 20 Hz (Wakeling y Nigg, 2001a). En todas las actividades deportivas nuestro cuerpo interactúa con el medio externo y con las fuerzas aplicadas externamente, induciendo vibraciones y oscilaciones dentro de los tejidos corporales. Estas vibraciones pueden estar relacionadas con el impacto de una parte del cuerpo o derivar de los implementos deportivos que están en contacto con el cuerpo al chocar con un objeto. Ejemplos de este fenómeno son los efectos que se experimentan a través de la pierna cuando el talón golpea el suelo durante un salto de altura, o el impacto de choque que se produce cuando una raqueta golpea una pelota.

Las primeras investigaciones centradas en los efectos de las vibraciones sobre el cuerpo humano fueron realizadas desde la perspectiva de la medicina del trabajo y la ergonomía, considerando éstos como muy perjudiciales para la salud (Cardinale y Wakeling, 2005). Bajo este punto de vista, distintas investigaciones han acometido el estudio de los efectos adversos derivados de la exposición prolongada a las vibraciones en el ámbito del trabajo. Sin embargo, recientes estudios han demostrado que la aplicación de estímulos vibratorios, bajo unas determinadas condiciones, produce efectos positivos para el organismo. Así, los efectos sobre diversos parámetros relacionados con la eficacia muscular han sido estudiados con ejercicios y equipos especialmente diseñados (Bosco et al., 1999a; Bosco et al., 2000; Cardinale y Bosco, 2003; Delecluse, Roelants y Verschueren, 2003; Roelants et al., 2004a,b; Verschueren et al., 2004) y, en particular, aquellos efectos de las vibraciones mecánicas de cuerpo entero (*Whole Body Vibration;* WBV), los cuales han sido analizados utilizando plataformas capaces de producir vibraciones sinusoidales (Cardinale y Wakeling, 2005).

Sin entrar en detalles, el estímulo vibratorio (EV) supone para los músculos un aumento de la carga gravitatoria que éstos han de soportar (Cardinale y Bosco, 2003), produciéndose en el organismo adaptaciones de diversa índole que pretenden hacer frente a la nueva situación. Se trata de una respuesta defensiva del sistema muscular ante los estímulos que se le presentan. La activación muscular que se produce pretende aumentar su rigidez (*stifness*), para así absorber una mayor cantidad de energía vibratoria, de forma similar a como sucede en la carrera (Wakeling y Nigg 2001b), asociándose esta activación a la del *"reflejo tónico vibratorio"* (TVR), de manera que se produce una contracción muscular refleja (Hagbarth y Eklund, 1965).

Dichos beneficios potenciales de las vibraciones sobre la respuesta muscular fueron estudiados y presentados por primera vez en el trabajo de Nazarov y Spivak (1985). Los gimnastas rusos que participaron en dicho estudio fueron sometidos a un entrenamiento gimnástico combinado con vibraciones. Según estos autores la vibración podía incrementar la fuerza de cinco a seis veces más que el entrenamiento con métodos tradicionales. A partir de este momento se empezaron a desarrollar multitud de estudios científicos para corroborar los sorprendentes resultados.

Hoy día, el entrenamiento vibratorio despierta gran interés en el campo de la fisiología y la medicina del deporte, realizándose cada vez más investigaciones y trabajos de revisión con el fin de describir rigurosamente esta forma de ejercicio (Cardinale y Bosco, 2003; Cardinale y Wakeling, 2005; Jordan et al., 2005; Issurin, 2005; Nordlund y Thorstensson, 2007; Rehn et al., 2007; Prisby et al., 2008). De la misma forma, también existe un notable interés por determinar si existe un beneficio del EV más generalizado, como puede ser el bienestar del día a día (Da Silva-Grigoletto et al., 2006). Así, en los últimos años su uso se ha extendido al campo clínico, de forma que personas mayores (Verschueren et al, 2004; Bruyere et al., 2005), enfermos coronarios (Van Ness et al., 2004), lesionados medulares (Gianutsos et al., 2001), sujetos expuestos a prolongados períodos de reposo total en cama (Blottner et al., 2006) e incluso pacientes con lumbalgias crónicas (Rittweger et al., 2002a) se han beneficiado del tratamiento mediante vibraciones. Se ha pasado pues, a investigar los efectos potenciales en otras áreas que atañen a la salud y la calidad de vida.

En el presente capítulo se expondrán en primer lugar las bases neurofisiológicas subyacentes al entrenamiento vibratorio. A continuación se analizarán de forma pormenorizada los parámetros fundamentales de dosificación y, por último, se presentarán algunos de los efectos más significativos a asociados al entrenamiento vibratorio, basándonos en los hallazgos derivados de investigaciones científicas realizadas hasta el momento.

BASES NEUROFISIOLÓGICAS ASOCIADAS AL ENTRENAMIENTO VIBRATORIO

Son diversos los estudios que han sugerido que la activación de los músculos por medio de las vibraciones puede inducir mejoras en la fuerza y en la potencia similares a las observadas con el entrenamiento tradicional de fuerza (Bosco et al., 1998; Bosco et al., 1999a,b). La similitud del efecto está probablemente relacionada con las características de la carga impuesta por las vibraciones que, como ocurre con los ejercicios tradicionales de fuerza y en la pliometría, aumenta la carga gravitacional impuesta sobre el sistema neuromuscular (Cardinale y Bosco, 2003). De esta forma, en los distintos trabajos que han utilizado las vibraciones como medio para la mejora de la fuerza se han generado aumentos de la carga gravitatoria de hasta 15g (Bosco et al., 1998; Bosco et al., 1999a,b; Bosco et al., 2000; Torvinen et al., 2002a,b; Da Silva-

Grigoletto et al., 2006), mostrando ganancias en los diferentes parámetros de fuerza medidos.

El ejercicio vibratorio impone una situación de hipergravedad debido a la altas aceleraciones (Issurin et al., 1994; Bosco et al., 1998; Bosco et al., 1999a,b; Issurin y Tenenbaum, 1999; Bosco et al., 2000; Torvinen et al., 2002a,b). La acción mecánica de las vibraciones produce cambios rápidos y cortos en la longitud del complejo músculo-tendinoso. Esta perturbación es detectada por los receptores sensoriales que modulan la rigidez muscular a través de una contracción muscular refleja tratando así de amortiguar la transmisión de las ondas vibratorias, siendo los husos musculares los principales propioceptores estimulados (figura 1).

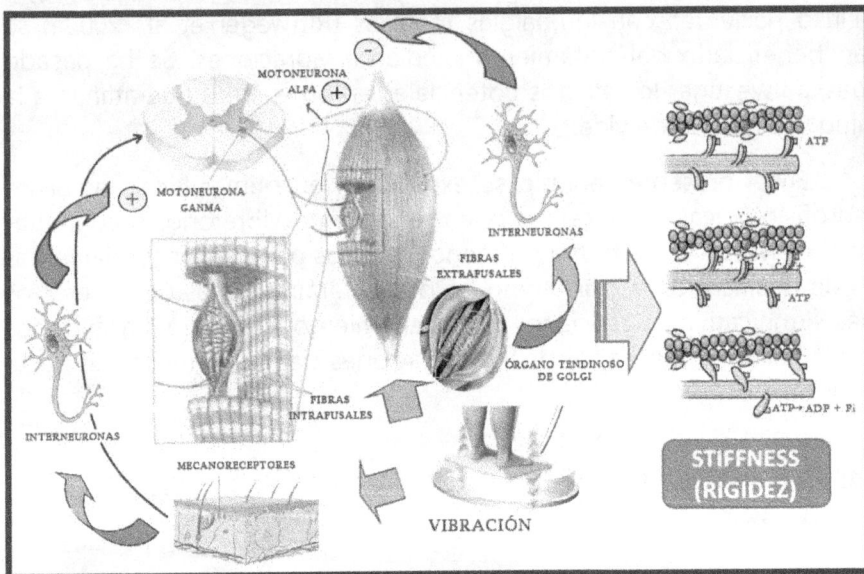

FIGURA 1. *Diagrama esquemático que ilustra la regulación de la actividad muscular durante el estímulo vibratorio. El cambio rápido en la longitud del músculo y la rotación causada por la vibración dispara la actividad de las motoneuronas alfa y gamma con objeto de modular la actividad muscular.*

La deformación de los tejidos blandos causada por las vibraciones es capaz de activar los husos musculares teniendo como resultado la activación del bucle reflejo. Por lo tanto, el influjo excitatorio durante la estimulación vibratoria está principalmente relacionado con la activación refleja de la motoneurona alfa (Cardinale y Bosco, 2003). Como muestra de este fenómeno suele observarse un aumento en la actividad electromiográfica (EMG) durante el EV con valores superiores a los observados durante la actividad muscular voluntaria (Cardinale y Bosco,

2003). En este sentido, Bosco et al. (1999b) encontraron que la respuesta EMG del músculo bíceps braquial de los boxeadores estudiados fue un 200% mayor en el ejercicio con una pesa que vibraba en comparación con el movimiento voluntario de flexión del brazo con una carga igual al 5% de su masa corporal. Sin embargo, la vibración no sólo es percibida por los husos neuromusculares, sino que también se transmite a través de la piel, las articulaciones, y las terminaciones secundarias (Ribot-Ciscar, Vedel y Roll, 1989). Por tanto, tras la aplicación de un estímulo vibratorio, local o de cuerpo entero, estas estructuras sensoriales pueden facilitar la actividad del sistema gamma y aumentar la sensibilidad de las terminaciones primarias. Como resultado, las motoneuronas gamma mantienen alongada la parte central de los husos musculares, haciendo que éstos sean más sensibles. Ello mejora la eficiencia del sistema neuromuscular una vez que el estímulo ha cesado (García-Artero, 2006).

Al mismo tiempo, la vibración parece inhibir la activación de los músculos antagonistas a través de las neuronas inhibitorias Ia, originando una modificación de la coordinación intermuscular conducente a una disminución de la fuerza de frenado en torno a las articulaciones estimuladas por las vibraciones (Cardinale y Bosco, 2003). Así, se ha demostrado que altas frecuencias (60-150 Hz) aplicadas directamente sobre el tendón suponen una excitación de las fibras aferentes Ia del músculo y Ib del tendón, causando una inhibición de la musculatura antagonista (Marsden, Meadows y Hodgson, 1969; Bongiovanni, et al. 1990).

Por otro lado, diversos estudios señalan que el efecto del EV parece no limitarse únicamente a las estructuras medulares que dirigen el nivel reflejo de los movimientos (García-Artero, 2006). El aumento de los potenciales motores (Siggelkow et al., 1999), junto con el aumento de la frecuencia de la señal EMG tras una exposición prolongada, sugieren un estado de notable excitabilidad de la corteza motora (Rittweger et al., 2000; Rittweger et al., 2003). De esta forma, parece que la corteza primaria y la corteza secundaria somato-sensorial, junto con el área motora complementaria, constituyen la unidad central de procesamiento de señales aferentes (Naito et al., 2000). Luego el estímulo vibratorio influye en el estado excitatorio de las estructuras periféricas y centrales, lo que podría facilitar los movimientos voluntarios posteriores. Ello provocaría un reclutamiento predominante de fibras musculares tipo II, quizás debido a un descenso del umbral de descarga de estas unidades motrices grandes, en comparación con el umbral elevado que suelen presentar en la activación voluntaria (Romaiguere, Vedel y Pagni, 1993).

La consecuencia de todo ello es que la aplicación del estímulo vibratorio produce un estado de mayor eficiencia neuromuscular (Bosco et al., 1999b; Bosco et al., 2000) que permite aumentar el rendimiento en los movimientos voluntarios. Es probable que los mayores niveles de fuerza después de las vibraciones se deban a una mejora tanto de la extensión del TVR como del estado excitatorio de la zona somatosensorial. Sin embargo, las pruebas actuales, no permiten una explicación de las adaptaciones neurales que acompañan a una sesión con vibración (Cardinale y Bosco, 2003).

Esta explicación propuesta es la más extendida y repetida en las diferentes investigaciones. Sin embargo, la conexión existente entre los primeros experimentos de Eklund y Hagbart (1966), que permitieron desarrollar la teoría del TVR y las WBV, es frágil, muy pocas veces discutida y nunca demostrada (Nordlund y Thorstensson, 2007). En los primeros estudios que sentaron las bases de este fenómeno, las vibraciones de alta frecuencia se aplicaron directamente sobre el tendón, lo que produjo una contracción del músculo estimulado y la relajación de los antagonistas (Hagbarth y Eklund, 1965; Mester et al., 2001). Cuando trabajamos con WBV, la frecuencia que se utiliza es considerablemente menor y se aplica a distancia, normalmente a través de los pies (Nordlund y Thorstensson, 2007). Además, debemos tener en cuenta que la magnitud de las oscilaciones desciende a medida que la vibración asciende por el cuerpo (Yue y Mester, 2002). Además, cuando Eklund y Hagbarth (1966) realizaron sus trabajos, sólo estimularon el tendón y, hay que tener en cuenta que con las WBV que se utilizan en la actualidad, tanto los tendones como los músculos son estimulados simultáneamente. Por lo tanto, la respuesta ocasionada puede muy bien ser una superposición de varios mecanismos que estimulan los distintos receptores (Nordlund y Thorstensson, 2007). Por otro lado, es necesario considerar que estudios realizados posteriormente, en los que las vibraciones se aplicaron directamente sobre un tendón, mostraron una disminución en la activación muscular cuando la exposición a la vibración se prolongó durante más de 30 s (Bongiovanni et al., 1990; Ribot-Ciscar et al., 1998; Shinohara, 2005). Recordemos que esta duración es frecuentemente utilizada en el caso de las WBV. Asimismo, otros experimentos realizados con vibraciones aplicadas directamente sobre el vientre muscular mostraron una disminución en la actividad muscular (Bongiovanni et al., 1990; Ribot-Ciscar et al., 1998), lo cual no se considera a menudo cuando se describen los efectos del entrenamiento vibratorio. La disminución en la activación puede ser debida a una reducción de la frecuencia de disparo de las fibras Ia, inducida por la disminución en la frecuencia de disparo del huso muscular (Ribot-Ciscar et al., 1998), a un aumento de la inhibición presináptica (Hultborn et al., 1987) o a una disminución de la liberación de neurotransmisores causada por una depresión de la postactivación homosináptica (Curtis y Eccles, 1960; Hultborn et al., 1996; Nordlund, Thorstensson y Cresswell, 2004). Además, las vibraciones aplicadas tanto sobre un músculo como sobre su tendón, no sólo excitan a las motoneuronas asociadas a éste, sino que también inhiben las motoneuronas de los músculos antagonistas a nivel medular, a través del fenómeno conocido como inhibición recíproca (Crone y Nielsen, 1994). El resultado de la aplicación de WBV, con respecto al nivel de activación durante la exposición es, por tanto, difícil de predecir.

Además, debemos tener en cuenta que la participación del TVR durante el entrenamiento con WBV todavía no se ha demostrado experimentalmente, por lo que hay que ser cautos a la hora indicar su influencia como mecanismo determinante sobre la respuesta positiva observada en el rendimiento muscular (Mester et al., 2001; Nordlund y Thorstensson, 2007). En este sentido, autores como Nordlund y Thorstensson (2007) critican la tendencia de explicar los resultados positivos de las vibraciones sobre el rendimiento muscular en base a la intervención directa del TVR.

Bajo esta consideraciones presentadas hasta el momento, debemos indicar que, en los últimos tiempos, la respuesta muscular asociada a las WBV se está vinculando con el fenómeno de potenciación postactivación (PPA) (Cardinale y Bosco, 2003; Bazzet-Jones et al., 2008; Cochrane et al., 2010). La PPA se asocia habitualmente a una contracción de intensidad máxima o submáxima, la cual da como resultado una mejora de la respuesta muscular posterior (Tillin y Bishop, 2009). Los mecanismos que regulan dicho fenómeno están relacionados con la fosforilación de las cadenas ligeras de la miosina reguladora (RLC), el incremento del reclutamiento de motoneuronas y un posible cambio en el ángulo de pennación. Sin embargo, una estimulación previa podría provocar también fatiga, siendo el balance entre PPA-fatiga el que determine la respuesta posterior en una actividad que no suponga la movilización de una carga elevada (Sale, 2002).

Así pues, la fosforilación de la RLC potencia las contracciones posteriores al alterar la estructura de la cabeza de miosina y alejarla de la columna vertebral del filamento grueso. Igualmente, la interacción actina-miosina se hace más sensible al Ca^{2+} mioplasmático. En consecuencia, la fosforilación de la RLC tiene su mayor efecto en situaciones donde existen bajas concentraciones de Ca^{2+}, como es el caso de una contracción tetánica de baja frecuencia (Tillin y Bishop, 2009). En este sentido, Stuart et al. (1988) encontraron un incremento significativo del contenido de fosfato de RLC en el VL ($p<0.01$), y una potenciación significativa de la tensión generada por los extensores de rodilla después de una contracción máxima isométrica (MVC) de 10 s de duración.

En lo referente al incremento en el reclutamiento de unidades motoras de gran tamaño, diversos estudios realizados con animales han mostrado cómo tras una MVC se produce una elevación de la transmisión de potenciales de excitación a través de las uniones sinápticas en la médula espinal. Dicho estado puede permanecer incluso varios minutos después de la contracción (Gullich y Schmidtbleicher, 1996), dando como resultado un aumento de los potenciales post-sinápticos durante la actividad posterior (Gossard et al., 1994). Así pues, parece que se producen una serie de respuestas encaminadas a disminuir el fracaso de la transmisión nerviosa durante la actividad posterior. Éstas incluyen un aumento en la cantidad del neurotransmisor liberado, un incremento de la eficacia del neurotransmisor, o una reducción en el fracaso de la ramificación axonal a lo largo de las fibras nerviosas aferentes (Enoka, 2002). En humanos, diversos estudios han examinado los efectos de una contracción sobre el reclutamiento posterior de motoneuronas (Gullich y Schmidtbleicher, 1996; Trimble y Harp, 1998). Dos patrones de onda EMG se miden durante esta técnica. La onda "M" refleja la actividad derivada de una sola contracción del músculo estimulado eléctricamente, y el reflejo "H" es un patrón de onda resultante de la puesta en marcha de un reflejo monosináptico activado como consecuencia de la estimulación eléctrica para el mismo músculo (Holtermann et al., 2007). Expresando la amplitud de la onda del reflejo "H" con respecto a la amplitud de la onda "M" se obtiene una proporción indicativa de la excitabilidad de la motoneurona (Holtermann et al., 2007). Un incremento en el reflejo H después de una contracción puede ser representativo de un descenso del fallo de transmisión en las uniones sinápticas, suponiendo, al mismo tiempo, un incremento en el reclutamiento de motoneuronas. Con objeto de analizar esta respuesta tras un entrenamiento con WBV (60 s a 40 Hz y 2-4 mm), Armstrong et al. (2008) analizaron el reflejo "H" en el músculo sóleo tras la estimulación del nervio tibial. Todos los sujetos experimentaron tras el primer minuto una depresión del reflejo, estableciéndose un tiempo de recuperación del mismo entre 3 y 30 minutos, por lo que dicha intervención fue suficiente para generar fatiga y no una PPA.

Por otro lado, también hay autores que abogan por la influencia del ángulo de pennación sobre la PPA. Éste refleja la orientación de las fibras musculares en relación al tendón y resto de estructuras conectivas (Folland y Williams, 2007). Dicho ángulo va a influir en la fuerza que se transmite a los tendones y a los huesos (Fukunaga et al., 1997; Folland y Williams, 2007), de forma que, pequeños ángulos suponen una ventaja mecánica en lo referente a dicha transmisión de fuerza. De esta forma, Mahlfeld, Franke y Awiszus (2004) midieron el ángulo de pennación en el VL antes y después de una MVC de 3 s, observando entre los 3 y 6 minutos posteriores un descenso significativo de éste con respecto a la situación pre-test (14.4° vs 16.2°, respectivamente).

Como se ha podido verificar, está bien documentado que el ejercicio de alta intensidad y corta duración pone en marcha el fenómeno de PPA (Gourgoulis et al., 2003; Clark et al., 2006), manifestándose una mejora de la funcionalidad a posteriori, lo cual puede ocurrir también con las WBV (Cochrane et al., 2010). De hecho, Bosco et al. (2000) encontraron una disminución relativa de la actividad EMG en el músculo cuádriceps (Q) tras una sesión con WBV asociada a un aumento de la potencia desarrollada. Dicho hallazgo podría sugerir la posible participación de factores no neurológicos relacionados con la PPA, ya que ésta permite una mejora de la fuerza durante la ejecución de tareas de tipo explosivo (Sale, 2002).

En base a lo expuesto hasta ahora, podemos afirmar que existen cuestiones por resolver en cuanto a la explicación del por qué se producen ganancias importantes de fuerza tras una exposición a WBV. Aún así, la posible explicación teórica planteada hasta el momento puede ser cierta cuando analizamos los efectos agudos, pero, ¿cómo se producen entonces las adaptaciones a largo plazo?

Para que se produzca un supuesto aumento del nivel de fuerza tras un programa de entrenamiento con WBV, éstas tienen que causar una activación a largo plazo de los músculos agonistas y/o reducir cualquier exceso de activación de los antagonistas, es decir, mejorar la coordinación (Nordlund y Thorstensson, 2007). Otra posibilidad teórica sería que un aumento de la activación durante cada sesión podría causar un incremento de la carga sobre los músculos agonistas y, por tanto, inducir adaptaciones locales, como por ejemplo, hipertrofia muscular, o un aumento de la "calidad" de la tensión que genera dicho músculo (Nordlund y Thorstensson, 2007). Sin embargo, un efecto hipotético sobre la fuerza mediado por una activación submáxima del músculo durante la exposición a vibraciones y el posterior aumento de la masa

muscular, parece poco probable, principalmente debido a la carga relativamente baja que es impuesta sobre la unidad músculo-tendinosa
(Nordlund y Thorstensson, 2007).

En definitiva, aunque existen diversas teorías que intentan explicar
los efectos asociados a las WBV, todavía no existe una fundamentación
teórica clara y concluyente sobre cómo el paso del EV a través del cuerpo puede provocar las diferentes respuestas que serán analizadas en los
siguientes apartados.

METODOLOGÍA DE ENTRENAMIENTO CON PLATAFORMAS VIBRATORIAS

La metodología de entrenamiento con vibración incluye, por un
lado, las características de la vibración y, por otro, el protocolo del ejercicio. Entre las primeras es necesario definir el método utilizado en la
aplicación del EV, la frecuencia, el desplazamiento pico a pico, la magnitud o aceleración y la duración de la exposición a la misma (Cordo et al.,
1995; Luo, McNamara y Moran 2005).

En relación al método de transmisión del estímulo, al revisar la literatura observamos que se distingue entre dos formas diferentes de
aplicación de la vibración sobre el cuerpo humano: directa e indirecta.
En la primera, la vibración se aplica directamente sobre el músculo o el
tendón que es entrenado (Bongiovanni et al., 1990; Jackson y Turner,
2003; Humprhries et al., 2004) por una unidad de vibración que se aplica
con la mano (Curry y Clelland, 1981; Bongiovanni et al., 1990) o que está
fijada a un soporte externo (Jackson y Turner, 2003; Humprhries et al.,
2004). Así, por ejemplo, durante el entrenamiento del bíceps braquial, el
brazo del sujeto es sometido a vibración mientras hace el ejercicio de
curl. En el segundo método, al músculo que es entrenado, la vibración
se le transmite desde una fuente que vibra lejos de éste, normalmente a
través de una plataforma (Delecluse et al., 2003; Issurin et al., 1994). La
vibración se transmite de la plataforma a través de la zona más distal de
las extremidades inferiores (Delecluse et al., 2003; Torvinen et al.,
2002a,b). Este método es el que hemos definido anteriormente como
"entrenamiento vibratorio de cuerpo entero" o WBV. La diferencia fundamental entre ambos viene dada por la magnitud de la vibración original que alcanza al músculo que quiere entrenarse. Con la vibración
directa, dicha magnitud no difiere notablemente de los valores pretendidos; en contraste, con la vibración indirectamente aplicada, ésta puede ser atenuada de una manera no lineal por los tejidos durante la

transmisión de la vibración hacia el músculo a entrenar (Mester et al., 1999). A pesar de ello, en la actualidad, la gran mayoría de los estudios se desarrollan utilizando WBV con dos tipos de plataformas fundamentalmente, aquellas que producen una vibración vertical o las que giran en torno a un eje central. En el primer caso, la amplitud o el desplazamiento pico a pico dependerá de la distancia de desplazamiento vertical de la plataforma, mientras que en el segundo caso, ésta dependerá de la distancia entre los pies y el eje central. En la figura 2 se puede observar una representación de los dos dispositivos más utilizados para la transmisión de vibraciones mecánicas en la actualidad.

En lo referente al protocolo de entrenamiento, éste debería incluir la posición o el tipo de ejercicio realizado sobre la plataforma, la intensidad y el volumen de entrenamiento, el número y duración de los periodos de descanso y la frecuencia del entrenamiento. Sin embargo, hasta ahora, no existe ningún conjunto de directrices para los ejercicios con WBV, por lo que los investigadores han utilizado protocolos muy diferentes (Bosco et al., 2000). Cabe mencionar que, actualmente, los efectos de los diferentes parámetros de carga asociados a las vibraciones no son del todo conocidos. Esto se refleja en la amplia gama de frecuencias, desplazamientos pico a pico y duraciones de exposición utilizadas en las diferentes investigaciones científicas, ya que, según recoge Jordan et al. (2005) en su revisión, en los diferentes estudios analizados se investigaron los efectos derivados de protocolos que utilizaban gamas de frecuencia que oscilaban entre los 25 y los 44 Hz y desplazamientos pico a pico que variaban entre los 2 y los 10 mm.

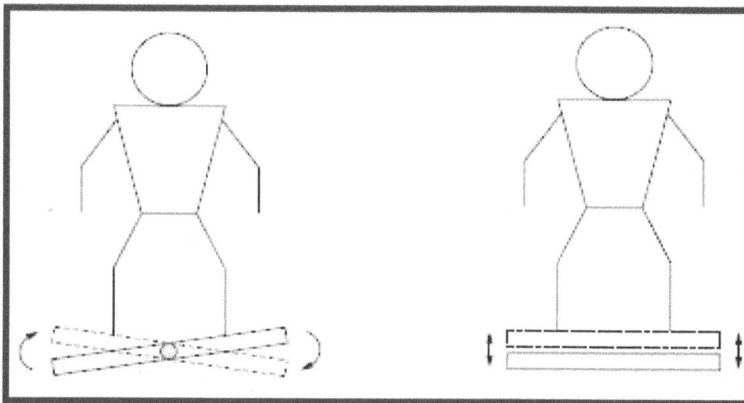

FIGURA 2. *Diferentes tipos de plataformas vibratorias. A la izquierda un ejemplo de plataforma que vibra alrededor de un eje y a la derecha un ejemplo de vibración vertical (tomado de Cardinale y Wakeling, 2005).*

La variabilidad en los protocolos utilizados por los diferentes investigadores puede ser la razón más importante por la que existe la inconsistencia de los resultados que se presentan en la literatura científica. La tabla 1 ofrece un breve resumen de algunas de las diferencias en los protocolos utilizados en los diferentes trabajos que se pueden encontrar en la literatura científica relacionada con exposiciones agudas.

Tabla 1. *Comparación de las características del estímulo vibratorio utilizado/aplicado en diferentes investigaciones.*

AUTORES	FRECUEN-CIA (Hz)	AMPLI-TUD (mm)	PLATAFOR-MA / TIPO DE VIBRACIÓN	POSICIÓN / MOVIMIEN-TO	MOMENTO DE LA MEDICIÓN	DURACIÓN / RECUPERA-CIÓN
Bosco et al. (1999a)	26	10	GALILEO 2000 Vibración rotacional	Squat isométrico con 1 pierna	Inmediato	10 x 1 min / 1 min de recuperación
Bosco et al. (2000)	26	4	NEMES Vibración vertical	Squat isométrico	Inmediato	10 x 1 min / 1 min de recuperación
Rittweger et al. (2000)	26	(a=15·g)	GALILEO 2000 Vibración rotacional	Squat isométrico con peso adicional	Inmediato	Continuo hasta la fatiga
Torvinen et al. (2002a)	25-30-35-40	2	GALILEO 2000 Vibración rotacional	Squat en movimiento multiposiciones	2 y 50 min después de la intervención	4 min
De Ruiter et al. (2003)	30	8	GALILEO 2000 Vibración rotacional	Squat isométrico	1.5, 30, 60 y 180 min después de la intervención	5 x 1 min / 1 min de recuperación
Cochrane y Stannard (2005)	26	6	GALILEO Vibración rotacional	6 posiciones diferentes isométricas y dinámicas	Inmediato	5 min
Da Silva-Grigoletto et al. (2006)	20-30-40	4	NEMES Vibración vertical	Sin especificar	5 min después de la intervención	6 x 1 min / 2 min de recuperación
Erskine et al. (2007)	30	4	NEMES Vibración vertical	Squat isométrico	Inmediato, 1 h, 2 h y 24 h.	10 x 1 min / 1 min de recuperación
McBride et al. (2009)	30	3,5	----------	Squat isométrico	Inmediato, 8 min y 16 min	3 x 30 s bilateral + 3 x 30 s cada pierna / 1 min de recuperación

A continuación analizaremos de forma más pormenorizada aquellos parámetros vibratorios más relevantes:

Frecuencia

Entre los parámetros que se pueden regular se encuentra la frecuencia, entendiéndose ésta como el número de ciclos por unidad de tiempo y midiéndose en hertzios (Hz). Cardinale y Bosco (2003) nos indican que está ampliamente demostrado que aquellas vibraciones que parecen provocar efectos beneficiosos en el organismo se caracterizan por utilizar frecuencias moderadas, que varían entre los 15 y 44 Hz. En cualquier caso, algo que sí debemos tener en cuenta es que la respuesta biológica es altamente dependiente de la frecuencia de la vibración (Griffin, 1996; Martin y Park, 1997).

Diversos estudios señalan que la frecuencia con la que se consigue una mayor respuesta EMG es la de 30 Hz (Cormie et al., 2006; Da Silva Grigoleto et al., 2006). Así, por ejemplo, Da Silva-Grigoletto et al. (2006) analizaron los efectos de tres frecuencias diferentes (20, 30 y 40 Hz) con un desplazamiento pico a pico fijo de 4 mm sobre la capacidad de salto y la potencia, encontrando que la frecuencia con la que se obtenían mejores resultados era la de 30 Hz. Por su parte, Cardinale y Lim (2003a) muestran en su estudio los efectos agudos con diferentes frecuencias de vibración (20 y 40 Hz) en sujetos sedentarios. La reducción en el salto vertical observada después de 5 minutos de vibración con una frecuencia de 40 Hz está en consonancia con investigaciones previas, en las que se observó un empeoramiento agudo de la función neuromuscular después del ejercicio con WBV (Torvinen et al. 2002a; Rittweger et al., 2000; De Ruiter et al., 2003). Estos estudios mostraron un reducción significativa en el salto vertical (Torvinen et al., 2002a) y en la fuerza máxima en extensión de rodilla (De Ruiter et al., 2003) tras el ejercicio con WBV con un protocolo similar. Sin embargo, aplicando baja frecuencia (20Hz) se produjo un aumento agudo de la función neuromuscular medida a través del salto vertical (Cardinale y Lim, 2003a). En la misma línea, Cardinale y Lim (2003b) reflejaron en su trabajo realizado con jugadoras de voleibol, que una frecuencia de 30 Hz (10 mm) era la que mayor respuesta EMG provocaba en comparación con 40 Hz y 50 Hz, siendo las diferencias encontradas estadísticamente significativas tan sólo al comparar la frecuencias de 30 y 50 Hz. Por su parte, Ronnestand (2009), en un estudio de similares características a los anteriores, comprobó los efectos de tres frecuencias de estimulación (20, 35 y 50 Hz) sobre el salto desde posición de squat (SJ) y el salto con contra-movimiento (CMJ), tanto en sujetos entrenados como no entrenados. En este caso los resultados mostraron, para el SJ, un incremento significativo de la potencia desarrollada sólo para la frecuencia de 50 Hz, mientras que para el CMJ, las modificaciones experimentadas no fueron significativas en ninguna de las frecuencias estudiadas.

Por otro lado, como se desprende de los últimos meta-análisis realizados por Marín et al. (2010a,b), hay que tener presente que en los diferentes estudios considerados una modificación de la frecuencia a lo largo del proceso de entrenamiento supuso mayores beneficios respecto de aquellos en los que se mantuvo constante.

Por último, es necesario considerar que cada sujeto puede responder de forma diferente al entrenamiento vibratorio ante diferentes frecuencias (Wilcock et al., 2009). Por ello, lo más adecuado es realizar un análisis EMG individual durante y después de un trabajo con WBV con objeto de poder determinar la frecuencia óptima de cada sujeto, ya que así ayudaremos a optimizar el entrenamiento (Wilcock et al., 2009).

Desplazamiento pico a pico

Se entiende por desplazamiento pico a pico la distancia existente entre ambos extremos de cada ciclo vibratorio. Ésta se mide en milímetros (mm). Es necesario aclarar al respecto, que hasta hace poco tiempo, la bibliografía hacía referencia a este parámetro como "amplitud", entendiéndose ésta como la mitad de dicho desplazamiento máximo de la onda vibratoria. Sin embargo, puesto que aunque en la mayoría de las investigaciones realizadas hasta la fecha se ha venido manejando el concepto de amplitud para definir dicho parámetro, se ha optado por utilizar el primero en el presente documento, ya que, como nos indica Wilcock et al. (2009), ha existido un error conceptual en la gran parte de los documentos escritos, puesto que la mayoría de los dispositivos utilizados por los investigadores permiten regular el desplazamiento pico a pico, si bien, a la hora de indicar el valor de dicho parámetro en la literatura se ha hablado de amplitud. Así pues, para evitar errores conceptuales, en el presente documento siempre se nombrará este parámetro como desplazamiento pico a pico.

En relación a éste, autores como Cardinale y Bosco (2003) indican que la mayor parte de los estudios que han presentado resultados positivos tras el uso de vibraciones mecánicas utilizaron desplazamientos pico a pico pequeños, los cuales variaban entre 3 y 10 mm.

Hasta la fecha son pocos los estudios realizados que intenten conocer cómo afectan las variaciones en el desplazamiento a una frecuencia invariable. Un artículo con especial relevancia en relación al efecto de este parámetro sobre la respuesta del organismo a las WBV es el realizado por Cardinale et al. (2006), quienes relacionaron dicho parámetro con la respuesta hormonal. En dicho estudio nueve adultos jóvenes activos, fueron sometidos aleatoriamente a tres sesiones de entrenamiento con las siguientes condiciones: 20 exposiciones de 1 minuto, sin vibración (control), con WBV a 30 Hz y 1.5 mm y a 30 Hz y 3 mm. Las mediciones realizadas tras las 10 exposiciones, al final del protocolo y 24 h después de la intervención no mostraron diferencias significativas entre la situación control y las experimentales tanto en la T como en el factor de crecimiento insulínico (IGF-1). Los resultados, muestran, por tanto, que desplazamientos pequeños no provocan una respuesta de estrés importante. Más recientemente, Marín et al. (2009) han mostrado cómo con una frecuencia de 30 Hz, la mayor respuesta EMG sobre el vasto lateral (VL) y el gastrocnemio medial (GM) se produjo con un desplazamiento pico a pico de 4 mm frente a 2 mm.

Resumiendo, podemos indicar que la mayor parte de los estudios realizados hasta el momento utilizan una franja de desplazamientos que oscilan entre los 1 y 8 mm (Bosco et al., 2000; de Ruiter et al., 2003; Delecluse et al., 2003; Kerschan-Schindl et al., 2001; Rittweger et al., 2002a,b; Roelants et al., 2004a,b; Torvinen et al., 2002a,b; Torvinen et al., 2003; Verschueren et al., 2004; Cardinale et al., 2006; Da Silva-Grigoletto et al., 2006; Bazzet-Jones et al., 2008; Marín et al., 2009), si bien, hay que tener en cuenta que los desplazamientos muy pequeños no suelen provocar una respuesta positiva asociada.

Aceleración

La magnitud o aceleración es un parámetro derivado de la frecuencia y la amplitud o mitad del desplazamiento pico a pico, midiéndose en este caso en m/s^2 (Luo et al., 2005). Cardinale y Bosco (2003) nos indican que está ampliamente demostrado que aquellas vibraciones que parecen provocar efectos beneficiosos en el organismo se caracterizan por utilizar una aceleración que varía en un rango de 3.5 a 15·g, donde g es la fuerza gravitatoria, es decir, $9.81 m/s^2$. Igualmente, Cardinale y Wakeling (2005) indican en su trabajo de revisión que la aceleración máxima que se suele utilizar en el entrenamiento con vibraciones es de 15·g.

Con objeto de conocer la aceleración óptima de entrenamiento, Bazett-Jones et al. (2008) sometieron a 58 sujetos no entrenados (40 hombres y 18 mujeres) a varios protocolos de forma randomizada. Los autores analizaron los efectos de diferentes aceleraciones sobre el CMJ, de forma que conformaron cinco grupos: 1·g (Control: 0 Hz, 0 mm); 2.16·g (E1: 30 Hz, 2-4 mm); 2.80·g (E2: 40 Hz, 2-4 mm); 4.87·g (E3: 35 Hz, 4-6 mm); 5.83·g (E4: 50 Hz, 4-6 mm). Los resultados obtenidos no mostraron diferencias significativas en el grupo de los hombres con ninguna de las aceleraciones utilizadas. En cambio, en el grupo de las mujeres, los datos mostraron un incremento significativo con las aceleraciones de 2.80·g (9%) y 5.83·g (8.3%). Según los autores, es posible que en las mujeres la carga utilizada fue suficiente para provocar una respuesta muscular positiva, mientras que en los hombres ésta fuera insuficiente (Bazett-Jones et al., 2008).

Como hemos comentado, la máxima aceleración ($a_{máx}$) de la plataforma depende de la amplitud (A) y de la frecuencia (f), aumentando cuando se incrementan dichos parámetros (Roelants et al., 2004b). Debido a que el movimiento de la plataforma es sinusoidal, la $a_{máx}$ se calcula según Lorenzen et al. (2009), atendiendo a la siguiente fórmula:

$$a_{máx} = A * (2\pi f)^2$$

En base a ésta, para los mismos datos del ejemplo anterior, la $a_{máx}$ sería igual a 7.2·g. Con esta aceleración nos encontraríamos dentro de la franja de precaución propuesta por la norma ISO 2631-1 (ISO 2631-1, 1997) en el ámbito laboral.

Posición sobre la plataforma

Habitualmente, la posición adoptada sobre la plataforma para la realización de los diferentes estudios es aquella en la que el sujeto está sobre el dispositivo con los pies colocados en una posición equidistante del centro de la plataforma cuando ésta es vertical o a ambos lados del eje central cuando es oscilatoria. De esta forma, mantiene una posición isométrica constante, o bien realiza un ejercicio dinámico, con o sin carga adicional, mientras que las oscilaciones de la plataforma producen una fuerza de reacción vertical sobre ambos pies, dando lugar a la alternancia repetida de contracciones de tipo excéntrico-concéntrico (Ritweger et al., 2001). Por razones de seguridad se suele recomendar que la posición adoptada no sea extendida en bipedestación, sino que se realice una ligera flexión de rodillas que limite la transmisión de vibraciones hacia la espalda, lo que podría ocasionar molestias, daño o incluso patologías y, sobre todo, para evitar que éstas lleguen a la cabeza (Cardinale y Rittweger, 2006; Liphard, 2008; Abercromby et al., 2007a). Igualmente, también se pueden transmitir las vibraciones al cuerpo mientras se está sentado, acostado sobre la superficie vibrante, o adoptando una gran variedad de posiciones que focalizan el estímulo sobre uno u otro segmento corporal (Griffin, 1996), si bien, es necesario disminuir, en la medida de lo posible, las vibraciones que se transmiten a la cabeza con objeto de evitar efectos secundarios adversos no deseados (Abercromby et al., 2008).

Por tanto, la posición adoptada sobre la plataforma también es importante, ya que determina en gran medida la musculatura que soporta la mayor parte de la vibración. El ángulo de flexión de las articulaciones es una variable que influye en el nivel de activación neuromuscular y en la transmisión del estímulo mecánico a toda la cadena cinética corporal, desde el origen del estímulo (plataforma vibratoria) hasta cada punto del cuerpo (Raimundo, 2006). Algunas investigaciones apuntan a que cuanto más flexionamos una articulación, menor será la transmisión del estímulo mecánico (Rubin et al., 2003; Abercromby et al., 2007b), pero, en contrapartida, la actividad muscular aumentará (Abercromby et al., 2007b). Así, por ejemplo, Rohmert et al. (1989) demostraron que la respuesta EMG de los músculos del hombro variaba de acuerdo con la posición del brazo y el nivel de contracción muscular durante la exposición.

Duración del estímulo vibratorio / recuperación

La duración de la vibración es también un factor que debe ser considerado al examinar el efecto del entrenamiento vibratorio, ya que puede afectar a la función muscular. Los resultados presentados por Bosco et al. (1999c) han mostrado que cuando la duración de la vibración es relativamente larga (7 minutos), se observa una disminución de la capacidad de salto vertical incluso en los sujetos bien entrenados. En esta misma línea, Bongiovanni et al. (1990), observaron cómo se producía una gran fatiga muscular cuando la exposición se prolongaba en el tiempo, corroborando este fenómeno con una disminución de la actividad EMG de los músculos flexores de tobillo. Por el contrario, si el estímulo vibratorio se caracteriza por una corta duración, dando como resultado la medida de la capacidad neuromuscular sin fatiga, cualquier mejora es indicativa de un aumento en funcionamiento neuromuscular causado por el estímulo vibratorio (Luo et al., 2005). De esta forma, exposiciones cortas son suficientes para mejorar la fuerza muscular, mientras que exposiciones prolongadas pueden llegar a reducir la capacidad de generar fuerza (Rittweger et al, 2000).

En este sentido, en un estudio realizado recientemente por nuestro grupo de trabajo, analizamos la duración óptima del estímulo vibratorio, así como en número apropiado de repeticiones por exposición. Utilizando unos parámetros vibratorios de 30 Hz y 4mm, aplicamos en una primera fase exposiciones de 30, 60 y 90 s, observándose una mayor respuesta muscular con 60 s y un empeoramiento del rendimiento con 90 s. En la segunda parte del experimento, los sujetos participantes en el estudio fueron sometidos a exposiciones de 60 s, variando el número de repeticiones en 3, 6 y 9. Se pudo observar como con el protocolo consistente en 6 exposiciones de 60 s la capacidad de salto y la potencia desarrollada alcanzaron mayores valores en comparación con 3 y 9 exposiciones, observándose, incluso, en el segundo caso, un empeoramiento del rendimiento (Da Silva-Grigoletto et al., 2011).

En definitiva, podemos decir que la mayor parte de los trabajos que han mostrado efectos positivos a corto plazo de las vibraciones no utilizaron una exposición superior a los 3-10 minutos y siempre fraccionando el tiempo total en repeticiones (Bosco et al., 1998; Bosco et al., 2000; Kerschan-Schindl et al., 2001; Rittweger et al., 2001; Rittweger et al., 2002a; Torvinen et al., 2002a; Cardinale y Lim, 2003a; Torvinen et al., 2002a; Bazet-Jones et al., 2008; Da Silva-Grigoletto et al., 2009; Bendiet et al., 2009).

Una vez llegado a este punto, la pregunta lógica que se nos puede plantear viene determinada por conocer cuál es el tiempo óptimo de recuperación entre estas series. En este sentido, un estudio reciente desarrollado por Da Silva-Grigoletto et al. (2009), tras utilizar una frecuencia de 30 Hz y un desplazamiento pico a pico de 4 mm durante 6 repeticiones de 60 s, variando en cada sesión la duración del periodo de pausa (60, 120 y 180 s), mostró mejoras significativas en la altura de salto en CMJ y SJ y en la potencia desarrollada en ½ squat tras las sesiones en las que la recuperación fue de 60 s y 120 s, pero no con 180 s. Sin embargo, cuando los autores analizaron los efectos de un programa de entrenamiento de 4 semanas de duración observaron como las mayores ganancias sobre la fuerza y la potencia se producían con recuperaciones de 60 s frente a recuperaciones de 120 s.

Parece pues que una adecuada recuperación es esencial para que el músculo elimine la fatiga acumulada y retorne a un estado favorable que le permita seguir trabajando (Hodgson, Docherty y Robbins, 2005). Es obvio, sin embargo, que en el proceso de recuperación, la relación tiempo-prestación muscular no es lineal, es decir, en un momento determinado del proceso se produce un incremento transitorio de la capacidad de contracción muscular, el cual es mayor al observado tras una situación de recuperación completa (Da Silva-Grigoletto et al., 2009).

En la tabla 2 se presenta un resumen sobre los meta-análisis publicados por Marín et al. (2010a,b) en relación a la regulación de los diferentes parámetros vibratorios y los efectos sobre la fuerza y la potencia muscular.

Tabla 2. *Datos descriptivos de los estudios analizados con plataformas verticales y rotacionales para fuerza y potencia muscular.*

			FUERZA MUSCULAR			POTENCIA MUSCULAR		
			Mínimo	Máximo	Media (SD)	Mínimo	Máximo	Media (SD)
Plataforma Vertical	Agudo	Hz	20	30	28 ± 4.2	20	40	29.4 ± 7.7
		mm	2,5	5	3.6 ± 1.0	2	5	3.1 ± 0.7
		Series	1	10	5.6 ± 4.2	1	10	3.4 ± 3.3
		Volumen (s)	30	600	312 ± 268.8	30	600	188.6 ± 212.9
		Descanso (s)	0	120	48 ± 47.3	0	93.3	30.5 ± 38
	Crónico	Hz	23.6	40	33.6 ± 5.9	25	40	31.8 ± 4.4
		mm	1	9	5.4 ± 2.2	1	9	4.4 ± 2.5
		Semanas	2	48	13.5 ± 9.1	2	48	10.4 ± 8.9
		Días/Semana	3	5	3.4 ± 0.8	3	5	3.9 ± 0.9
		Series	1	21.1	10.9 ± 5.2	1	21	7.4 ± 5.2
		Volumen (s)	60	1056	485.3 ± 265.3	60	1056	369.2 ± 299.6
		Descanso (s)	0	80	43.8 ± 16.8	0	60	48 ± 18.5
Plataforma Rotacional	Agudo	Hz	22	30	26.8 ± 2.4	22	26	25.7 ± 1
		mm	6	12	9.4 ± 1.5	6	10	10.1 ± 0.9
		Series	1	10	4.6 ± 3.6	1	10	2.8 ± 3.5
		Volumen (s)	240	600	464.8 ± 151.1	240	600	377. ± 109.9
		Descanso (s)	0	120	49.4 ± 52.9	0	60	10.4 ± 23.2
	Crónico	Hz	20	30	24.1 ± 3.4	22	30	25 ± 2.2
		mm	5	12	7.0 ± 1.8	6	12	8.3 ± 1.8
		Semanas	8	24	10.3 ± 4.1	2	24	8.1 ± 4.9
		Días/Semana	1	3	2.4 ± 0.8	2	5	3.2 ± 0.9
		Series	1	6.4	3.9 ± 2.2	2	6	4.5 ± 1.6
		Volumen (s)	77	384	267.6 ± 130.4	77	600	316.5 ± 190.9
		Descanso (s)	0	120	65 ± 42.14	40	120	76.4 ± 32.9

Adaptado de Marín et al. (2010a,b) SD: Desviación estándar

RESPUESTA Y ADAPTACIONES FUNCIONALES Y BIOLÓGICAS AL ENTRENAMIENTO VIBRATORIO

Aunque hay un creciente interés sobre la utilización de las vibraciones mecánicas como una herramienta para la rehabilitación, el entrenamiento, el fitness o la prevención, el conocimiento de los procesos fisiológicos que ésta provoca sigue siendo muy limitado. Esto se debe, fundamentalmente, a la complejidad del estímulo en sí mismo y del cuerpo humano (Liphard, 2008). Así, los diferentes grupos de investigación no han podido, hasta el momento, dar cuenta de todos los posibles efectos generados por las vibraciones. Como consecuencia, cada estudio que se publica permite ampliar ligeramente la información sobre el efecto real que las vibraciones pueden tener sobre el cuerpo. De esta forma, en los próximos apartados intentaremos resumir algunos de los efectos biológicos y funcionales más importantes que se atribuyen a las vibraciones mecánicas, con objeto de aclarar los posibles ámbitos de aplicación. A modo de resumen, en la figura 3 podemos observar un esquema ilustrativo sobre los posibles efectos de las vibraciones mecánicas en el organismo.

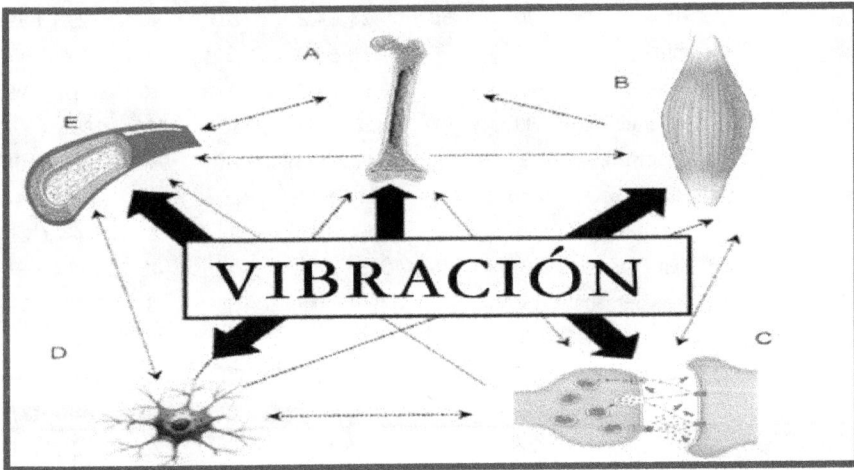

Figura 3. Efectos potenciales de las WBV sobre los sistemas orgánicos, así como la posible interrelación entre sistemas. Las WBV actúan sobre el esqueleto (A), los músculos (B), el sistema endocrino (C), el sistema nervioso (D) y el sistema vascular (E). Pueden existir respuestas secundarias derivadas de la interacción entre sistemas, por lo que la figura representa los más obvios.

Respuesta muscular

De entre todos los efectos asociados al entrenamiento con WBV, las adaptaciones musculares constituyen el fenómeno que más interés ha despertado en los investigadores, por su relación directa con las bases neurofisiológicas del fenómeno y por su posible implicación en el entrenamiento deportivo.

Entre los estudios más relevantes sobre la respuesta muscular aguda asociada a una exposición con WBV podemos citar, en primer lugar, el de Bosco et al. (2000), quienes, en su trabajo realizado con 14 sujetos activos, encontraron un aumento significativo de la altura del salto tras el entrenamiento con WBV. En la misma línea, este grupo de autores, en un estudio previo, mostraron cómo una exposición aguda de 5 min con WBV, permitía mejoras de la relación fuerza-velocidad y de la potencia durante la acción de extensión de piernas en jugadoras de voleibol bien entrenadas (Bosco et al., 1999a). Igualmente, estudios más recientes como el de Ronnestad et al. (2009), al medir los efectos de las WBV sobre la repetición máxima (RM), han encontrado resultados estadísticamente significativos con una frecuencia de 50 Hz, mientras que con frecuencias más bajas (20 y 35 Hz) no se encontraron modificaciones.

Otros estudios, en cambio, no han encontrado efecto significativo sobre la dinámica de funcionamiento del músculo después de las vibraciones (Torvinen et al., 2002a; Issurin y Tenenbaum, 1999; Cochrane et al., 2004; De Ruiter, 2003; Rittweger et al., 2000, Jordan et al., 2009). Así, en el caso del trabajo realizado por Torvinen et al., (2002a), el cual es idéntico a otro estudio realizado por estos mismos autores (Torvinen et al., 2002b), a excepción de la utilización de un desplazamiento pico a pico más bajo (2 mm [2002a] vs 10 mm [2002b]), no se observaron modificaciones significativas en la EMG durante la exposición, ni en la MVC y la altura de salto en el post-test. En la misma línea, autores como Jordan et al. (2009) evaluaron el efecto de una única sesión con WBV sobre la MVC en un grupo de sujetos jóvenes entrenados y familiarizados con el trabajo de musculación. Los resultados mostraron un descenso significativo de este parámetro. Igualmente, Colson et al. (2009), al analizar los efectos agudos de una sesión con WBV sobre la activación muscular de los extensores de rodilla y la MVC, observaron cómo para la primera variable no hubo cambios, mientras para la segunda se produjo un descenso estadísticamente significativo.

En base a lo expuesto, parece que los efectos de las vibraciones sobre las diferentes manifestaciones de la fuerza son limitados cuando la frecuencia de vibración es baja o los sujetos están altamente entrenados (Ronnestad et al. 2009; Jordan et al., 2009) requiriéndose una mayor estimulación para conseguir efectos significativos (Ronnestad et al., 2009). En cambio, cuando los sujetos no tienen un nivel elevado de condición física y el objetivo es mejorar la fuerza explosiva y la potencia muscular, frecuencias de vibración moderadas sí son más efectivas que las elevadas (Cardinale y Lim, 2003a; Da Silva-Grigoletto et al., 2006).

En lo referente a los efectos sobre la fuerza derivados de un entrenamiento vibratorio de más de una sesión, son diversos los estudios que han mostrado una adaptación muscular, utilizando para ello muestras de todas las edades. De esta forma, varios trabajos han indicado efectos positivos sobre la capacidad de generar fuerza en sus diferentes manifestaciones (Mester et al., 1999; Runge et al., 2000; Torvinen et al., 2003; Delecluse et al., 2003; Roelants et al., 2004a; Ronnestad, 2004, Bogaerts et al., 2007, Rees et al., 2007; 2008, Lamont et al., 2009, 2010).

Bajo este punto de vista, autores como Delecluse et al. (2003) y Roelants et al. (2004a) han llevado a cabo estudios para comparar los efectos tras un programa de intervención con WBV frente a un entrenamiento de resistencia convencional (ECRT) sobre la fuerza muscular y la composición corporal después de 12 y 24 semanas, respectivamente. En la investigación llevada a cabo por Delecluse et al. (2003), el entrenamiento con WBV (35-40 Hz; 2.5-5 mm) aplicado a mujeres adultas jóvenes indujo un aumento importante en la fuerza isométrica, dinámica y explosiva. La ganancia en la fuerza muscular fue similar entre los grupos conformados, ya sea haciendo WBV o ECRT, si bien, sólo el grupo experimental mostró una mejora en el salto vertical. Sin embargo, cabe señalar que el programa de ejercicios contra resistencia fue de baja intensidad (20RM al inicio del programa y 10RM al final), realizándose los ejercicios (prensa y extensiones de piernas), hasta el fracaso, y no con movimientos explosivos, lo que pudo reducir la posibilidad de originar cambios significativos en las medidas de la fuerza explosiva. Con respecto al estudio de Roelants et al. (2004a) efectuado con mujeres jóvenes no entrenadas y utilizando los mismos parámetros vibratorios (35-40 Hz; 2.5-5 mm), los autores encontraron modificaciones significativas en el grupo sometido a vibraciones combinado con ejercicios de resistencia, así como en el grupo que realizó sesiones de fitness convencionales, tanto en la fuerza isométrica como en la dinámica. Sin embargo, debemos tener en cuenta como limitación del estudio, el hecho de que no utilizaron un grupo control que sólo ejecutara el ejercicio sin vibración. Los autores citan investigaciones anteriores de su laboratorio, en las que parte de las ganancias en la fuerza observadas se asociaron con la magnitud del estímulo vibratorio (Roelants et al., 2004a).

Equilibrio y control postural

Debido a que, con la aplicación de WBV, se activa el sistema neuromuscular, las estructuras de control de éste son las más afectadas (Liphard, 2008). Así, el EV se ha asociado con notables mejoras en el control postural (Priplata et al., 2003).

Parece que la aplicación de vibraciones de baja magnitud puede ser eficaz para el tratamiento de personas con inestabilidad postural, o bien para aquellas personas cuyas funciones motoras se encuentran afectadas, como los ancianos y personas con enfermedad de Parkinson o esclerosis múltiple (Bautmans et al., 2005; Schuhfried et al., 2005; Turbanski et al., 2005; Novak y Novak, 2006; Cheung et al., 2007; Kawanabe et al., 2007; Furness y Maschette, 2009). En este sentido, en un estudio realizado recientemente por nuestro grupos de trabajo en mujeres con fibromialgia pudimos observar cómo, tras seis semanas de intervención con WBV y ejercicio físico combinado, las mujeres del grupo experimental mostraron una mejoría estadísticamente significativa en el equilibrio medio-lateral en comparación con el grupo control, el cual sólo se sometió al programa de entrenamiento sin WBV (Sañudo et al., 2011).

En esta línea, autores como Bautmans et al. (2005), en un entorno institucional, aplicaron durante 6 semanas WBV a sujetos de edad avanzada (edad media: 77 años), obteniendo mejoras en la evaluación de algunas actividades de la vida diaria. Los autores concluyeron que las WBV parecen ser beneficiosas para la mejora del equilibrio y la movilidad, siendo ésta una posible forma de ejercicio para este grupo de personas (Bautmans et al., 2005). Por su parte, Kawanabe et al. (2007) observaron tras 2 meses de entrenamiento con WBV cumplimentado con una rutina de ejercicios una mejora de la capacidad para caminar, en comparación con el grupo de ancianos que sólo realizaron el programa de ejercicios.

Sistemas cardiovascular y respiratorio

Dado que los sistemas cardiovascular y respiratorio sirven como "proveedores" para el músculo, éstos también se verán afectados por la aplicación de vibraciones (Liphard, 2008). Al propagarse por los tejidos blandos y activar diferentes grupos musculares, el EV implica también adaptaciones cardiorrespiratorias. La frecuencia cardíaca (FC) aumenta, se requiere un mayor consumo de oxígeno (VO_2), se espira más dióxido de carbono, se genera más ácido láctico como consecuencia del eleva-do metabolismo muscular, etc.

En lo que concierne al VO_2, autores como Rittweger et al. (2002b), han encontrado una relación directa de la respuesta asociada a este pa-rámetro con la frecuencia de vibración. Estos autores sometieron a los sujetos a exposiciones continuas de 4 min de duración, por lo que el VO_2 se pudo estabilizar con el paso del tiempo. En nuestros trabajos, al analizar este parámetro ventilatorio, los valores obtenidos presentaron un patrón irregular en cada una de las exposiciones realizadas, no exis-tiendo una relación directa ni con la frecuencia de vibración ni con el tiempo de exposición (de Hoyo et al., 2010). Igualmente, la respuesta experimentada por el VO_2, en nuestra investigación supuso unos valores máximos que rondaban los 10 $ml \cdot kg^{-1} \cdot min^{-1}$, siendo la variación media apreciada de unos 5-6 $ml \cdot kg^{-1} \cdot min^{-1}$ al compararlo con la situación de pre-test (de Hoyo et al., 2010). Si tenemos en cuenta otros trabajos, co-mo el realizado por Rittweger et al. (2002b), donde se utilizaron fre-cuencias de 18, 26 y 34 Hz y un desplazamiento pico a pico de 5 mm, observamos una menor respuesta, ya que la variación media experimen-tada osciló entre los 3-5 $ml \cdot kg^{-1} \cdot min^{-1}$, guardando una relación expo-nencial con la frecuencia de vibración. Sin embargo, en un estudio previo este mismo grupo de autores, si observaron un mayor incremen-to de este parámetro (Rittweger et al., 2001), siendo los resultados ob-tenidos similares a los nuestros (10.2 ± 1.2 $ml \cdot kg^{-1} \cdot min^{-1}$).

Los resultados relacionados con el VO_2, que hemos podido obser-var, permiten igualar la respuesta obtenida con la que se experimenta al realizar una caminata de intensidad moderada (Rittweger et al., 2001; Rittweger et al., 2002b), la cual puede rondar los 4 km/h (Mcardle, Katch y Katch, 2001). Si tenemos en cuenta que el VO_2 máximo (VO_2máx) me-dio de una persona joven (20- 29 años) se sitúa en torno a 44.2 $ml \cdot kg^{-1} \cdot min^{-1}$, y, en el caso de un adulto (40-49) rondando los 41 $ml \cdot kg^{-1} \cdot min^{-1}$ (percentil 50; ACSM, 2006), podemos observar cómo en todos los traba-jos que analizaron este parámetro, se obtuvieron valores por debajo del 40%, que se supone como límite para conseguir adaptaciones fisiológi-cas (Evans, 1999). En cualquier caso, en términos energéticos, ello signi-fica que esta forma de ejercicio provoca una utilización mixta de hidratos de carbono y grasas como sustratos (Liphard, 2008).

Respecto a los estudios relacionados con el análisis de la FC, auto-res como Yamada et al. (2005), al someter a los sujetos participantes en su estudio a un ejercicio de squat con vibraciones utilizando una fre-cuencia de 15 Hz y un desplazamiento de 2.5 mm, y sin ellas, reflejaron cambios significativos en este parámetro en los sujetos expuestos a vibración. Sin embargo, Hazzel et al. (2008), sólo encontraron un ligero incremento no significativo. En el estudio realizado por nuestro grupo de trabajo, pudimos observar una respuesta ascendente en cada una de las series realizadas, siendo dicha variación mayor en el grupo que fue sometido a una frecuencia de vibración más elevada (de Hoyo et al., 2010).

Sistema óseo

En los últimos tiempos, la terapia con WBV también está siendo utilizada con objeto de transmitir aceleraciones al esqueleto (Rubin et al., 2003), intentando, de esta forma, conseguir un aumento de la masa ósea. Está bien documentado que el metabolismo óseo está controlado por varios factores, como pueden ser las hormonas calciotrópicas, la tensión muscular, los sistemas nerviosos central y periférico, la masa corporal y la masa grasa, los cuales son afectados potencialmente por las vibraciones (Prisby et al., 2008).

Diversas investigaciones se han sido realizadas con objeto de conocer los efectos de las WBV sobre el sistema óseo. De esta forma, en mujeres jóvenes con baja densidad mineral ósea (DMO), 12 meses de WBV diarias (10 min, 30 Hz, 0.3 · g) tuvo como resultado un aumento del hueso esponjoso en la columna vertebral y del hueso cortical en el fémur (Gilsanz et al., 2006). Un estudio con niños con discapacidad, en el que se aplicó WBV durante 6 meses mostró un aumento de la DMO trabecular volumétrica (DMOTBv) del 6% por encima de los niveles de referencia, mientras que en los niños que se incluyeron dentro del grupo control ésta disminuyó un 12% (Ward et al., 2004).

Después de 6 meses de entrenamiento con WBV, un grupo de mujeres postmenopáusicas, mostraron mejoras en la DMO de la cadera, la fuerza muscular y el control postural (Verschueren et al., 2004). En la misma línea, Gusi, Raimundo y Leal (2006), tras ocho meses de WBV (3 sesiones / semana; 12.6 Hz y 3 mm), obtuvieron una la mejora de la DMO de cadera y del control postural, si bien, los autores no encontraron diferencias significativas en la DMO medida en la columna lumbar.

Los datos existentes hasta el momento en lo relativo a este aspecto generan controversia, aunque parece que determinados subgrupos de población, tales como mujeres postmenopáusicas con baja DMO, así como astronautas y adolescentes, pueden obtener beneficios sobre la DMO al someterse a un entrenamiento diario con WBV, siempre que el régimen utilizado sea apropiado para los objetivos perseguidos (Prisby et al; 2008), es decir, cuando el EV utilizado suponga una intensidad acorde a las características de la población objeto de estudio (Niewiadomski et al., 2005).

Flexibilidad

Son pocas las investigaciones que se han dirigido hacia conocer la influencia de las vibraciones sobre el estiramiento y la mejora de la flexibilidad (Dolny y Reyes, 2008). De esta forma, se ha postulado que puesto que el circuito neuronal involucrado en el TVR es similar al observado en el reflejo tendinoso (ej. rotuliano), esto implica la activación de las unidades motoras agonistas y el descenso de la excitabilidad de la inervación motora de los músculos antagonistas a través del circuito de inhibición recíproca (Eklund y Hagbarth, 1966). Sin embargo, también hay evidencias de que la vibración puede producir coactivación (Rothmuller y Cafarelli, 1995). Cardinale y Lim (2003a), por ejemplo, en su estudio corroboran esta hipótesis. Encontraron diferencias estadísticamente significativas en la flexibilidad medida con test de sit-and-reach (S&R) con una frecuencia de 20 Hz, mientras que con el grupo que se utilizó una frecuencia de 40 Hz los datos del post-test fueron inferiores a los obtenidos en el pre-test, aunque sin mostrar diferencias significativas.

Por otro lado, debemos tener presente que está demostrado como las WBV provocan un aumento global en el flujo sanguíneo muscular y de la temperatura local. Por tanto, este aumento de la temperatura del músculo puede ser otra de las posibles causas con la que se ha vinculado la mayor extensibilidad muscular observada tras la aplicación de vibraciones (Draper et al., 2004). Dicho efecto de calentamiento de las WBV fue corroborado por Cochrane y Standard (2005) y Cochrane et al. (2008) al observar un incremento significativo en prueba de S&R y de la temperatura muscular (Tm) tras un entrenamiento vibratorio en comparación con otras formas de activación muscular. En definitiva, el beneficio de las WBV sobre la flexibilidad puede ser causado por una disminución en la rigidez músculo-tendinosa, la inhibición de los músculos antagonistas, o bien por el aumento del umbral del dolor (Dolny y Reyes, 2008).

Como conclusión final a este capítulo debemos indicar que las WBV correctamente utilizadas pueden ser un medio importante para el entrenamiento deportivo y el acondicionamiento físico general, así como para intervenir con determinadas poblaciones especiales donde otras terapias físicas pueden no ser tan eficaces debido a su agresividad. Sin embargo, también debemos tener presente que, como cualquier otro método de entrenamiento, si éstas son utilizadas de forma descontrolada y sin conocimientos previos, pueden ser causa de efectos secundarios adversos.

REFERENCIAS

- Abercromby, A. F. J., Amonette, W.E., Layne, C.S., Mcfarlin, B.K., Hinman, M.R. & Paloski, W.H. (2007a). Vibration exposure and biodynamic responses during whole-body vibration training. *Medicine and Science in Sports and Exercise, 39* (10), 1794-1800.
- Abercromby, A. F. J., Amonette, W.E., Layne, C.S., Mcfarlin, B.K., Hinman, M.R. & Paloski, W.H. (2007b). Variation in neuromuscular responses during acute whole-body vibration exercise. *Medicine and Science in Sports and Exercise, 39* (9), 1642-1650.
- Armstrong, T.N., Dale, A.M., Al-Lozi, M.T., Franzblau, A. & Evanoff, B.A. (2008). Median and ulnar nerve conduction studies at the wrist: criterion validity of the NC-stat automated device. *Journal of Occupational Environment Medicine, 50* (7), 758-764.
- Bautmans, I., Van Hees, E., Lemper, J. C. & Mets, T. (2005). The feasibility of whole body vibration in institutionalised elderly persons and its influence on muscle performance, balance and mobility: a randomised controlled trial. *BMC Geriatrics, 5,* 17.
- Bazett-Jones, D.M., Finch, H.W. & Dugan, E.L. (2008) Comparing the effects of various whole-body vibration accelerations on counter-movement jump performance. *Journal of Sports Science and Medicine, 7,* 144–150.
- Bedient, A.M., Adams, J.B., Edwards, D.A., Serravite, D.H., Huntsman, E., Mow, S.E., Roos, B.A. et al. (2009). Displacement and frequency for maximizing power output resulting from a bout of whole-body vibration. *Journal of Strength and Conditioning Research, 23*(6), 1683–1687.
- Blottner, D., Salanova, M., Pütmann, B., Schiffl, G., Felsenberg, D., Buehring, B. & Rittweger, J. (2006). Human skeletal muscle structure and function preserved by vibration muscle exercise following 55 days of bed rest. *European Journal of Applied Physiology, 97,* 261-271.
- Bogaerts, A., Delecluse, C., Claessens, A.L., Coudyzer, W., Boonen, S., & Verschueren, S.M. (2007). Impact of whole-body vibration training versus fitness training on muscle strength and muscle mass in older men: a 1-year randomized controlled trial. *Journal of Gerontology A Biology and Science and Medicine Science, 62* (6), 630-635.
- Bongiovanni, L.G. & Hagbarth, K.E. (1990). Tonic vibration reflexes elicited during fatigue from maximal voluntary contractions in man. Journal of Physiology, 423, 1-14.

- Bosco, C, Cardinale, M., Coll, O., Tihanyi, R., Von Duvillard, S.P. & Viru, A. (1998). The influence of whole body vibration on jumping ability. Biology of Sport, 15, 157-164.
- Bosco, C., Cardinale, M. & Tsarpela, O. (1999b). Influence of vibration on mechanical power and electromyogram activity in human arm flexors muscles. *European Journal of Applied Physiology, 79*, 306-311.
- Bosco, C., Colli, R., Cardinale, M, Tsarpela, O. & Bonifazi, M. (1999c).*The effects of whole body vibration on mechanical behaviour of skeletal muscle and hormonal profile.* In: G.P. Lyritis (Ed.). Musculoskeletal interactions. Basic and clinical aspects. Vol 2 (pp. 67-76). Atenas: Hylonome.
- Bosco, C., Colli, R., Introini, E., Cardinale, M., Tsarpela, O., Madella, A., Tihanyi, J. et al. (1999a). Adaptive responses of human skeletal muscle to vibration exposure. *Clinical Physiology, 19* (2), 183-187.
- Bosco, C., Iaconvell, M., Tsarpela, O., Cardinale, M., Donifazi, M., Tihanyi, J., Viru, M., De Lorenzo, A. & Viru, A. (2000). Hormonal response to whole-body vibration in men. *European Journal of Applied Physiology, 81*, 449-454.
- Bruyere, O., Wiedart, M.A., Di Palma, E., Gourlay, M., Ethgen, O., Richy, F. & Reginster, J.Y. (2005). Controlled whole body vibration to decrease fall risk and improve health-related quality of life of nursing home residents. Archives of Physical Medicine and Rehabilitation, 86, 303-307.
- Cardinale, M. & Bosco, C. (2003). The use of vibration as an exercise intervention. *Exercise Sports Science Reviews, 31*, 3-7.
- Cardinale, M. & Lim, J. (2003a). The acute effects of two different whole body vibration frequencies on vertical jump performance. *Medicine of Sports, 56*, 287-92.
- Cardinale, M. & Lim, J. (2003b). Electromyography activity of vastus lateralis muscle during whole-body vibrations of different frequencies. *Journal of Strength and Conditioning Research, 17*, 621-624.
- Cardinale, M. & Rittweger, J., (2006). Vibration exercise makes your muscles and bones stronger: fact or fiction? *Journal of British Menopause Society, 12*, 12-18.
- Cardinale, M. & Wakeling, J. (2005). Whole body vibration exercise: are vibrations good for you? *BritishJournal of Sports Medicine*, 39, 585–589.
- Cardinale, M., Leiper, J., Erskine, J., Milroy, M. & Bell, S. (2006). The acute effects of different whole body vibration amplitudes on the endocrine system of young healthy men: a preliminary study. *Clinical Physiology Functional Imaging, 26*, 380-384.
- Cheung, W.H., Mok, H.W., Qin, L., Sze, P.C., Lee, K.M. & Leung, K.S. (2007). High-frequency whole-body vibration improves balancing ability in elderly women. *Archives of Physical Medicine and Rehabiitationl, 88*, 852-857.
- Clark, R.A., Bryant, A.L. y Reaburn, P. (2006) The acute effects of a single set of contrast preloading on a loaded countermovement jump training session. *Journal of Strength and Conditioning Research, 20*, 162-166.
- Cochrane, D.J., Legg, S.J. & Hooker, M.J. (2004), The short-term effect of whole-body vibration training on vertical jump, sprint, and agility performance. *Journal of Strength and Conditioning Research, 18*, 828-832.

- Cochrane, D.J. & Stannard, S.R. (2005). Acute whole body vibration training increases vertical jump and flexibility performance in elite female field hockey players. *Bristish Journal of Sports Medicine*, 39, 860-865.
- Cochrane, D.J., Stannard, S.R., Firth, E.C. & Rittweger, J. (2010). Acute whole-body vibration elicits post-activation potentiation. *European Journal of Applied Physiology, 108*(2), 311-319.
- Cordo, P., Gurfinkel, V.S., Bevan, L. & Ker, G.K. (1995). Propioceptive consequences of tendon vibration during movement. *Journal of Neurophysiology, 74,* 1675-1688.
- Cormie, P., Russell, S., Deane, N., Triplett, T. & McBride, J.M. (2006). Acute effects of whole-body vibration on muscle activity, strength and power. *Journal of Strength and Conditioning Research, 20* (2), 257-261.
- Crone, C. & Nielsen, J., (1994). Central control of disynaptic reciprocal inhibition in humans. *Acta Physiologica Scandinava, 152*, 351-363.
- Curry, E.L. & Clelland, J.A. (1981). Effects of the asymmetric tonic neck reflex and high-frequency muscle vibration on isometric wrist extension strength in normal adults. *Physical Therapy, 61*(4), 487-495.
- Curtis, D. R. & Eccles, J. C. (1960). Synaptic action during and after repetitive stimulation. *Journal of Physiology, 150*, 374-398.
- Da Silva-Grigoletto M.E., de Hoyo, M., Carrasco, L., Sañudo, B. & García-Manso, J.M. (2011). Determining the optimal whole-body vibration dose–response relationship for muscle performance. *Journal of Strength and Conditioning Research*. In press.
- Da Silva-Grigoletto, M.E., Nuñez, V.M., Vaamonde, D., Fernandez, J.M., Poblador, M.S., Garcia-Manso, J.M. & Lancho, J.L. (2006). Effects of different frequencies of whole body vibration on muscular performance. *Biology of Sport, 23* (3), 1-14.
- Da Silva-Grigoletto, M.E., Vaamonde, D., Castillo, E., Poblador, M.S. García-Manso, J.M. & Lancho, J.L. (2009). Acute and cumulative effects of different times of recovery from whole body vibration exposure on muscle performance. *Journal of Strength and Conditioning Research, 23*(7), 2073–2082.
- De Hoyo, M., Sañudo, B. y Carrasco, L. (2010). Respuesta cardiovascular y respiratoria aguda derivada de la aplicación de estímulos vibratorios de diferente magnitud. *Apunts Medicina de l'Esport, 45* (165), 23-30.
- De Ruiter, C.J., Van Der Linden, R.M, Van Der Zijden, M.J., Hollander, A.P. & De Haan, D. (2003). Short-term effects of whole body vibration on maximal voluntary isometric knee extensor force and rate of force rise. *European Journal of Applied Physiology, 88*, 472-475.
- Delecluse, C., Roelants, M. & Verschueren, S. (2003). Strength increase after whole-body vibration compared with resistance training. *Medicine and Science in Sports and Exercise, 35*(6), 1033-1041.
- Dolny, D.G. & Reyes, G.F. (2008). Whole body vibration exercise: training and benefits. *Current Sports Medicine Reports, 7*(3), 152-157.
- Draper, D.O., Castro, J.L., Feland, B., Schulthies, S. & Eggett, D. (2004). Short-wave diathermy and prolonged stretching increase hamstring flexibility. *Journal of Orthopedics and Sports Physical Therapy, 34* (1), 13-20.

- Eklund, G. & Hagbarth, K.E. (1966). Normal variability of tonic vibration reflexes in man. *Experimental Neurology, 16,* 80-92.
- Enoka, R.M. (2002) *Neuromechanics of human movement.* Champaign: Human Kinetics.
- Evans, W.J. (1999). Exercise training guidelines for the elderly. *Medicine and Science in Sports and Exercise, 31*(1), 12-17.
- Folland, J.P. & Williams, A.G. (2007). Methodological issues with the interpolated twitch technique. *Journal of Electromyographic Kinesiology, 17* (3), 317-327.
- Fukunaga, T., Ichinose, Y., Ito, M., Kawakami, Y., & Fukashiro, S. (1997). Determination of fascicle length and pennation in a contracting human muscle in vivo. *Journal of Applied Physiology, 82* (1), 354-358.
- Furness, T.P. & Maschette, W.E. (2009). Influence of whole body vibration platform frequency on neuromuscular performance of community-dwelling older adults. *Journal of Strength and Conditioning Research, 23* (5), 1508-1513.
- García-Artero, E., Ortega, F.B., Ruiz, J. y Carreño, F. (2006). Entrenamiento vibratorio. Base fisiológica y efectos funcionales. *Selección, 15* (2), 78-86.
- Gianutsos, J.G., Ahn, J.H., Richter E.F., Heath-Gyorok, S. & Grynbaum, B.B. (2001). The effects of whole body vibration on reflex-induced standing in persons with chronic and acute spinal cord injury. *Archives of Physical Medicine and Rehabilitation, 81,* 129.
- Gilsanz, V., Wren, T.A.L., Sanchez, M., Dorey, F., Judex, S. & Rubin, C. (2006). Low-level, high-frequency mechanical signals enhance musculoskeletal development of young women with low BMD. *Journal of Bone Mineral Resesearch, 21* (9), 1464-1474.
- Gossard, J.P., Floeter, M.K., Kawai, Y., Burke, R.E., Chang, T. & Schiff, S.J. (1994). Fluctuations of excitability in the monosynaptic reflex pathway to lumbar motoneurons in the cat. *Journal of Neurophysiology, 72* (3), 1227-1239.
- Gourgoulis, V., Aggeloussis, N., Kasimatis, P., Mavromatis, G. & Garas A. (2003). Effect of a submaximal half-squats warm-up program on vertical jumping ability. *Journal of Strength and Conditioning Research, 17* (2), 342-344.
- Griffin, M. J. (1996). Handbook of Human Vibration. Londres: Academic Press.
- Gullich, A. & Schmidtbleicher, D. (1996). MVC-induced short-term potentiation of explosive force. *New Studies in Athletics, 11* (4), 67-81.
- Gusi, N., Raimundo, A. & Leal, A. (2006). Low-frequency vibratory exercise reduces the risk of bone fracture more than walking: a randomized controlled trial. *BMC Musculoskeletical Disorder, 7,* 92.
- Hagbarth, K.E. & Eklund, G. (1965). *Motor effects of vibratory muscle stimuli in man.* In: R. Granit (Ed.). Muscular Afferent and Motor Control (pp. 177-186). Estocolmo: Almqvist and Wiksell.
- Hazell, T.J., Thomas, G.W.R., DeGuire, J.R. & Lemon, P.W.R. (2008). Vertical whole-body vibration does not increase cardiovascular stress to static semi-squat exercise. *European Journal of Applied Physiology, 104* (5), 903-908.
- Hodgson, M., Docherty, D. & Robbins, D. (2005). Post-activation potentiation: underlying physiology and implications for motor performance. *Sports Medicine, 35* (7), 585-595.

- Holtermann, A., Roeleveld, K., Engstrom, M. & Sand, T. (2007). Enhanced H-reflex with resistance training is related to increased rate of force development. *European Journal of Applied Physiology, 101*, 301–312.
- Hultborn, H., Meunier, S., Morin, C. & Pierrot-Deseilligny, E. (1987). Assessing changes in presynaptic inhibition of Ia fibers: a study in man and cat. *Journal of Physiology, 389*, 729-756.
- Humphries, B., Warman, G., Purton, J., Doyle, T.L.A. & Dugan, E. (2004). The influence of vibration on muscle activation and rate of force development during maximal isometric contractions. *Journal of Sports Science and Medicine, 3*, 16-22.
- International Organization for Standardization. ISO 2631-1. (1997). *Mechanical vibration and shock—evaluation of human exposure to whole-body vibration, Part 1. General Requirements.* Ginebra, Suiza: Author.
- Issurin, B.V. (2005). Vibrations and their applications in sport. *Journal of Sports Medicine and Physical Fitness, 45*, 324-336.
- Issurin, V.B. & Tenenbaum, G. (1999). Acute and residual effects of vibratory stimulation on explosive strength in elite and amateur athletes. *Journal of Sport Sciences, 17*, 177-182.
- Issurin, V.B., Liebermann, D.G. & Tenenbaum, G. (1994). Effect of vibratory stimulation training on maximal force and flexibility. *Journal of Sports Sciences, 12*, 561-566.
- Jackson, S.W. & Turner, D.L. (2003). Prolonged vibration reduces maximal voluntary knee extension performance in both the ipsilateral and the contralateral limb in man. *European Journal of Applied Physiology, 88*, 380-386.
- Jordan, M., Norris, S., Smith, D. & Herzog, W. (2009). Acute effects of whole-body vibration on peak isometric torque, muscle twitch torque and voluntary muscle activation of the knee extensors. *Scandinavian Journal of Medicine and Science in Sports, 20* (3), 535-540.
- Jordan, M.J., Norris, S.R., Smith, D.J. & Herzong, W. (2005). Vibration training: an overview of the area, training consequences, and future considerations. *Journal of Strength and Conditioning Research, 19* (2), 459-466.
- Kawanabe, K., Kawashima, A., Sashimoto, I., Takeda, T., Sato, Y. & Iwamoto, J., (2007). Effect of whole-body vibration exercise and muscle strengthening, balance, and walking exercises on walking ability in the elderly. *Keio Journal of Medicine, 56* (1), 28-33.
- Kerschan-Schindl, K., Grampp, S., Henk, C., Resch, H., Preisinger, E., Fialka-Moser, V. & Imhof, H. (2001). Whole-body vibration exercise leads to alterations in muscle blood volume. *Clinical Physiology, 21*, 377–382.
- Lamont, H.S., Cramer, J.T., Bemben, D.A., Shehab, R.L., Anderson, M.A. & Bemben, MG. (2010). Effects of adding whole body vibration to squat training on isometric force/time characteristics. *Journal of Strength and Conditioning Research, 24* (1), 171-183.

- Lamont, H.S., Cramer, J.T., Bemben, D.A., Shehab, R.L., Anderson, M.A. & Bemben, M.G. (2009). Effects of a 6-week periodized squat training program with or without whole-body vibration on jump height and power output following acute vibration exposure. *Journal of Strength and Conditioning Research, 23* (8), 2317-2325.
- Liphardt, A.M. (2008). The potential of whole body vibration training during 14-days of 6°-head down tilt bed rest to counteract effects on muscle performance, balance and articular cartilage. Doctoral Thesis. Institut für Trainingswissenschaft und Sportinformatik der Deutschen Sporthochschule, Köln.
- Lorenzen, C., Maschette, W., Koh, M. & Wilson, C. (2009). Inconsistent use of terminology in whole body vibration exercise research. *Journal of Science and Medicine in Sport, 12* (6), 676-678.
- Luo, J, McNamara, B & Moran, K (2005). The use of vibration training to enhance muscle strength and power. *Sports Medicine, 35* (1), 23 – 41.
- Mahlfeld, K., Franke, J. & Awiszus, F. (2004). Postcontraction changes of muscle architecture in human quadriceps muscle. *Muscle Nerve, 29* (4), 597-600.
- Marín, P.J. & Rhea, M.R. (2010a). Effects of vibration training on muscle power: a meta-analysis. *Journal of Strength and Conditioning Research, 24*, 871-878.
- Marín, P.J. & Rhea, M.R. (2010b). Effects of vibration training on muscle strength: a meta-analysis. *Journal of Strength and Conditioning Research, 24*, 548-556.
- Marsden, C.D., Meadows, J.C. & Hodgson HJ (1969) Observations on the reflex response to muscle vibration in man and its voluntary control. *Brain, 92* (4), 829-846.
- Martin, B. & Park, H. (1997). Analysis of the tonic vibration reflex: influence of vibration variables on motor unit synchronization and fatigue. *European Journal of Applied and Occupational Physiology, 75*, 504-511.
- Mcardle, W.D., Katch, F.I. & Katch, V.L. (2001). *Exercise physiology energy, nutrition, and human performance, 5th ed.* Philadelphia: Lippin- cott Williams & Wilkins.
- Mester, J., Spitzenfeil, P. & Yue, Z. (2001). Vibration loads: Potential for strength and power development. In: P. V. Komi (Ed.), *Strength and power in sport* (pp. 488-501). Oxford: Blackwell Publishing.
- Mester, J., Spitzenfeil, P., Schwarzer, J. & Seifriz, F. (1999). Biological reaction to vibration: Implications for sport. *Journal of Science and Medicine in Sport, 2*, 211-226.
- Naito, E.; Kinomura, S.; Geyer, S.; Kawashima, R.; Roland, P. E. & Zilles, K. (2000). Fast reaction to different sensory modalities activates common field in the motor areas, but the anterior cingulated cortex is involved in the speed of reaction. *Journal of Neurophysiology, 83*, 1701-1709.
- Nazarov, V. & Spivak, G. (1985). Development of athlete's strength abilities by means of biomechanical stimulation method. *Theory and Practice of Physical Culture, 12*, 445–450.
- Niewiadomski, W., Cardinale, M., Gasiorowska, A., Cybulski, G., Karuss, B. & Strasz, A. (2005). Could Vibration Training Be an Alternative to Resistance Training in Reversing Sarcopenia? *Journal of Human Kinetics, 14*, 3-20.

- Nordlund, M.M. & Thorstensson, A. (2007). Strength training effects of whole-body vibration? *Scandinavian Journal of Medicine and Science in Sports, 17*, 12-27.
- Nordlund, M.M., Thorstensson, A. & Cresswell, A.G. (2004). Conditioning Ia-afferent stimulation reduces the soleus Hoffman reflex in humans when muscle spindles are assumed to be inactive. *Neuroscience Letters, 366*, 250-253.
- Novak, P. & Novak, V. (2006). Effect of step-synchronized vibration stimulation of soles on gait in Parkinson's disease: a pilot study. *Journal of Neuroengineering and Rehabilitation, 3*, 9.
- Priplata, A.A., Niemi, J.B., Harry, J.D., Lipsitz, L.A. & Collins, J.J. (2003). Vibration insoles and balance control in elderly people. *Lancet, 362* (9390), 1123-1124.
- Prisby, R.D., Lafage-Proust, M.H., Malaval, L., Belli, A. & Vico, L. (2008). Effects of whole body vibration on the skeleton and other organ systems in man and animal models: What we know and what we need to know. *Ageing Research Reviews, 7*, 319-329.
- Raimundo, A (2006). Influencia de programas de ejercicio físico vibratorio sobre los factores determinantes para las fracturas óseas, función neuromuscular y calidad de vida en mujeres mayores. Tesis Doctoral. Universidad de Extremadura, España.
- Rees, S., Murphy, A. & Watsford, L. (2008). Effects of Whole-Body Vibration Exercise on Lower-Extremity Muscle Strength and Power in an Older Population: A Randomized Clinical Trial. *Physical Therapy, 88* (4), 462-470.
- Rees, S., Murphy, A. & Watsford, M. (2007). Effects of vibration exercise on muscle performance and mobility in an older population. *Journal of Aging Physical Activity, 15*, 367-381.
- Renh, B., Lidstrom, J., Skoglund, J. & Lindstrom, B. (2007). Effects on leg muscular performance from whole-body vibration exercise: a systematic review. *Scandinavian Journal of Medicine and Science in Sports, 17* (1), 2-11.
- Ribot-Ciscar, E., Vedel, J.P. & Roll, J.P. (1989). Vibration sensitivity of slowly and rapidly adapting cutaneous mechanoreceptors in the human foot and leg. *Neuroscience Letters, 104* (1-2), 130-135.
- Rittweger, J., Beller, G., & Felsenberg, D. (2000). Acute physiological effects of exhaustive whole-body vibration exercise in man. *Clinical Physiology, 20* (2), 134-142.
- Rittweger, J., Ehrig, J., Just, K., Mutschelknauss, M., Kirsch, K.A. & Felsenberg, D. (2002b). Oxygen uptake in whole-body vibration exercise: influence of vibration frequency, amplitude, and external load. *International Journal of Sports Medicine, 23* (6), 428-432.
- Rittweger, J., Hans, S. & Felsenberg, D. (2001). Oxigen uptake during whole-body vibration exercise: comparison with squatting as a slow voluntary movement. *European Journal of Applied Physiology, 86* (2), 169-173.
- Rittweger, J., Just, K., Kautzsch, K., Reeg, P. & Felsenberg, D. (2002a). Treatment of chronic lower back pain with lumbar extension and whole-body vibration exercise. *Spine, 27* (17), 1829–1834.

- Rittweger, J., Mutschelknauss, M. & Felsenberg, D. (2003). Acute changes in neuromuscular excitability after exhaustive whole body vibration exercise as compared to exhaustion by squatting exercise. *Clinical and Physiological Functional Imaging, 23* (2), 81-86.
- Roelants, M., Delecluse, C. & Verschueren, S. (2004a). Whole body vibration increases knee extension strength and speed of movement in older women. *Journal of American Geriatric Society, 52* (6), 901-908.
- Roelants, M., Delecluse, C., Goris, M. & Verschueren, S. (2004b). Effects of 24 weeks of whole body vibration training on body composition and muscle strength in untrained females. *International Journal of Sports Medicine, 25* (1), 1-5.
- Rohmert, W., Wos, H., Norlander, S. & Helbig, R.. (1989). Effects of vibration on arm and shoulder muscles in three body postures. *European Journal of Applied, 59* (4), 243-248.
- Romaiguere, P., Vedel, J.P. & Pagni, S. (1993). Effects of tonic vibration reflex on motor unit recruitment in human wrist extensor muscles. *Brain Research, 602* (1), 32-40.
- Ronnestad, B.R. (2004). Comparing the performance-enhancing effects of squats on a vibration platform with conventional squats in recreationally resistance-trained men. *Journal of Strength and Conditioning Research, 18* (4), 839-845.
- Rønnestad, BR. (2009) Acute effects of various whole body vibration frequencies on 1RM in trained and untrained subjects. *Journal of Strength and Conditioning Research, 23* (7), 2068-2072.
- Rothmuller C. & Cafarelli, E. (1995). Effect of vibration on antagonist muscle coactivation during progressive fatigue in humans. *Journal of Physiology, 485* (Pt 3), 857-864.
- Rubin, C., Pope, M., Fritton, J.C., Magnusson, M., Hansson, T. & Mcleod, K. (2003). Transmissibility of 15-hertz to 35-hertz vibrations to the human hip and lumbar spine: determining the physiologic feasibility of delivering low-level anabolic mechanical stimuli to skeletal regions at greatest risk of fracture because of osteoporosis. *Spine, 28* (23), 2621-2627.
- Runge, M., Rehfeld, G. & Resnicek, E. (2000). Balance training and exercise in geriatric patients. *Journal of Musculoskeletal Neuronal Interactions, 1* (1), 61-65.
- Sale, G. (2002). Postactivation potentiation: Role in human performance. *Exercise and Sport Science, 30* (3), 138-143.
- Schuhfried, O., Mittermaier, C., Jovanovic, T., Pieber, K. & Paternostro-Sluga, T. (2005) Effects of whole-body vibration in patients with multiple sclerosis: a pilot study. *Clinical Rehabilitation, 19* (8), 834-842.
- Siggelkow, S., Kossev, A., Schubert, M., Kappels, H.H., Wolf, W. & Dengler, R. (1999). Modulation of motor evoked potentials by muscle vibration: the role of vibration frequency. *Muscle Nerve, 22*, 1544-1548.
- Stuart, D.S., Lingley, M.D., Grange, R.W. & Houston, M.E. (1988). Myosin light chain phosphorylation and contractile performance of human skeletal muscle. *Canadian Journal of Physiological Pharmacology, 66*, 49-54.

- Tillin, N.A. & Bishop, D. (2009). Factors modulating post-activation potentiation and its effect on performance of subsequent explosive activities. *Sports Medicine, 39* (2), 147-166.
- Torvinen, S., Kannu, P., Sievänen, H., Järvinen, T.A., Pasanen, M., Kontulainen, S., Järvinen, T.L. et al. (2002b). Effect of a vibration exposure on muscular performance and body balance. Randomized cross-over study. *Clinical of Physiological and Functional Imaging, 22* (2), 145-152.
- Torvinen, S., Kannus, P., Sievanen, H., Jarvinen, T. A., Pasanen, M., Kontulainen, S., Nenonen, A., et al. (2003). Effect of 8-month vertical whole body vibration on bone, muscle performance, and body balance: a randomized controlled study. *Journal of Bone Mineral Research, 18* (5), 876-884.
- Torvinen, S., Sievanen, H., Jarvinen, T.A., Pasanen, M., Kontulainen, S. & Kannus P. (2002a). Effect of 4-min vertical whole body vibration on muscle performance and body balance. A Randomized Cross-over Study. *International, Journal of Sports Medicine, 23* (5), 374-379.
- Trimble, M.H. & Harp, S.S. (1998). Postexercise potentiation of the H-reflex in humans. *Medicine and Science in Sports and Exercise, 30* (6), 933-941.
- Turbanski, S., Haas, C.T., Schmidtbleicher, D., Friedrich, A. & Duisberg, P. (2005). Effects of random whole-body vibration on postural control in Parkinson's disease. *Research in Sports Medicine, 13* (3), 243-256.
- van Nes, I.J., Geurts, A.C., Hendricks, H.T. & Duysens, J. (2004). Short-term effects of whole-body vibration on postural control in unilateral chronic stroke patients: preliminary evidence. *American Journal of Physical Medicine Rehabilitation, 83* (11), 867-873.
- Verschueren, S.M.P., Roelants, M., Delecluse, C., Swinnen, S., Vanderschueren, D. & Boonen, S. (2004). Effect of 6-month whole body vibration training on hip density, muscle strength, and postural control in postmenopausal women: a randomized controlled pilot study. *Journal of Bone Mineral Research, 19* (3), 352-359.
- Wakeling, J. M. & Nigg, B.M. (2001a). Modification of soft tissue vibrations in the leg by muscular activity. *Journal of Applied Physiology, 90* (2), 412-420.
- Wakeling, J.M. & Nigg, B.M. (2001b). Soft tissue vibrations in the quadriceps measured with skin mounted transducers. *Journal of Biomechanics, 34* (4), 539-543.
- Wilcock, I.M., Whatman, C., Harris, N. & Keogh, J.W.L. (2009). Vibration training: could it enhance the strength, power, or speed of athletes? *Journal of Strength and Conditioning Research, 23* (2), 593-603.
- Yue, Z. & Mester, J. (2002). A model analysis of internal loads, energetics, and effects of wobbling mass during the whole-body vibration. *Journal of Biomechanics, 35* (5), 639-647.

Capítulo 7

AVANCES EN CLASES COLECTIVAS: NUEVAS DISCIPLINAS

Esmeralda Mata Gómez de Ávila

INTRODUCCIÓN

El término anglosajón fitness, ya ampliamente utilizado entre los castellano parlantes, hace referencia a un nivel de condición física saludable, o lo que es lo mismo, una forma física que permite realizar las diferentes tareas de la vida diaria con energía suficiente y sin fatiga, así como disfrutar de una vida dinámica y un ocio activo. Condición física que se traduce consecuentemente en un bienestar general, no solo físico, si no también psicológico y social, de ahí que el término fitness se vea en muchos casos sustituido por el de wellness, que incluye de manera más específica la esfera multidimensional de la salud: el bienestar, físico y psico-social.

De manera general se apunta al estilo de vida como al factor más influyente para la consecución del estado del bienestar: la nutrición, la actividad física, horas de sueño, tabaquismo, ingesta de drogas y o medicamentos, comportamiento activo, estrés, etc. Los hábitos sanos y regulares en el tiempo son sin duda, los más beneficiosos para la salud y la calidad de vida de la persona. Dentro de este entramado multifactorial, la practica regular de actividad física juega un papel fundamental para conseguir un nivel saludable de condición física.

En este sentido, los clubes, gimnasios y centros deportivos ofertan multitud de actividades con el objetivo de promocionar la actividad física y la salud, mejorar la condición física y el bienestar de las personas. Es lo que se denomina como "mercado del fitness", caracterizado por su rápida evolución, desarrollo y perfeccionamiento, pues se adapta cada vez más a las demandas y exigencias de la sociedad. De ahí que la oferta de actividades en el mercado sea cada vez más amplia abarcando desde modalidades centradas en la relajación, comúnmente conocidas como "cuerpo-mente", con el fin de compensar el estrés diario, hasta entrenamientos colectivos en fuerza y capacidad aeróbica para equilibrar el sedentarismo actualmente tan extendido.

De entre los servicios disponibles en los clubes y centros de fitness-salud, se encuentran las denominadas "actividades dirigidas", que son aquellas que se caracterizan por desarrollarse de manera colectiva, con un instructor o técnico que dirige la actividad. Constituyen una parte elemental de los servicios ofertados por los establecimientos por varias razones. El desarrollo de la actividad en grupo crea una atmosfera diferenciada que indudablemente refuerza los valorares sociales del ejercicio, aumentando la motivación y consecuentemente la adherencia a la práctica, de ahí, que los asiduos a este tipo de programas constituyan un clientela firme y estable en los centros. Desde el punto de vista del rendimiento del producto, se ha de considerar que con un solo instructor y durante un mismo periodo de tiempo hay una media de entre quince y veinte personas disfrutando del servicio. Lo que en la suposición de que un centro pequeño tenga un horario con veinte actividades dirigidas a la semana, supondría una media aproximada de entre trescientas y cuatrocientas personas semanales tomando parte activa en este tipo de clases. Ambos factores: motivación-adherencia y rendimiento confluyen en una mayor rentabilidad del producto.

Por consiguiente, las actividades colectivas constituyen un servicio elemental en el mercado del fitness, muy valorado a su vez por los clientes. El presente capítulo se dedica de manera exclusiva a su desarrollo, tras analizar sus características y evolución en los últimos años, enfatizará en la situación actual, profundizando en aquellas modalidades que han surgido más recientemente y que por tanto, pueden catalogarse como nuevas disciplinas o tendencias.

INSTRUCTOR DE ACTIVIDADES COLECTIVAS: ¿UNA CUALIFICACION PROFESIONAL?

El continuo crecimiento del sector de la actividad física y el deporte dentro del ámbito económico de España ha llevado al Instituto Nacional de la Cualificaciones Profesionales (INCUAL) a reconocer diferentes cualificaciones profesionales específicas dentro del sector. Hasta el momento hay más de dos docenas de cualificaciones publicadas en el BOE. Cuatro de ellas pertenecen al campo de aplicación del fitness-wellness:

- Acondicionamiento físico en sala de entrenamiento polivalente (RD 295/2004).

- Acondicionamiento físico en grupo con soporte musical (RD 1087/2005).

- Fitness acuático e hidrocinesia (RD 146/2011).

- Instrucción en yoga (RD 1034/2011).

Todas ellas son de nivel tres, y por tanto, similares a un grado de formación profesional superior. Aunque en cualquiera de las cuatro pueden incluirse actividades en grupo, la que en primera instancia se identifica más con la instrucción de actividades colectivas, es tal y como su nombre indica, la de Acondicionamiento Físico en Grupo con Soporte Musical, perfil profesional que según indica el RD 1087/2005, incluye diversas ocupaciones y puestos de trabajo relevantes: entrenador de acondicionamiento físico para grupos con soporte musical en gimnasios o polideportivos, monitor de aeróbic, step, ciclo indoor, y sus derivados, animador y/o coordinador de actividades de fitness, monitor de las actividades anteriores para colectivos especiales. Ocupaciones que pueden desarrollarse tanto en el sector público como en el privado en: gimnasios, empresas de servicios deportivos, entidades deportivas municipales, federaciones, balnearios, clubes, asociaciones, etc.

A pesar de que este reconocimiento supone un gran avance en el panorama laboral de los profesionales dedicados a la actividad física para la salud, lo cierto es que de las variadas ocupaciones que establece el INCUAL, solo se especifica en una menor medida, aludiendo en la mayoría de las ocasiones a conceptos muy generalistas como actividades de fitness o actividades derivadas, las cuales pueden albergar multitud de modalidades y disciplinas muy diferentes entre si.

Esta perspectiva no se corresponde con la realidad, donde la industria del fitness, está bien caracterizada por su rápida evolución, desarrollo y perfeccionamiento, adaptándose cada vez más a las demandas y exigencias de la sociedad así como a las circunstancias económicas del momento. De ahí que la oferta de actividades en el mercado sea cada vez más amplia y variada.

Contradictoriamente, hoy en día no existe a nivel nacional una normativa reguladora del ejercicio profesional en materia deportiva, aunque a tenor de la reciente ley en la Comunidad Autónoma de Cataluña (Ley 3/2008 de 23 de Abril del Ejercicio de las Profesiones del Deporte, Generalitat de Catalunya), y el borrador de anteproyecto de ley para la ordenación del ejercicio profesional de la actividad física y del deporte por el Ministerio de Educación y Ciencia, todo parece apuntar hacia una próxima regularización.

MODALIDADES

Las actividades dirigidas caracterizadas por desarrollarse en grupo incluyen a su vez una gran variedad de propuestas, algunas de ellas se apoyan en la música y se desarrollan conforme a los tiempos rítmicos, otras pueden hacer o no uso de la música, u optar simplemente por utilizarla como pantalla de fondo sin respetar los tiempos musicales. Esta gran variedad implica la dificultad en su clasificación, que puede realizarse atendiendo a diferentes factores:

A) Área fitness.
B) Estabilidad en el sector.
C) Medio en el que se desarrollan.
D) Material utilizado.

A) Área fitness

De manera general, en la industria del fitness las actividades colectivas comúnmente se han dividido en tres áreas diferenciadas:

– Actividades coreografiadas. Aquellas en las que existe una rutina coreografiada con acompañamiento musical. Dentro de éstas, existen técnicas que permiten al instructor realizar una coreografía específica para cada sesión, mientras que otros sistemas optan por la pre-coreografía: una clase sistemática con la misma combinación de elementos a lo largo de varias sesiones. El primer método permite adaptar al máximo la clase a las necesidades de los clientes y las condiciones del entorno, mientras que el segundo tiene como ventaja que el cliente aprende de manera sistemática una secuencia, lo que le genera confianza para poder intensificar el esfuerzo.

– Entre las más clásicas se encuentran el aeróbic y el step tradicionales, y otros derivados de éstas, generalmente resultantes de su fusión con otro tipo de movimientos, como la danza y las artes marciales. Resultado de esta fusión entre la danza y el aeróbic aparecen aquellas que se denominan "estilos" (hip-hop, funk, oriental dance, aerojazz, ritmos latinos, street dance, etc.). Derivados de las artes marciales y el aeróbic aparecen el cardio-kick-box, la capoeira, cardio tae bo, body combat, etc.

- A todas ellas, dedicadas principalmente aunque no exclusiva-mente al desarrollo de la capacidad cardiorrespiratoria, se unen las modalidades de tonificación dirigida centradas en el desarro-llo de la resistencia de fuerza como pueden ser las sesiones de glúteos, abdominales y piernas ("GAP"), abdominales, body-pump, lift training entre otras.

- Ciclo indoor. Con una personalidad propia y consolidada en el mercado, se encuentra el ciclo indoor, que arrasa en todos los gimnasios (para más información al respecto remítanse al capítu-lo 3) Siguiendo sus pasos intentan hacerse un hueco otras disci-plinas que se comentarán más adelante como el indoor walking, indo-row, krnaking, striding, que emplean la misma dinámica de entrenamiento pero sustituyen la bicicleta por otro equipamien-to.

- Actividades cuerpo-mente. También llamadas gimnasias suaves o dulces, pueden llevarse a cabo tanto con o sin música, son más estáticas que las anteriores y se caracterizan por trabajar la con-centración, la relajación, la paz interior, en definitiva el psique, al mismo tiempo que las capacidades físicas. Dentro de este bloque podemos igualmente diferenciar entre modalidades más clásicas, que se corresponden con las de origen oriental como el taichí y el yoga; el pilates, de origen occidental y de más reciente incor-poración, y otras más actuales que surgen de la fusión y la com-binación de las anteriores junto con el stretching, la reeducación postural y la relajación y que toman por nombre yogulates, body flow, body balance, pilyoguin, etc.

Cabe destacar que la cuestión terminológica es meramente orien-tadora, puesto que en muchos casos una misma modalidad de ejercicio puede recibir multitud de nombres diferentes simplemente por razones comerciales y de marketing, con el objetivo de dotarle de un mayor atractivo. Por poner un ejemplo, el acondicionamiento físico acuático puede denominarse lo mismo aquafitness que aquagym o aquatraining.

Ante esta situación las buenas prácticas recomiendan que en los diferentes gimnasios y centros de fitness se ofrezca una amplia informa-ción al usuario en la cual se identifique claramente la denominación de cada actividad acompañada de una descripción de la misma, preferen-temente indicando el nivel de intensidad que conlleva.

B) Estabilidad en el sector

Independientemente del área al que pertenezcan, existe un grado diferente en la integración de cada una de ellas en la oferta habitual de los centros de fitness. Se trata de tendencias más o menos consolidadas en función de la demanda, del perfil del cliente y de las campañas de promoción que las acompañan. Se pueden dividir en:

- Clásicas y tradicionales. Como tales nunca podrán faltar entre la oferta de actividades de los centros deportivos. Es el caso del aerobic y el step, que a pesar de su menor demanda actual, siguen constituyendo la base de muchas de las actividades colectivas.

- Recientemente consolidadas. Originalmente más tardías que las anteriores pero con un hueco actualmente consolidado en el mercado lo que se traduce en gran demanda en la actualidad. Como el ciclismo indoor y el método Pilates.

- Ultimas tendencias. Se trata de los programas más novedosos, aunque puede que a pesar de ello, no hayan adquirido todavía un lugar propio en el mercado.

C) Medio en el que se desarrollan

- Terrestre.
- Acuático.
- Aéreo.

Muchas de las modalidades llevadas a cabo en el medio terrestre se transfieren también al medio acuático, son las actividades o programas acuáticos, que haciendo uso de las particularidades del agua dan lugar a tendencias totalmente autónomas: aqua-fitness, aqua-aerobic, aqua-step, aqua-ritmos...

Nuevos implementos permiten realizar ejercicio "en el aire", es lo que se denomina entrenamiento en suspensión, proviene del inglés "suspension training" o "body leverage training". Por medio de un anclaje o agarre de una zona del cuerpo a un equipamiento específico (arnés o trapecio generalmente) se permite el movimiento libre del cuerpo en el aire. Serán tratadas de forma específica más adelante.

D) Material utilizado

Igualmente pueden diferenciarse los programas en función de si usan o no algún tipo de equipamiento, o en función del tipo específico de material empleado. Existe una gran variedad de equipamiento en el mercado que a su vez se encuentra en constante dinamismo. Se puede hablar de pequeños implementos o de gran maquinaria, de superficies inestables o estables, materiales elásticos, inelásticos, deslizantes, vibratorios, con o sin resistencia, deformables o no, etc.

En este sentido, en muchas ocasiones los nuevos implementos dan nombre a los programas de actividades donde se emplea ese material. Es el caso de las clases de Bosu®, TRX®, T-bow®, etc.

LAS ÚLTIMAS TENDENCIAS

Tal y como se ha comentado, se trata de los programas más novedosos, sin embargo, el ciclo de vida natural de cualquier tendencia supone que tras la novedad que irrumpe en el mercado, fruto de una iniciativa comercial o la creatividad de los expertos, serán necesarios una serie de factores para consolidar la disciplina.

La mayoría de las últimas novedades fundamentan sus principios en el entrenamiento funcional integral, que no se trata por tanto de una modalidad en si misma, si no que multitud de programas que hoy en día proponen los gimnasios se basan en él. Su origen proviene de la fisioterapia y la rehabilitación, y su evidencia científica se asienta en los estudios iniciados por Hodges y sus colaboradores en 1996 que estudiaban la relación entre el dolor lumbar y el fortalecimiento y estabilización de la zona centro. Trasladado al fitness, el entrenamiento funcional integral se considera como una preparación para la vida, pues considera el cuerpo humano como un todo, y por ello emplea libertad de movimientos, muy variados, integrados, globales y con implicación de diferentes planos. A lo largo de este libro se puede encontrar información detallada.

Es habitual igualmente que muchas de las últimas tendencias se encuentren directamente relacionadas con la creación de nuevos materiales, que dan lugar a programas de entrenamiento diferenciados y que adquieren por nombre el mismo que el del material. Su clasificación, de nuevo debido a la diversidad existente, resulta complicada, por lo que se desarrollaran teniendo en consideración alguna de sus características principales de entrenamiento:

- Entrenamiento en suspensión.
- Entrenamiento con superficies inestables.
- Acondicionamiento físico metabólico.
- Entrenamiento funcional contra resistencia.
- Fitness cardiovascular con gran equipamiento.
- Actividades coreografiadas.
- Modalidades cuerpo-mente.

Entrenamiento en suspensión

Se trata de un tipo de entrenamiento funcional integral que utiliza la resistencia del propio cuerpo con una peculiaridad: un sistema de anclaje permite suspender en el aire la parte corporal deseada lo que implica la necesidad de un mayor control de la zona centro (core), al mismo tiempo que permite manipular la carga a movilizar, y por tanto, graduar el nivel de intensidad de entrenamiento.

La mayoría de los dispositivos que permiten realizar este tipo de entrenamiento consisten en cintas resistentes, no elásticas, con empuñaduras para manos y pies, y sistemas de anclaje a puntos elevados (techo, pared, etc.). Son varios los materiales y/o programas que se incluyen dentro de este tipo de entrenamiento, los comercializados en España son TRX® suspension training y AirFit Trainer™ PRO, aunque también existen otros como el rip:60™ y Lifeline® Jungle Gym.

De entre ellos el más conocido es el TRX®. Fue creado por Randy Hetrick, un ex-miembro de los Navy Seal, una de las principales fuerzas de operaciones especiales de la armada de los Estados Unidos caracteriza por su capacidad de intervención en mar, aire y tierra, (de ahí su nombre SEa, Air, Land). Tal y como indica en su web, fueron las condiciones diversas y extremas de entrenamiento en las fuerzas armadas, en numerosas ocasiones sin medios ni espacio suficiente, lo que llevó a Randy a diseñar un primer prototipo de TRX utilizando tela de paracaídas y un cinturón de kárate cosidos con herramientas de reparación de barcos. Sus compañeros y él mismo probaron, crearon y perfeccionaron diferentes ejercicios. Una vez que abandonó los SEAL, perfeccionó el TRX hasta convertirlo en el producto que es en la actualidad. Al mismo tiempo fundó Fitness Anywhere, compañía proveedora de material de fitness y de los productos TRX.

El producto y el método de entrenamiento en suspensión se expandieron de las fuerzas armadas al mundo del fitness, primero en Estados Unidos y después de todo el mundo, donde se utiliza tanto en entrenamientos personales como en sesiones de actividades colectivas. Su característica fundamental es lo que da nombre al tipo de entrenamiento: la suspensión, que se consigue suspendiendo bien las manos, bien los pies amarrados al TRX, mientras el otro extremo del cuerpo se apoya en el suelo. De esta manera se consigue controlar la zona corporal a movilizar y la cantidad de peso corporal que recae sobre ella, graduando así el nivel de intensidad y complejidad de los ejercicios. En España es Tecno Sport Condition, S.L.U. la empresa que distribuye, vende y comercializa los productos TRX en España, incluyendo dentro de estos los programas de formación.

Otro sistema de acondicionamiento físico en suspensión creado por Reebok y el Circo Cirque du Soleil® utiliza un trapecio de circo para conseguir el mismo tipo de entrenamiento. Este programa solo se desarrolla en los centros Reebok y se denomina JUKARI Fit to Fly™. Ver tabla 1.

Tabla 1. Programas de entrenamiento en suspensión

MATERIAL/PROGRAMA	PROVEEDOR	DISTRIBUIDOR	INFORMACIÓN
TRX®	Fitness Anywhere, LLC	Tecnosport	http://www.trxtraining.com/ http://www.trxspain.es/ http://www.tecnosport.es/
AirFit Trainer™ PRO	Purmotion	Aerobic and Fitness	http://www.purmotion.net/ http://www.aerobicyfitness.com/
JUKARI Fit to Fly™	Reebok International Ltd.	Reebok International Ltd.	http://www.reebok.com

Existen otras formas de entrenamiento en suspensión menos extendidas en nuestro país, como el "fitness pole dancing" que hace referencia al baile en barra y el aerialates, que son formas de yoga y Pilates llevadas a cabo en el aire.

Entrenamiento con superficies inestables

Se encuentra igualmente fundamentado en el entrenamiento funcional integral con la particularidad de utilizar diversos tipos de materiales, todos ellos provocan inestabilidad.

Hernando (2009) los denomina con el acrónimo MAIN (de MAterial INestable) y los define como "cualquier material, diseñado específicamente o adaptado, que por sus características físicas no este firmemente unido al suelo, pudiendo rodar, deslizarse, vibrar o realizar cualquier otro tipo de movimiento que genere situaciones en las que sea necesaria la intervención del equilibrio con el fin de mejorar la condición física".

El fitball es el material pionero utilizado en este tipo de entrenamiento. Tras su creación como juguete en 1963 por el italiano Aquilino Cosani, fue empleado en rehabilitación neurológica, después, en la década de los ochenta se aplicó en rehabilitación de la columna vertebral, asociando el trabajo de estabilidad sobre el balón con efectos positivos sobre el dolor de espalda (Jakubek, 2007) y de ahí se extrapoló su uso al ámbito de la actividad física para la salud.

Son muchos los implementos que pueden utilizarse para producir inestabilidad durante el entrenamiento, desde los más tradicionales como los balones (independientemente de su tamaño), hasta nuevos materiales desarrollados específicamente para tal efecto, de entre los cuales se pueden destacar los siguientes:

- Bosu®
- T-bow®
- Beatbelly

La versatilidad de este equipamiento resulta en clases colectivas muy variadas, que pueden centrarse en un objetivo cardiovascular, de fuerza y flexibilidad, cuerpo-mente, etc. A continuación se describen brevemente cada uno de ellos.

Bosu ®. La palabra bosu es la abreviatura del inglés "Both Sides Up" o "Both Sides Utilized". Fue presentado en el año 2000 por su creador David Weck. Es una plataforma de plástico duro de 65 cm de diámetro con base plana sobre la que se alza media esfera de superficie hinchable. Tal y como su nombre indica, puede utilizarse por los dos lados, (tanto por el lado plano como por el cóncavo), lo que aumenta la versatilidad y posibilidades de movimiento. Otras empresas disponen de materiales similares, como es el caso de Togu y el togu jumper.

T-bow®. Arco multifuncional de terapia motriz. Fue inventado en Suiza por Sandra Bonacina, quien lo desarrolló ayudada por Viktor Denoth en el Institute of Movement and Sports Sciences de la Universidad de Zurich. Se trata de una superficie curva de fibra sintética o de madera natural, de 3,2kg de peso y con unas dimensiones de 70x50x17 cm. La parte convexa se encuentra cubierta con una esterilla y la cóncava tiene una capa granulada. En los extremos contiene unas aberturas que permiten el anclaje de bandas elásticas, lo que amplia sus posibilidades de uso. Al igual que el bosu, puede usarse por ambos lados, de manera que si se apoya en el suelo en su parte convexa obtendremos una superficie de entrenamiento inestable.

Beatbelly. Banco de madera con curvatura ergonómica en su parte central que permite el apoyo de la pelvis y el posicionamiento de la espalda para lograr un entrenamiento eficaz de la fuerza y estabilidad del core en posición de sedestación. Ofrece la posibilidad de incorporar una colchoneta para facilitar y suavizar el apoyo. Igualmente puede utilizarse en posición de pie para realizar trabajos de tipo cardiovascular, equilibrio, fuerza, etc. Sus apoyos son curvados lo que provoca la inestabilidad del producto. Se utiliza y comercializa sobre todo en Alemania, Bélgica y Holanda, en España lo distribuye Aerobic and Fitness.

Siguiendo la definición de Hernando (2009) otros elementos que producen inestabilidad son aquellos que se basan en la fricción o el deslizamiento entre superficies, entre los que se encuentran el Flowing® y el Gliding®. En ellos la parte deseada del cuerpo, normalmente manos, pies o rodillas, se coloca sobre plataformas y éstas se deslizan sobre la superficie. El deslizamiento se traduce en movimientos suaves y fluidos sin ningún tipo de impacto sobre las articulaciones. En el caso del Gliding® se trata de discos circulares aptos para deslizarse sobre cualquier superficie no rugosa, mientras que el equipamiento Flowing® incluye cinco láminas deslizantes bien diferenciadas (una para rodillas, dos para pies y dos para manos) y la plancha sobre la cual se produce el deslizamiento.

Del mismo modo, se basa en la inestabilidad el denominado "entrenamiento con rebote" que se realiza sobre una superficie elástica, en concreto un minitramp. El entrenamiento es principalmente de tipo cardiovascular puesto que se esta continuamente botando sobre la plataforma, aunque a ello se une el control y la estabilización necesaria para mantener el equilibrio en todo momento, de ahí que los movimientos solicitados sean relativamente sencillos y normalmente se ejecutan al ritmo de la música. Body Systems en Latinoamérica comercializa este tipo de programa junto con otros de Les Mills el nombre de "Power jump" aunque en otros centros se puede localizar bajo diferentes términos: cardio jumping, fit tramp, rebounding o fitness trampolín. (Ver tabla 2)

Tabla 2. *Programas de entrenamiento con superficies inestables.*

	MATERIAL/ PROGRAMA	PROVEEDOR	DISTRIBUIDOR	INFORMACIÓN
PLATAFORMAS INESTABLES	T-bow®	T-bow Internacional	T-Bow Fitness SLU	http://www.t-bow.net/ http://www.t-bow.com/
	Bosu® balance trainer	Bosu Fitness LLC.	Aerobic and Fitness	http://www.bosu.com http://www.bosufitness.com http://www.aerobicyfitness.com/
	Togu® jumper	Togu	Tecnosport	http://www.togu.de/ http://www.tecnosport.es/
	Beatbelly	StraksStrak B.V	Aerobic and Fitness	http://www.beatbelly.com http://www.aerobicyfitness.com/
FRICCIÓN	Flowing ®	Flowin AB	Aerobic and Fitness	http://www.flowin.com/index.php http://www.aerobicyfitness.com/
	Gliding disc®	Savvier, LP	Aerobic and Fitness	http://www.glidingdiscs.com/ http://www.savvierfitness.com/gliding_index.php http://www.aerobicyfitness.com/
REBOTE	Power jump	Body Systems LatinAmerica	Body Systems LatinAmerica	http://www.bodysystems.org/

Acondicionamiento Físico Metabólico

Otro tipo de actividad en grupo que esta aumentando su popularidad es el llamado entrenamiento metabólico. Caracterizado por su elevada intensidad y su ritmo rápido, esta diseñado para producir un gasto calórico significativo tanto durante como después del entrenamiento. Normalmente incluye ejercicios de fuerza realizados a gran velocidad. Se lleva a cabo en forma de circuito con periodos de descanso mínimos (Halvorson y Sonnemaker, 2010). Las modalidades más conocidas son el crossfit y el boot camp.

Crossfit o cross training. Se traduce literalmente al castellano como "entrenamiento cruzado". Nació en Estados Unidos en 2001 de la mano de Greg Glassman. En su página web de España (http://www.crossfitspain.es/) lo definen como un programa de fuerza y acondicionamiento físico total. Enfatizan la palabra total porque lo consideran una de las características principales del programa: el desarrollo máximo de las diferentes capacidades físicas, sin focalizar en ninguna en concreto: entrenamiento total frente a específico. Otras características específicas que se exponen son:

- La funcionalidad de los ejercicios. No se realizan ejercicios analíticos o aislando grupos musculares. Abundan los ejercicios pliométricos, de fuerza y de potencia. Entre los ejercicios básicos se encuentran las sentadillas, dominadas, fondos, cargadas, press militar y peso muerto.

- La variación de los programas. Se evitan las rutinas y se modifican continuamente los estímulos de entrenamiento. Cada día aparece en la web "el entrenamiento del día".

- La elevada intensidad de las sesiones. Las actividades cardiovasculares se realizan en un corto periodo de tiempo y son de elevada intensidad (resistencia anaeróbica), igualmente en los ejercicios de fuerza las cargas son elevadas, realizando pocas repeticiones en un periodo corto de tiempo.

Para llevarlo a cabo se emplean materiales muy variados: cuerdas, barras y discos, peso libre, anillas, balones medicinales, incluso, en algunos casos material no diseñado específicamente para el ejercicio como pueden ser los neumáticos. Existe una cadena propia de gimnasios crossfit que a su vez sirven de red social, aunque debido a su popularidad este método de entrenamiento se esta introduciendo en las sesiones colectivas de los centros de fitness, adquiriendo nombres variados. El programa pretende mantenerse al mismo tiempo como red social, conectando a sus seguidores llamados "crossfiter" a través de la red, con elementos como el entrenamiento del día, la revista Crossfit Journal, videos, y comentarios.

Boot camp training / fitness boot camp. Como su propio nombre indica hace referencia al entrenamiento en el campo de batalla. Tiene su origen en el entrenamiento militar, que pretende extenderse y adaptarse a la población civil para que ésta pueda igualmente adquirir los beneficios de este tipo de preparación.

En su forma original se entrena en grupo y al aire libre dirigidos por un instructor con experiencia militar. Incluso se comercializa por paquetes de cuatro o seis semanas con objetivos concretos como puede ser ponerse en forma o perder peso, y para colectivos específicos: campamento para mujeres, para jóvenes, para hombres, trabajadores de empresas, etc.

Esta tendencia ha evolucionado hacia el "indoor boot camp", clases colectivas regulares en centros de fitness que conservan la esencia del entrenamiento empleando ejercicios simples y variados pero al mismo tiempo muy exigentes que incluyen saltos, abdominales, escaladas de cuerdas, sprints, reptaciones, box, etc. al mismo tiempo que fomenta la constancia, la disciplina y motivación durante la sesión.

En ambos casos (crossfit y boot camp) se trata del entrenamiento tradicionalmente empleado por policías, bomberos, militares y deportes de combate que ahora pasa a difundirse y generalizarse a todo tipo de población. Ambos programas irrumpen con fuerza en los centros de fitness de España adaptándose a los requerimientos de la sociedad así como a los recursos del centro, convirtiéndose en sesiones básicas dentro del programa de actividades colectivas. Su exigencia y elevada intensidad ha llevado a criticar y cuestionar este tipo de programas o al menos a poner en duda su recomendación para todos los públicos. En este sentido, un profesional cualificado y de calidad es la base fundamental para salvaguardar la seguridad y adecuación del ejercicio.

Entrenamiento Funcional Contra Resistencia

El aumento en popularidad de las clases colectivas basadas en el entrenamiento funcional integral ha conducido en muchos casos a la utilización y el desarrollo continuo de material muy variado. En la décimo cuarta y décimo quinta encuesta IDEA Fitness realizada en Estados Unidos en 2009 y 2010 respectivamente (Schroeder y Dolan, 2010; Schroeder y Friesen, 2009) donde se pregunta a dueños de clubes, directores de fitness y profesionales a cerca del mercado y su evolución a lo largo del año, se concluyó que el material pequeño, portátil y versátil era esencial para los centros de fitness tanto en la actualidad como en un futuro próximo.

Entre los primeros puestos del equipamiento empleado aparecía el material inestable anteriormente mencionado, precisamente porque obedece a los criterios de versatilidad y portabilidad que se consideran fundamentales. Dentro de esta misma categoría se ha de mencionar la gran diversidad de materiales que ofrecen resistencia, ya sean peso libre o mediante material elástico. En tabla 3 se exponen algunos de los materiales más utilizados y/o novedosos.

Tabla 3. *Equipamiento de peso libre y material elástico.*

	NOMBRE	DESCRIPCIÓN	INFORMACION
PESO LIBRE	Kettlebell	Pesa tradicional rusa redonda con una base plana y un asa en su parte superior. Disponible en diferentes pesajes.	http://www.ikff.net/
	ViPR	Herramienta de goma y forma tubular de 1m de longitud y con diferentes agarres que ofrece siete pesos diferentes (de 4 a 20kg)	http://www.aefabts.com/vipr.htm
	Powerbag™	Bolsa de arena con forma cilíndrica, suave, flexible y con empuñaduras. Diferentes pesajes.	http://www.powerbag.com/
	SandBell®	Disco de neopreno elástico y resistente relleno de arena seca. Con dispositivo que permite llenado y vaciado del disco. Diferentes pesos de 2 a 50 lb.	http://www.hyperwear.com/discover/sandbell.html
MATERIAL ELÁSTICO	TRX®Rip trainer	Barra metálica desmontable de 43cm de largo unida a un cable de resistencia elástica cuyo extremo se amarra a un punto de anclaje.	http://www.trxtraining.com/ http://www.trxspain.es/ http://www.tecnosport.es/
	Freestyler™ functional dinamic	Plataforma con anclajes para insertar gomas elásticas.	http://www.freestylernetwork.com/ http://www.aerobicyfitness.com/
	Barra core 36 con elásticos™	Barra de aluminio con fijaciones para elásticos	http://www.purmotion.net/ http://www.aerobicyfitness.com/

Lo que todos tienen en común, es la forma en que son utilizados, su forma de entrenamiento poco tiene que ver con el entrenamiento de fuerza tradicional, si no que de nuevo se basan en los principios que rigen el entrenamiento funcional integral. Dependiendo de la popularidad del producto, éste puede ser empleado junto con más equipamiento para conseguir el objetivo de acondicionamiento deseado, o bien se utiliza de manera exclusiva durante la sesión. Este último, es el caso de las kettlebells, puesto que cada vez son más frecuentes las clases colectivas específicas de kettlebells. En realidad se trata de un instrumento ya empleado en la antigua cultura rusa, donde los campesinos las utilizaban como contrapeso para el pesaje del grano, pasando posteriormente a emplearse como herramienta de entrenamiento. Se dice que con ellas se realiza un entrenamiento balístico por el balanceo que se realiza con la pesa en la mayoría de los ejercicios. Su forma, a diferencia de otros equipamientos en los que el peso se sitúa en frente del cuerpo, permite posicionar el peso directamente sobre el centro de gravedad, al mismo tiempo que las manos y muñecas pueden situarse en una alineación neutral.

Acondicionamiento físico cardiovascular con gran equipamiento

A pesar de que el equipamiento portátil y versátil está en su gran momento, esto no quiere decir que no se empleen otros materiales más pesados y/o estacionarios. El ciclo indoor, tal y como se ha mencionado, es un ejemplo de clase colectiva en pleno auge. Otras modalidades o programas que siguen este mismo formato de sesiones en grupo con un objetivo predominantemente cardiovascular son:

– *Striding*®. Como su propio nombre indica de la traducción del inglés "caminando" el programa consiste en simular caminatas sobre un tapiz rodante que funciona mediante inercia mecánica. La carga del entrenamiento puede modificarse variando la inclinación del tapiz (de 11 a 14°), la velocidad de la música (65-110 bpm), la longitud de la zancada o introduciendo movimientos de los miembros superiores. Además se puede incluir complejidad al realizar el ejercicio sin agarre, e incluso añadir intensidad extra utilizando las mancuernas que traen incluidas. Gonzalez, director en España de los programas de formación Striding®, basa el éxito del programa en la sencillez del movimiento y por tanto, en su accesibilidad a todos los públicos, así como en la seguridad del mismo al no implicar ningún tipo de impacto sobre las articulaciones.

– *Indoor walking*. Programa cardiovascular de ejercicio en grupo que se realiza sobre la elíptica reproduciendo los patrones naturales de movimiento de marcha o carrera a la vez que se minimiza el impacto articular. Por ello, al igual que la actividad anterior, es accesible a todos los públicos, de bajo riesgo y puede llegar a ser muy motivadora.

– *Kranking*® Sistema de entrenamiento aeróbico creado para el mundo del fitness por Johny Goldberg en el cual el movimiento ciclico se realiza con el tren superior, en un cicloergómetro de brazos. Supone una alternativa a los tradicionales programas de carrera, elíptica o bicicleta en los que se utilizan los miembros inferiores. Puede constituir un ejercicio complementario para el entrenamiento de remo, piragua, natación, etc y posibilita el acceso a poblaciones con patologías o discapacidad en los miembros inferiores, como pueden personas con lesión medular y usuarios de sillas de ruedas.

– *Indo-row*®. Programa de remo indoor creado por Josh Crosby, remero y atleta profesional, y Jay Blahnik, instructor de fitness de reconocido prestigio en Estados Unidos. La actividad permite un acondicionamiento físico global debido al movimiento de piernas y brazos al mismo tiempo. La máquina, fabricada por WaterRower pesa 36 kg, se puede transportar con relativa facilidad, así como apilarse de manera vertical.

Actividades Coreografiadas

De manera general las tradicionales clases aeróbicas de pasos coreografiados tipo aerobic y step han ido en declive en estos últimos diez años. Desde sus inicios comerciales con Jane Fonda este tipo de programas había evolucionado a un nivel en el que la rutina coreografíada presentaba gran complejidad por lo que no eran aptas para todos los usuarios, ni permitían incorporar nuevos clientes sin experiencia previa en la actividad. Por ello, en la actualidad, las últimas tendencias con éxito en el mercado son aquellas que presentan pasos de bailes variados pero muy sencillos, idóneas para todos los públicos y que basan el programa en la repetición continuada de los movimientos aprendidos. Es el caso de los programas Batuka® y Zumba Fitness®.

Actividades cuerpo-mente

En referencia a las modalidades incluidas en esta área, el Método Pilates continúa siendo una actividad de referencia en el mercado actual. Le siguen otras modalidades más tradicionales y orientales como el yoga, así como las clases que fusionan en un solo formato diversos programas como el Body Balance de Les Mills, y el yogulates o pilyoguin. Igualmente, cada vez es más probable encontrar clases exclusivas de relajación o meditación.

CONCLUSIÓN

La población que acude a los centros de fitness presenta cada vez una mayor diversidad: adultos, jóvenes, mayores, con o sin patologías, con o sin discapacidad, con gustos diferentes, disponibilidad variada, objetivos diversos, y al mismo tiempo, cada vez presenta una mayor cultura física. De ahí que la industria del fitness este en constante evolución, para dar respuesta a las necesidades de la sociedad, también cambiante.

Esta realidad, implica una formación continua para los instructores que deben responder a un nivel muy alto de cualificación tanto genérica como polivalente, a la vez que una especialización sólida para poder ofrecer alternativas específicas. Estamos ante uno de los momentos de mayor exigencia para los técnicos y profesionales del sector, resultado de un mayor conocimiento y formación por parte del público. El resultado es positivo para el mercado y la proliferación de disciplinas permitirá que toda aquella persona interesada en practicar una actividad física pueda encontrar soluciones a la medida de sus necesidades.

De la lectura y reflexión del presente capítulo se pueden establecer una serie de conclusiones en relación a las últimas tendencias en actividades colectivas:

- El entrenamiento funcional integral es la base de muchas de las modalidades de última tendencia.

- El equipamiento pequeño, versátil y portátil es fundamental en los centros de fitness.

- Las clases coreografiadas tradicionales siguen en periodo de regresión.

- Resurge para la población civil el ejercicio normalmente vinculado con las fuerzas de seguridad del estado (policías, bomberos, militares).

- Las actividades cuerpo-mente se mantienen dentro de la oferta de sesiones de grupo.

- Los sistemas de entrenamiento en grupo con maquinaria más grande continúan desarrollando nuevas modalidades.

- El sector fitness se encuentra en continua evolución.

REFERENCIAS

- España. REAL DECRETO 295/2004, de 20 de febrero, Ministerio de la Presidencia. Cualificación profesional Acondicionamiento Físico en Sala de entrenamiento Polivalente. Suplemento del Boletín Oficial del Estado número 59, 9 de marzo de 2004. Anexo XCVII, 799-811.
- España. REAL DECRETO 1087/2005, de 16 de septiembre, Ministerio de la Presidencia. Cualificación profesional Acondicionamiento Físico en Grupo con Soporte Musical. Suplemento del Boletín Oficial del Estado número 238, 5 de octubre de 2005. Anexo CLXII, 870-886.
- España. LEY 3/2008, de 23 de abril, del ejercicio de las profesiones del deporte. Comunidad Autónoma de Cataluña. Boletín Oficial del Estado núm. 131, 30 mayo 2008, 25140- 25149.
- España. REAL DECRETO 146/2011, de 4 de febrero, Ministerio de la Presidencia. Cualificación profesional Fitness Acuático e Hidrocinesia. Boletín Oficial del Estado número 54, 4 de marzo de 2011. Anexo DXI, 24818-24864.
- Gonzalez, D. (n.d.). Striding el entrenamiento para todos. Extraído el día 15 de Julio de 2011 desde http://www.aerobicyfitness.com/images/PDF/Striding.%20El%20entrenamiento%20para%20todos.pdf
- Halvorson, R. y Sonnemaker, B. (2010, May). Fast Furious and Functional: Three trends shaping today's fitness landscape. *Idea Fitness Journal*, 36-41.
- Hernando, G. (2009). *Nuevas Tendencias en Entrenamiento Personal*. Barcelona: Paidotribo S.L.
- Hodges, P.W. y Richardson, C.A. (1996). Inefficient muscular stabilization of the lumbar spine associated with low back pain. A motor control evaluation of transversus abdominis. *Spine 21*(22), 2560-50.
- Jakubek, M.D. (2007). Stability balls: Reviewing the literature regarding their use and effectiveness. *National Strength and Conditioning Association 29*(5), 58-63.
- Schroeder, J. y Dolan, S. (2010, July-August). 2010 IDEA fitness programs & equipment trends. *IDEA Fitness Journal*, 23-31.
- Schroeder, J. y Friesen, K. (2009, July-August) 2009 IDEA fitness programs & equipment trends. *IDEA Fitness Journal*, 19-25.

Recursos electrónicos

http://www.aefabts.com/vipr.htm
http://www.aerobicyfitness.com/
http://www.beatbelly.com
http://www.bodysystems.org/
http://www.bosu.com
http://www.bosufitness.com
http://www.crossfitspain.es/
http://www.flowin.com/index.php

http://www.freestylernetwork.com/
http://www.glidingdiscs.com/
http://www.hyperwear.com/discover/sandbell.html
http://www.ikff.net/
http://www.indoorwalking.net/
http://www.indorow.com/
http://www.kettlebells.com.au
http://www.krankcycle.com/
http://www.powerbag.com/
http://www.purmotion.net/
http://www.reebok.com/
http://www.savvierfitness.com/gliding_index.php
http://www.stridingsystem.com
http://www.tecnosport.es/
http://www.togu.de/
http://www.trxspain.es/
http://www.trxtraining.com/

Capítulo 8

ENTRENAMIENTO FUNCIONAL: LA BASE PARA UN ENTRENAMIENTO SALUDABLE

Juan Ramón Heredia Elvar
Susana Moral González
Guillermo Peña García-Orea

INTRODUCCIÓN

En el presente capítulo se abordarán los criterios que deben ser considerados para proporcionar una orientación funcional al programa de entrenamiento orientado a la salud. Dicha revisión debe partir de un obligado análisis y crítica inicial al propio concepto y su aplicación a los actuales programas de acondicionamiento físico saludable (fitness).

Tal como será argumentado con respecto al entrenamiento funcional se está aplicando y difundiendo de forma rápida y profunda una filosofía y creándose una serie de criterios que, cuanto menos, son muy cuestionables desde la perspectiva del rigor científico (Colado, Chulvi, Heredia, 2008). De esta manera asistimos actualmente al desarrollo de procesos en los cuales se nos conduce a catalogar entrenamientos o ejercicios (sin hacer ni siquiera distinción de los mismos) como "funcionales" o "no funcionales" y que puede conducir a alejarnos del verdadero objetivo del entrenamiento: la salud.

Por tanto en este capítulo, no solo buscaremos revisar estos conceptos sino dotarlos de cierta dosis de coherencia y rigor a la par que intentar establecer los criterios que deben regir el componente de funcionalidad en los actuales programas de acondicionamiento físico saludable.

ENTRENAMIENTO FUNCIONAL: CONCEPTUALIZACIÓN

Actualmente se puede decir que para la concreción de los programas de acondicionamiento neuromuscular (PANM) ha aparecido una metodología de entrenamiento basada en la funcionalidad en la que primordialmente se incluyen ejercicios y movimientos considerados funcionales.

El ACSM (American College of Sport Medicine, 2005) define el concepto de fuerza funcional (en este caso se considera como funcional el entrenamiento de dicha capacidad) como "(...) el trabajo realizado contra una resistencia de tal forma que la fuerza generada beneficie directamente la ejecución de actividades de la vida diaria (AVD) y movimientos asociados al deporte".

Estas propuestas, que han emergido con enorme fuerza en la actualidad, son entendidas en base al desarrollo de movimientos integrados y multiplanares que implican aceleración conjunta, estabilización (incrementando en ocasiones las demandas mediante el empleo de elementos desestabilizadores) y desaceleración, con la intención de mejorar la habilidad del movimiento, de la fuerza de la zona media y la eficiencia neuromuscular. Este desarrollo es justificado en su posible mayor aplicación para las actividades cotidianas y actividades naturales (Colado y Chulvi, 2008; Heredia, Isidro, Chulvi y Mata, 2011). Dicho concepto de funcionalidad posee algunos matices y consideraciones importantes que conviene realizar, ya que su aceptación está contribuyendo a una enorme confusión terminológica y conceptual, así como a la aplicación de metodologías que puede alejarse del verdadero objetivo propuesto, entre los que encontramos:

a) El entrenamiento funcional como objetivo inherente al proceso de entrenamiento: Debemos considerar, tal como será expuesto en el presente capítulo, que el entrenamiento funcional se relacionará con el objetivo del programa, mientras que el componente de funcionalidad deberá ser considerado a la hora de la selección de los ejercicios.

b) La consideración del nivel de entrenamiento, la aplicación de ejercicios multiarticulares, integrados, superficies inestables y la necesidad de no sobrepasar los rangos articulares saludables (RAS): La aplicación de movimientos integrados supone un nivel avanzado de entrenamiento que debe alcanzarse cumpliendo una serie de objetivos y criterios básicos y progresando sobre los mismos y además podría suponer un inadecuado e incluso peligroso esmimuto caso de existir posibles debilidades musculares dentro de las cadenas cinéticas involucradas (Colado et al., 2008; Heredia et al., 2011).

Muchas de estas propuestas se basan en acciones articulares o combinaciones en los que se sobrepasa el umbral de tolerancia (rango articular seguro o saludable RAS) de algunas de las estructuras que la componen, lo que supone poner en compromiso su integridad, estabilidad y obviamente funcionalidad. De igual forma y como ya veremos, la aplicación de materiales desestabilizadores, también es un elemento a considerar dentro del entrenamiento, pero aplicando criterios de progresión dado que el incremento de los niveles de inestabilidad externa debe realizarse sobre una amplia y óptima capacidad de estabilización interna-activa.

c) adecuado objetivo de acondicionamiento de la capacidad de estabilización lumbo-pélvica: El entrenamiento de la zona media (CORE), tal como será justificado, constituye elemento esencial de estos planteamientos, pero el mismo debe abordarse atendiendo a un meticuloso proceso de intervención en base a progresiones para garantizar optimas adaptaciones en esta musculatura y sobre todo en su función y capacidad para estabilizar el raquis y generar movimientos de miembros superiores, inferiores o ambos.

d) La consideración de las actividades de la vida diaria en la orientación funcional del entrenamiento: El entrenamiento funcional, por supuesto debe considerar las AVD y actividades de la vida diaria laboral (AVDL) del sujeto entrenado (lo cual en muchas ocasiones, como ya veremos no siempre es posible), pero para ello consideramos no ha sido profunda y meticulosamente estudiadas tales demandas y necesidades en base a la lógica interna de dichas prestaciones (únicamente existe algún interesante trabajo como el publicado por Colado et al., 2008).

No está muy justificado la utilización del argumento de lo "natural" de los movimientos aplicados según los preceptos del entrenamiento funcional, puesto que lo "natural" debe basarse en la propia capacidad de las estructuras y sistemas para adaptarse a tales acciones (y a la dosis aplicada) y, como es bien conocido el organismo posee limitaciones en este aspecto (según nuestro diseño evolutivo). Será necesario considerar dichas limitaciones y minimizar los riesgos de sobrepasarlos. De igual forma la "naturalidad" de los movimientos han ido variando con el paso de los años y el progreso y mecanización de la sociedad y están fuertemente condicionados por las actividades de la vida diaria laboral, que puede llegar a ocupar más de un tercio del tiempo total diario de un sujeto (llegando a provocar importantes desequilibrios y lesiones propias de determinadas labores o profesiones).

De esta manera vamos a intentar replantear el concepto de "entrenamiento y ejercicio funcional". Etimológicamente debemos comprender el término "funcional" (RAE, 2011) como lo perteneciente o relativo a las funciones. También cuando es dicho de una obra o de una técnica: eficazmente adecuada a sus fines y encontramos igualmente su utilización cuando se utiliza como perteneciente o relativo a las funciones biológicas o psíquicas (se encuentra, por ejemplo, su empleo en el concepto de "recuperación funcional"). Es decir, inicialmente la utilización adecuada del término "funcional" debe suponer el respetar o relacionarse con las funciones para los que está diseñado el sistema biológico humano, de manera eficaz y respetando sus funciones psico-biológicas. No podría considerarse funcional aquello que no provocara adaptaciones positivas en dicho sistema o que atentara contra sus funciones y que además no sirviese para que el individuo desarrollase una vida en relación a su entorno de una manera más eficaz.

Otro término asociado al concepto de entrenamiento funcional es el de "transferencia" (T). Volviendo a realizar un análisis etimológico de la palabra, supone: (del latín *transferens, -entis*, part. act. de *transferre*, transferir). Acción y efecto de transferir, que es acto de pasar o llevar algo desde un lugar a otro. Todo entrenamiento buscará como objetivo único lograr el mayor efecto positivo sobre rendimiento específico (González y Rivas, 2002), en este caso sobre la salud y calidad de vida. La T se producirá cuando se estimulan uno o varios factores del rendimiento en la actividad receptora de la T (ángulos en que se aplica la fuerza, tipo/s activación muscular, fase del movimiento y velocidades-cadencias del mismo RAS) y lo hará durante el propio ejercicio sin otros requerimientos.

El desarrollo de ejercicios integrados, variados, multiplanares, etc., será siempre adecuada si se consideran los factores de estímulo mínimo (y por tanto necesidad de repetición) para producir adaptaciones, debiéndose planificar y programar dichos ejercicios atendiendo al nivel de carga (externa-interna) al nivel de rendimiento actual del sujeto y el proceso global de entrenamiento. A este respecto estas propuestas aportan una supuesta transferencia a la vida cotidiana y/o laboral. Adversamente a lo que ocurre con los estudios sobre los programas de entrenamiento de la fuerza con una orientación fisiológica, no parece existir un nivel tan profundo de producción científica que aborde objetivamente los efectos del entrenamiento basado en propuestas "funcionales" para el desarrollo y la mejora de las diferentes características morfológicas, aptitudes neuromusculares y estatus funcional.

Por otra parte, en numerosas ocasiones algunos de los ejercicios o tareas que se basan en movimientos en los que existe un déficit de aspectos básicos en lo referente a la higiene postural. Ello tiene vital importancia no solo por cuanto muchas de estas acciones articulares o su combinación tiene una demostrada potencialidad y riesgo lesivo (Figura 1), sino por lo que puede suponer el adquirir tales hábitos posturales en su aplicación a las AVD y AVDL.

Esta peligrosidad cobra mayor calado cuando el carácter de los ejercicios pasa a involucrar gran número de articulaciones y movimientos combinados, sobre todo cuando el sujeto no es capaz de realizarlo con un mínimo de garantías en cuanto a su capacidad de estabilización y sin considerar las posibles debilidades musculares dentro de estas cadenas cinéticas involucradas. La cuidadosa progresión (o quizás mejor micro-progresión) es la clave para poder aplicar este tipo de propuestas.

Articulación		Acción alta potencialidad lesiva	Revisión de referencias
GLENO-HUMERAL		• FLEXIÓN + ADUCCIÓN Y ROTACIÓN INTERNA • ABDUCCIÓN HORIZONTAL MAXIMA BAJO CARGA • ABDUCCIÓN >80º + ROT INT FORZADA • ABDUCCION + ROTACIÓN EXTERNA FORZADA	Colado, 1996; Durall et al. 2001; Crate, 1997; Fees et al. 1998; Keeves et al. 1999; Ronai, 2005; Lodhia, 2005; Barlow, 2006; Bhatia, 2006; Shankman et al. 1984; Dines et al. 1990; Gerber et al. 1985; Roche et al. 2006.
RODILLA		• HIPERFLEXIÓN RODILLAS • HIPEREXTENSIÓN RODILLAS • ROTACIÓN FORZADA RODILLAS	Colado, 1996; Neitzel; Davies, 2000; Escamilla, 2001; Su et al. 1998; Natura et al. 2005; Scaglioni-Solano et al. 2005; Timmermans; Martin, 1987; Lindsey; Corbin, 1989; Chandler et al. 2000; Chandler; Stone, 1991; Nakagawa et al. 2000; Thacker et al. 2003; Nakagawa et al. 2003; Senter y Hame, 2006; Klein, 1961; Wretenberg et al. 1996.
RAQUIS	GLOBAL	• FLEXIÓN LATERAL MÁXIMA • ROTACIÓN VERTEBRAL MÁXIMA • EJERCICIOS COMBINADOS (COMBINACIÓN AAD).	Colado, 1996; Panjabi 1992; Biering-Sorensen, 1984; McGill, 1999; Akuthota y Nadler, 2004; Clark y Hubley-Kozey, 2005; Hoogendoorn et al. 2000; Levafi et al. 1993; Adams y Dolan, 2005; Renfro y Ebben, 2006; Trainor y Trainor, 2004; Liemohn y Millar, 2006; Gómez-Conesa y Méndez, 2002; Schenk et al. 2006; Richardson et al. 1992, McGill 1998; Akuthota y Nadler 2004; Cholewicki, McGill, 1996.
	CERVICAL	• HIPERFLEXIÓN • HIPEREXTENSIÓN • CIRCUNDUCCCIÓN	
	DORSAL	• HIPERCIFOSIS	
	LUMBAR	• HIPEREXTENSIÓN • HIPERFLEXIÓN	
		• PELVIC TILT	

Figura 1. Acciones articulares y potencialidad lesiva. Revisión. Heredia et al. (2011)

La propuesta de **entrenamiento por "cadenas musculares"** nos parece muy interesante y acertada, pero deberíamos considerarla como una progresión dentro del proceso de entrenamiento (más bien debiendo integrarse adecuadamente en dicho proceso), pues cualquier "cadena" será tan fuerte/rendirá en función de su eslabón más débil (factor limitante). Es decir, si solicitamos una participación integrada de una cadena muscular, debemos asegurarnos la respuesta adecuada de cada unos de sus eslabones (músculos), a fin de evitar que en la realización de un movimiento integrado algunas de las estructuras puedan lesionarse por no poseer una buena capacidad de respuesta. Cuando controlar y ejecutar correctamente un ejercicio en condiciones de alta estabilidad suponga todavía un problema, ¿deberíamos plantearnos situaciones mucho más abiertas e inestables? Inicialmente, antes de iniciar cualquier programa o estrategia de entrenamiento, primero se deberíamos **identificar los eslabones débiles** para después reducirlos al mínimo. También podría suceder que el aplicar exclusivamente las propuestas entendidas como "funcionales" puedan suponer no superar el umbral mínimo para generar adaptaciones fisiológicas a nivel neuromuscular. Así, autores como Behm y Anderson (2006) entre otros, parecen destacar la importancia del entrenamiento funcional como recurso para la mejora neuromuscular y propioceptiva, pero dejando clara constancia de que en ningún caso debería aplicarse separadamente de los tradicionales programas de entrenamiento (Colado y Chulvi, 2008).

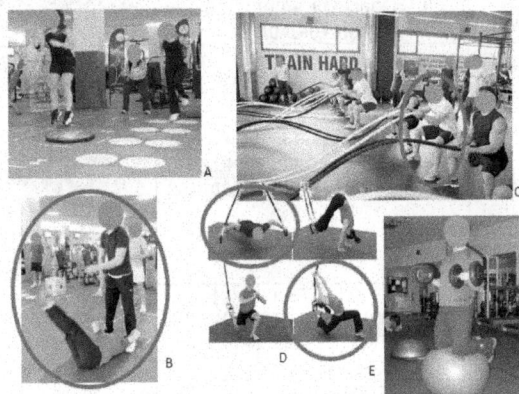

¿Son estos ejercicios o tareas "funcionales"?. El hecho de que el ejercicio se realice en una determinada superficie, zona, o con un material inestable o "poco convencional" y más "natural", no son las premisas que confieren al ejercicio mayor o menor funcionalidad. En primer lugar algunos de ellos (como el B) no lo podrá ser en ningún caso cuando de salud e integridad del raquis se trata (ejercicio incluido en programa de acondicionamiento físico saludable), y tampoco lo serán aquellos que no respeten los RAS o se realicen con una correcta higiene postural y ATPE. En otros casos lo podrían ser pero si son incluidos en una cuidada y metódica progresión y se hace en el momento adecuado de dicho proceso para poder satisfacer o proponer demandas que garanticen nuevas y más ricas adaptaciones a nivel neuromuscular.

Por tanto, podríamos decir que, en muchas ocasiones, estas propuestas carecen de unos criterios de aplicación y de progresión sobre los que fundamentar el entrenamiento (Colado et al., 2008). Por otro lado, no abordan la forma de integrar dicha metodología dentro de los tradicionales programas de acondicionamiento físico saludable, situación que ha supuesto que sea aplicada de forma excluyente y como algo muy específico y que ha desembocado en una aplicación excluyente de esta metodología y de sus ejercicios específicos desde una fase inicial del entrenamiento, pudiendo no resultar tan eficaces como se proclama.

Entrenamiento funcional vs entrenamiento con materiales inestables

Actualmente el mercado de la actividad física y la salud ha incluido de forma desmesurada la aplicación de materiales inestables para el desarrollo de programas de PANM.

En primer lugar una cuestión a reflexionar es lo relativamente apropiado de utilizar la palabra "inestable" para definir algunos materiales o elementos que añaden inestabilidad en algunos ejercicios o tareas. Quizás, por esa razón (y no por el hecho de que dicho material sea en si mismo estable o inestable) pudiera ser más adecuado utilizar el término "material desestabilizador", pese a lo cual y lo difundido del término utilizaremos indistintamente ambas acepciones. El material desestabilizador, es aquel que emplearíamos para aumentar los requerimientos de estabilización activa, proporcionando un entorno inestable que potenciará las demandas de control neuromuscular. La utilización de dicho material, su combinación y el manejo de otras variables como pueden ser la base de sustentación, amplitud y patrón de movimiento, velocidad de ejecución, etc., son algunas de las claves para avanzar en las microprogresiones en integración neuro-muscular.

Inicialmente destaca la aplicación poco planificada de ejercicios basados en la generación de inestabilidad con el objetivo de incrementar el fitness neuromuscular. La aplicación de entrenamiento contra resistencias con inestabilidad ha sido extrapolado del campo de la fisioterapia y la rehabilitación (Akuthota y Nadler 2004), y su reciente aplicación a los PANM ha suscitado gran interés en el campo científico.

Es de destacar que en muchos estudios enfocados al análisis de la inestabilidad generada por el fitball (pelota suiza o pelota gigante) pueden tener amenazada su validez interna, puesto que en ocasiones se olvida controlar algunas variables que podría influir sobre los resultados encontrados, como pueden ser el tamaño del fitball, la presión de hinchado o la separación de los apoyos que configuran la base de sustentación. Esta carencia de información dificulta las tareas comparativas de trabajos para la extracción de conclusiones sobre su eficacia.

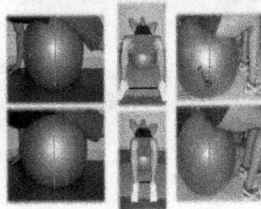

Altura del practicante (m.)	Diámetro recomendado del balón (cm.)
1,40 – 1,50	45
1,50 – 1,60	55
1,60 – 1,80	65
>1,80	75

Tamaño del balón según talla del practicante

Figura 2. Selección del tamaño del fitball

Tabla 2. *Diferentes materiales desestabilizadores.*

Material	Características	
Fitball, pelota suiza, physioball	Pelota de plástico de gran diámetro (variable a considerar según sujetos)	
Ballastball Bosu DSL	Fitball con material pesado en su interior	
Physio-roll	Resulta de la suma de dos pelotas gigantes (aparentando un cacahuete)	
Bosu	"Both sides up". Aparato que nace de la división de una pelota gigante. Es decir tiene una parte de aire y otra rígida. Body Dome: Variación del bosu en con tensores anclados para realizar ejercicios resistidos.	
Dyna disc Wobbleboard®	Pequeños discos de goma hinchados	
Tablas de inestabilidad	Tablas con un elemento central más prominente	
T-Bow	Arco de fibra sintética (polietileno) o madera natural, con dimensiones (70x50x17 cm.), equilibrado y con un peso reducido (de 3,2 a 4,7 Kg). Es posible utilizarlo por ambos lados (con un granulado en la parte cóncava y una esterilla en l aparte convexa)	
Core Board	Plataforma (74 x 15 cm. Diámetro: 56) que se inclina, gira y torsiona en todas direcciones, respondiendo dinámicamente a los movimientos del usuario, si éste se mueve de un lado, la pista ejerce una fuerza que empuja hacia atrás en la dirección contraria.	
Espuma de estireno Foam Roller)	Espuma diseñada de forma tubular.	
Elementos de suspensión TRX, Flying, AirfitPro	Elementos mediante los cuales el sujeto queda suspendido a nivel de algunas de sus extremidades (miembros superiores o inferiores)	
Slide board pro	Superficie rectangular que permite el deslizamiento corporal hacia los lados. Para ello se utilizan una especie de patucos realizados de un tejido que posibilita un mejor deslizamiento de los pies en el slide y que se adquieren normalmente junto con este. A los dos lados del slide se sitúan una especie de topes que limitan el movimiento lateral de los pies y piernas.	
Gliding	Evolución más sencilla del slide. Dos materiales que permiten el deslizamiento sobre la superficie de apoyo, permaneciendo el punto de apoyo (pie, mano, rodilla…) constante y firme. Se pueden encontrar en tela (para deslizamientos sobre parqué o similar) y de goma para otras superficies más duras.	

Con la aplicación de las investigaciones, trabajos y metodologías provenientes de otras ciencias, el trabajo en situaciones inestables ha ido ganando adeptos entre los practicantes del fitness y del entrenamiento funcional, apareciendo incluso en muchas de las propuestas en clases colectivas. El planteamiento pasa por "comprometer" el nivel de estabilización haciendo participar un mayor número de grupos musculares, mejorando el control y provocando una alta estimulación sensomotora. La finalidad del entrenamiento con inestabilidad pretende generar un estímulo que lidera la acción muscular simultánea (cocontracción) de los músculos que cruzan una articulación, además de aportar un estímulo de carácter propioceptivo.

Muchas veces, el primer elemento de estabilización, adecuada progresión y trabajo de la musculatura estabilizadora, nace de una correcta ATPE durante la ejecución de los ejercicios y no de comprometer la capacidad neuromuscular para desarrollar ejercicios desafiando a dicha musculatura. Aunque parece ser que la principal justificación radica en la activación de la zona lumbo-abdominal durante la realización de estos ejercicios. En este sentido, ha sido justificado como carácter funcional de los PANM la aplicación de ejercicios para incrementar la estabilidad de la región lumbar de la espalda (Colado et al., 2008; Danneels et al., 2005), puesto que aparece como una zona donde las demandas cotidianas exigen una adecuada activación muscular global para mantener unos adecuados niveles de estabilidad. Estas demandas son cubiertas por co-activaciones de la pared abdominal moderados, lo que McGill (1999) ha denominado como **estabilidad suficiente**. Dicha estabilidad se consigue con activaciones moderadas y permiten **mantener la curvatura lumbar fisiológica durante las tareas de la vida cotidiana** (McGill, 1999) y **actividades que generen perturbación a la columna lumbar** (McGill, 1998).

Por lo tanto, la aplicación de los ejercicios con materiales desestabilizadores deberán estar principalmente orientados a la zona media, siendo necesario para poder desarrollar los ejercicios de estabilización atender al significado de estabilidad de la zona media. En esta región el concepto de estabilidad está íntimamente relacionado con el de zona neutral, establecido por el profesor Panjabi, el cual define este concepto como la parte del ROM dentro del cual hay mínima resistencia a la movilidad articular (Panjabi, 2003). En esta línea de investigación, Panjabi conceptuó que la estabilidad espinal estaba basada en tres subsistemas, el subsistema de control neuronal (principalmente el cerebelo), el subsistema pasivo (vértebras, cuerpos vertebrales, ligamentos) y subsistema activo (músculos del torso) (Panjabi, 1992). Por lo tanto, queda reconocida la importancia de los músculos para aportar estabilidad mecánica a la columna (Heredia, Isidro, Peña, Chulvi, Mata, 2010).

La importancia de la zona neutra (ZN) radica en la posición natural. Sobrepasar este punto tanto hacia la extensión como hacia la flexión incrementará la resistencia al movimiento, y si además dicho movimiento es realizado contra resistencias las probabilidades de lesión son mayores (Liebenson, 2004)

- La forma primaria de generar inestabilidad es generando un torque sobre la zona lumbar. Esta situación se puede conseguir manteniendo la estabilidad espinal neutral mientras se generan patrones de movimientos (resistidos o no) adecuados con las extremidades simultáneamente (Debeliso, O'Shea, Harris, Adams y Climstein, 2004; Faigenbaum y Liatsos 1994; McGuill, Grenier, Kavcic y Cholewicki, 2003). Esta situación será conseguida de forma más eficaz al realizar la maniobra de tensión o tirantez muscular frente a la del hundimiento (Grenier y McGill, 2007), aunque ambas proporcionan un apoyo seguro y efectivo para la realización de ejercicios de contra resistencias con los extremidades.

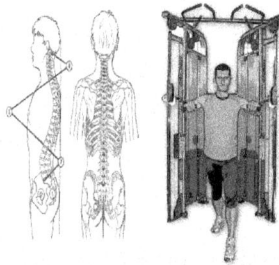

Figura 3. *Se debe mantener la adecuada ATPE y nivel de estabilización lumbo-pélvica en los ejercicios contra-resistencias a medida que se disminuye la estabilización externa*

- Un programa de estabilización adecuado y progresivo puede liderar mejoras en la estabilidad espinal y por ende, sobre la salud de la espalda, dedicando poco tiempo de entrenamiento (recomendado de 2 a 4 días, aproximadamente 20 minutos de ejercicio) Realizar ejercicios sobre fitball puede ser seguro para las personas que sufran patologías de la espalda baja, puesto que este elemento permite entrenar sin causar excesivas cargas compresivas (Lehman, Gordon, Langley, Pemrose y Tregaskis, 2005). Sin embargo, la aplicación de ejercicios de fortalecimientos sobre el balón en posición sentada no debería exceder de los 30 minutos puesto que McGill, Kavcic y Harvey (2006) han demostrado que la exposición prolongada (>30 minutos) estando sentado sobre el fitball no ha generado mayores activaciones electromiográficas, aunque si ha incrementado la compresión de los tejidos blandos. Por ello se debe optar por realizar elongaciones espinales tras periodos de 20 a 40 minutos de estar sentados sobre el fitball (Liebenson, 2004).

De cualquier forma, la generación de inestabilidad espinal por cualquier vía de las citadas anteriormente debe estar razonada para crear unas progresiones adecuadas, de mayor estabilidad a mayor inestabilidad (Akuthota y Nadler, 2004, McGill, 1999, Lehman et al., 2005). Estas progresiones basadas en la aplicación de materiales, adoptando posiciones que favorezcan la inestabilidad o la suma de estos factores, debe tener presente que la estabilidad se debe conseguir por vías activas, es decir por la activación muscular (Heredia et al., 2006).

Es obvio pues que la aplicación de cualquier propuesta que incluya altas demandas de estabilización interna activa y/o conlleve elevados niveles de inestabilidad externa deberá atender a un cauteloso criterio del técnico, tal como ha sido demostrado en algunos trabajos (Heredia, Isidro, Peña, Mata, Martín y Martinez, 2011) donde se evidencia que la utilización de elementos como el entrenamiento en suspensión exigirá una adecuado acondiconamiento precio del CORE, de la musculatura de los antebrazos y revisión de los ejercicios para garantizar RAS. De igual manera en este mismo trabajo propuestas como el Crossfit, el Crossgym o la FunctionalZone supeditan su utilidad para tal fin al conocimiento en su utilización por parte del Técnico.

Del Entrenamiento Funcional a los Ejercicios Funcionales

Una vez revisado el concepto y los planteamientos establecidos entorno al denominado "entrenamiento funcional", intentaremos estructurar los objetivos que constituirían dicho entrenamiento funcional (y que como hemos visto se relacionan con la propia función psicobiológica del ser humano, es decir debe atender a la misma, a su evolución y desarrollo y contemplarla interviniendo en forma de intentar potenciar un desarrollo adecuado y minimizar los deterioros que también son inherentes a dicha evolución). Es decir, el entrenamiento tendrá un carácter funcional (al igual que en el deporte cuando considere la propia lógica interna del mismo y busque mejorar rendimientos y prevenir lesiones) en el entrenamiento para la salud y calidad de vida cuando se contemple la evolución del ser humano, se potencie el rendimiento durante la vida y se compensen los desajustes y posibles problemas inherentes a dicho proceso. Por tanto los **objetivos** en dicho caso se orientan a:

Considerar y reajustar el sistema de movimiento (SMov)

- Considerar y compensar los desajustes propios de las AVD en el SMov.

- Desarrollar la capacidad de rendimiento/prestación del SMov en las AVDL.

- Mejorar y mantener la salud e integridad del sistema osteo-articular.

- Considerar adaptaciones según requerimientos específicos asociados a las diferencias sexuales.
- Considerar adaptaciones en el entrenamiento atendiendo a los procesos degenerativos del sistema neuromuscular y a posibles repercusiones en la composición corporal.

AVD= Actividades vida diaria; AVDL= Actividades de la vida diaria laboral

Estos objetivos serán tratados a continuación para su aplicación en los contextos del entrenamiento individual y/o personalizado y en el de las clases de acondicionamiento físico en sesiones colectivas. El entrenamiento supone un proceso que debe atender a cierto nivel de estructuración. Sin entrar a desarrollar tales procesos (algo que va más allá del objetivo del presente capítulo), al llegar a la fase de prescripción, finalizando el proceso cobrará importancia el tipo de ejercicios que seleccionemos. Consideraremos el componente de funcionalidad de los mismos cuando, siendo consciente de tener una capacidad operativa limitada (número de ejercicios por sesión), los mismos sean escogidos adecuadamente atendiendo a los objetivos a cubrir, según lo anteriormente expuesto. Esto supone que no existen ejercicios "funcionales" y otros que no los son, de alguna manera todos (cumpliendo con componentes de seguridad y eficacia) lo podrán ser en algún momento de la fase del entrenamiento del sujeto si sirven para generar adaptaciones que redunden en el logro de los objetivos pretendidos.

OBJETIVOS PARA EL DISEÑO DE PROGRAMAS DE ENTRENAMIENTO FUNCIONAL

El Sistema de Movimiento (SMov): posibles desajustes y requerimientos de las actividades del la vida diaria (AVD) y actividades de la vida diaria laboral (AVDL)

Al igual que ocurre con el entrenamiento deportivo, se debe realizar un análisis exhaustivo de las características que definen las actividades que el individuo realiza durante su vida para, a partir de dicho análisis, poder llegar a diseñar programas de entrenamiento donde se potencien aquellos aspectos que sean necesarios para garantizar un óptimo rendimiento en dichas AVD y AVDL y se compensen los posibles desajustes que dichas actividades (que recordemos realizamos durante casi dos tercios del tiempo diario durante casi toda nuestra vida) pueden llegar a ocasionar en nuestro organismo.

Es obvio que no considerar el que tal volumen de actividad conllevará adaptaciones y cambios de distinto tipo, con importantes repercusiones a nivel psico-físico, sería como entrenar para una determinada especialidad deportiva sin considerar la lógica interna y las características del propio deporte. Además el análisis pormenorizado cobra más importancia dado que solo dispondremos de una dosis limitada de ejercicio (a nivel cuantitativo), como mucho una o dos horas de ejercicio de 2 a 5-6 días a la semana para conseguir tales objetivos (lo cual es relativamente poco tiempo para revertir modificaciones fruto de dos tercios del tiempo diario), con lo que otro aspecto a tener en cuenta será la posible relevancia de los factores cualitativos (intensidad, densidad, metodología y selección de ejercicios) para conseguir algún tipo beneficios en dicho sentido (Heredia et al., 2011; Hyrsomallis y Goodman, 2001; Leijon, Lindberg, Josephson y Kiktorin, 2007; Leclerc, Chastang, Niedhammer, Lander y Roquelaure, 2004).

Muchos programas y ejercicios son desarrollados actualmente bajo la denominación de "funcionalidad" y esa supuesta transferencia a las actividades de la vida diaria de los individuos y ni siquiera han sido analizadas tales actividades a nivel general o de manera más específica según el puesto de trabajo. Este hecho debe llamarnos a la reflexión. De esta forma, entrando a realizar dicho análisis encontramos que actualmente las sociedades industriales han realizado un proceso de civilización que se ha unido al propio estilo de vida que viene impuesto por la sociedad de hoy en día ha llevado a un claro predominio del sedentarismo, desembocando éste en la falta de movimiento o hipocinesis (Colado, 1996; Colado, 2004; Isidro, Heredia, Ramón, Pinsach y Ramón, 2007). Si analizamos los estímulos a los que se somete al sistema neuromuscular en nuestra sociedad actual son cada vez menores y, quizás lo más importante, menos variados.

Como se desprende del trabajo de Colado et al. (2008) analizando de manera más concreta las AVD comunes en los países occidentales industrializados se observa que los requerimientos de movimiento son escasos y básicos. Existen algunos movimientos de empuje de los miembros superiores (por ejemplo, empujar el carro de un supermercado, etc), en ocasiones se realizan tracciones de miembros superiores (por ejemplo, extraer un objeto del maletero del coche, etc), estas acciones pueden tener riesgo de lesión si no existe una adecuada coactivación de la faja lumbo-abdominal (Granata y Bennet, 2005; Granata, Lee y Frankilin, 2005; Lee y Granata, 2006) mientras que los miembros inferiores sólo son requeridos para tareas de desplazamiento (andar, subir y bajar escaleras).

Tras este básico análisis de tareas de las AVD, queda patente que el CORE (zona media) es el centro de la cadena cinética funcional (Akuthota y Nadler, 2004) para poder realizarlas eficazmente y sin riesgo de lesión. Siguiendo con el análisis de las AVD debe destacarse que éstas suelen caracterizarse por acciones mantenidas, con predominio de la manifestación de resistencia muscular o por un carácter esporádico y ocasional de algún tipo de acción muscular con una elevada exigencia que será de mayor o menor cuantía en función del nivel de acondicionamiento neuromuscular del sujeto. Por tanto, analizando las necesidades y requerimientos a nivel neuromuscular de las AVD, se observa que éstas suelen ser ante resistencias de tipo medio-bajo y con escasa repetición, manifestadas de forma mantenida o de forma esporádica. Además será clave desarrollar un adecuado acondicionamiento del CORE de manera que desde un adecuado acondicionamiento y potenciación de dicha musculatura se progrese para lograr adecuadas y eficaces activaciones que garanticen la optima estabilización raquídea en el desarrollo de cualquier acción. El desarrollo de la metodología para dicho fin excede, con mucho, las posibilidades de desarrollo en el presente capítulo y deberían ser tratadas de manera específica.

Parece ser que en los programas de entrenamiento **no existirían motivos para plantear la necesidad de realizar alguna adaptación específica para influir sobre la funcionalidad de los sujetos atendiendo a una transferencia a las AVD, y únicamente será necesario,**

para que el entrenamiento tenga ese carácter "funcional", el diseño de un programa de entrenamiento donde se incluya una adecuada progresión de ejercicios de acondicionamiento neuromuscular que favorezcan y garanticen una adecuada estabilidad espinal (CORE).

En síntesis, en las líneas precedentes se ha justificado la importancia de poseer músculos estabilizadores del tronco adecuadamente acondicionados para responder a los requerimientos durante las AVD. Para cubrir esta necesidad los PANM deben seleccionar ejercicios de estabilización raquídea adecuados, que progresen desde la capacidad de activación y control de la musculatura del CORE hasta llegar a ejercicios donde se mantenga la alineación fisiológica lumbo-pélvica mientras son cubiertas otras tarea (Panjabi, 1992; McGill, 1999; McGill, Grenier, Kavcic y Cholewiki, 2003;). Pero debemos dejar constancia que tales ejercicios más complejos desde un punto de vista neuromuscular, serán verdaderamente funcionales cuando se realicen tras una adecuada progresión en el entrenamiento del CORE.

El segundo punto a considerar es que además de las AVD, el sujeto realizará durante un tiempo importante (aproximadamente 1/3 del tiempo diario durante la mayor parte de su vida adulta) un conjunto de actividades que el individuo desarrolla en un contexto laboral, donde ha sido demostrado que la realización de jornadas de trabajo muy extensas (≥12 horas diarias o ≥60 horas semanales) repercutirá en un incremento del riesgo de lesión y enfermedad, principalmente por fatiga (Dembe, Erickson, Delbos y Banks, 2005). Por lo tanto, el desarrollo de un PANM con carácter funcional exigirá previamente de un análisis evaluativo mínimo de las características de las AVDL para conocer tanto las posibles adaptaciones como las posibles intervenciones que deben generarse en lo referente al ajuste de los programas de entrenamiento

Atendiendo a las posibles teorías que darían explicación a las alteraciones músculo-esqueléticas laborales, se tratará de abordar un óptimo diseño y programación del entrenamiento y que la prescripción aborde una adecuada selección de ejercicios en base a criterios que atiendan a dos niveles (Colado et al., 2008):

1. El desarrollo del entrenamiento funcional complementario/compensatorio para las AVDL, que pretenderá difuminar los efectos negativos de la fatiga, desequilibrios y excesivas repeticiones estereotipadas laborales.

2. Proporcionar al entrenamiento la visión funcional desde la perspectiva de la prestación/rendimiento para las AVDL, cuyo

desarrollo permitirá abordar con mayor garantía los esfuerzos excesivos en grupos musculares desacondicionados o con niveles de fuerza insuficientes para cubrir estas demandas.

Tras la revisión realizada por Punnett y Wegman (2004) parece ser que existe un consenso en el que los movimientos repetidos y estereotipados, las posturas no neutrales, las vibraciones, los esfuerzos genéricos y/o la combinación de los factores anteriores deben ser considerados como un factor de riesgo para padecer desórdenes musculo-esqueléticos laborales. Este riesgo de lesión está influido por la jornada laboral puesto que ha sido demostrado que jornadas que impliquen más tiempo de trabajo se relacionan con un mayor riesgo de lesión (Dembe et al., 2005).

Cuando se pretende desarrollar un programa de entrenamiento desde una perspectiva funcional complementario/compensatorio para las AVDL, se debe proporcionar un adecuado equilibrio muscular que influirá directamente sobre la higiene postural. En ocasiones las acciones que caracterizan las AVDL son excesivamente repetitivas e incluso son realizadas sin una adecuada higiene postural, factores que pueden desembocar en modificaciones posturales y lesiones de diversa índole (Colado et al., 2008; Barr y Barbe, 2002; Dembe et al., 2005; Hyrsomalis y Goodman, 2001; Punnet y Wegman, 2004).

El equilibrio es otra variable a la que se debe prestar una especial atención en aquellas profesiones que lo requieran, puesto que presenta una relación directa con las lesiones y los accidentes (Gauchard et al., 2003; Gardner, Robertson y Campbell, 2000; Punakallio, 2005). La funcionalidad que se debe obtener con los PANM fundamentalmente será conseguida mediante (a partir de Colado et al., 2008):

a) La selección de ejercicios o modificación de los mismos a fin de que proporcionen un mayor énfasis en aquellos grupos musculares que puedan garantizar cierto nivel de equilibrio del SMov (Sharmann, 2006), además de aportar un reajuste neuromuscular básico.

b) La detección de posibles patrones disfuncionales, eslabones débiles y/o desequilibrios neuromusculares durante los requerimientos motrices en AVDL. En este sentido, es conocido que los músculos solicitados permanentemente, están sujetos a padecer contracturas, y su tendencia al acortamiento-restricción puede provocar desequilibrios musculares que aumenten no sólo el riesgo de lesión sino que pongan de manifiesto determinadas patologías y además provoquen trastornos motores y algias. Este tipo de adaptaciones pueden incluso llevar a transtornos músculo-esqueléticos cróncos del tipo de de patología acumulativa por microtraumatismos de repetición (Sobrino, 2003) propios de muchas de las AVDL.

Desde este criterio de funcionalidad se debería garantizar una adecuada capacidad neuromuscular para el rendimiento en las actividades propias de las AVDL, puesto que ha sido expuesta la posibilidad de lesión laboral debido a una carencia de fuerza (Punnet y Wegman, 2004; Renfro y Ebben, 2006), principalmente cuando existen necesidades de manipulación de cargas y levantamientos de cierta exigencia (Colado et al., 2008). En este caso en los PANM se debería garantizar una adecuada selección de ejercicios relacionados con los factores determinantes de dicho rendimiento con el fin de garantizar la realización segura y eficaz de los esfuerzos laborales.

Todo este planteamiento contemplará no sólo la inclusión de ejercicios cinemáticamente similares a la demanda motriz laboral que se pretende desarrollar si no también, tal y como exponen González y Ribas (2002), deben estimular uno o varios factores del rendimiento en la actividad receptora de la transferencia, como pueden ser los ángulos en que se aplica la fuerza, tipo/s activación muscular, fase del movimiento y velocidades-cadencias del mismo, además de considerar los límites saludables de las acciones articulares componentes del movimiento. Esta segunda variable de estimular uno o varios factores del rendimiento será tomada en cuenta principalmente en fases avanzadas del entrenamiento y siempre que no exista contraindicaciones (Colado, et al., 2008).

Mejorar y mantener la salud e integridad del sistema osteo-articular

Como hemos visto, el entrenamiento funcional debe respetar o relacionarse con las funciones para los que está diseñado (en este caso el sistema biológico humano), de manera eficaz y respetando sus funciones psico-biológicas y que sirva para que el individuo desarrolle una vida en relación a su entorno de una manera más eficaz. Uno de los hechos comunes a los seres humanos y que debe ser considerado para intervenir sobre él, es el de intentar mantener la salud e integridad osteo-articular.

El esqueleto del hombre es el resultado biológico de milenios de evolución. Cada uno de los niveles de complejidad estructural que lo integran (molecular, subcelular, celular, tisular, orgánico, sistémico e individual) ha ido cambiando a través de sucesivas mutaciones génicas a lo largo del proceso de diferencias génicas a lo largo del proceso de diferenciación filogenética (Ferretti, 2004) hasta el grado de desarrollo que le impone hoy la programación genética de nuestra especie. Sin embargo, no todo es genético en la determinación de la forma (y, por consiguiente, de la resistencia) de un hueso.

El resultado de todos estos procesos finalmente adaptivos de la arquitectura ósea de acuerdo con los requerimientos mecánicos de cada región, es la optimización de la eficiencia mecánica de los huesos. A este respecto es importante destacar que en los seres humanos, durante el desarrollo de la vida, una vez alcanzado el máximo de masa ósea, se asiste a un período de estabilidad de la misma, producto de un remodelamiento óseo acoplado, que perdura hasta poco antes de los 40 años. Posteriormente, las mujeres sufren dos fases de pérdida ósea, mientras que los hombres sólo una. En mujeres, en la década siguiente a la menopausia se asiste a una pérdida acelerada y autolimitada de hueso, que involucra pérdida desproporcionada de hueso trabecular (20-30%) versus el cortical (5-10%), que parece estar bastante relacionada con el hipoestrogenismo de la postmenopausia.

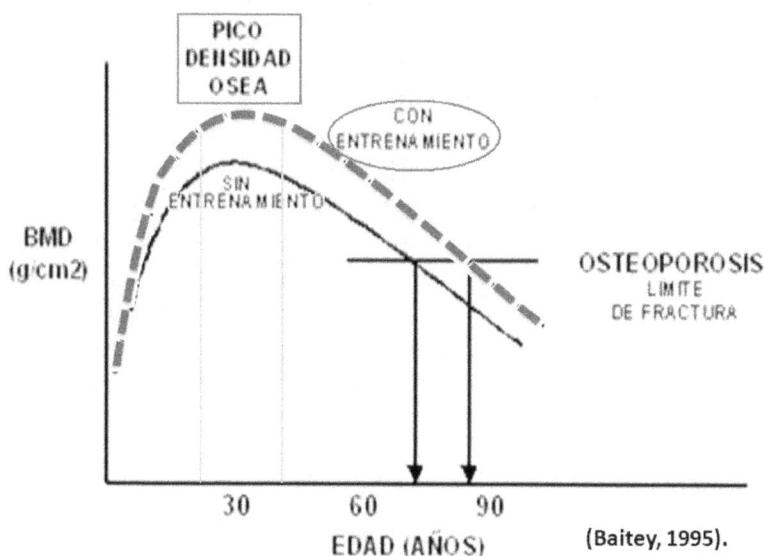

Figura 4. Evolución de la densidad mineral ósea con la edad. Tomado de Baitey (1995)

185

Concomitante a esta pérdida acelerada de masa ósea, se inicia una fase continua y lenta de pérdida de hueso, que perdura indefinidamente, común a ambos tipos de hueso e involucra pérdida adicional del 20-30% de la masa ósea, de similar proporción en hueso trabecular y cortical respectivamente. Esta fase, lenta y continua, es similar para ambos sexos y se relaciona con falla de la actividad osteoblástica, hiperparatiroidismo secundario a menor absorción intestinal de calcio, deficiencia nutricional de vitamina D, etc.

Por tanto todo parece sugerir la importancia del momento de la vida en el que se realiza ejercicio físico y que tendrá un gran impacto sobre la densidad mineral ósea (DMO) especialmente en mujeres pre-púberes. El mantenimiento de altos valores de DMO durante las edades tempranas facilita el mantenimiento de dichos valores durante la pre y post menopausia, reduciendo así la eventual incidencia de osteoporosis. Además, esta predisposición temprana hacia el ejercicio físico en los años pre-puberales puede contribuir a llevar un estilo de vida más activo en los años futuros, lo que podría contribuir a mantener o incrementar la DMO, reduciendo el riesgo de osteoporosis (ello será tratado y mencionado posteriormente en el objetivo referido a diferencias según sexo).

También es sabido que uno de los principales factores preventivos de patologías como la osteartrosis es el control de los factores de riesgo modificables, tales como el sobrepeso o la evitación de traumatismos repetitivos, así como que las cargas mecánicas moderadas son necesarias para la homeostasis del cartílago, sin embargo intensidades elevadas (no se debe confundir con utilizar resistencias altas, sino con un estrés inadecuado para la capacidad de la propia estructura articular) pueden desembocar en osteoartrosis (McDermot y Freyne, 1983). Por tanto, otro factor a considerar es el intentar que la selección de ejercicios se base en RAS, de manera que se garanticen adaptaciones estructurales y funcionales a nivel articular manteniendo al máximo la integridad y salud articular evitando un progresivo deterioro. Para ello se atenderá al criterio de seguridad en la selección de los ejercicios (Heredia et al., 2011). Así pues, para cubrir el presente objetivo en el entrenamiento funcional se atenderán, principalmente, a dos criterios:

1. El evitar sobrepasar RAS, garantizando la estabilidad y funcionalidad articular.

2. Prevenir procesos osteopénicos. Esto es considerar la necesidad de obtener un adecuado y óptimo pico de masa osea (PMO) antes de los 30 años en las mujeres y que las tareas

propongan ejercicios que supongan cierto grado de solicitación a nivel de la estructura osteo-muscular (tracción, impacto), especialmente a nivel de Columna Lumbar, Cadera y extremidades.

Se sabe que la carga mecánica del esqueleto a través de las fuerzas gravitacionales o por las fuerzas producidas por la contracción muscular influencian la masa ósea (Frost, 1997). Por esta razón, se debería estimular a las mujeres post menopáusicas a que participen en actividades en las que hay que soportar el peso corporal para que mantengan su estabilidad funcional, la DMO y la calidad de vida, reduciendo especialmente el riesgo de caídas, siendo necesario enfocar los específicos hacia regiones corporales específicas y con una intensidad adecuada. Además se debe considerar el incluir propuesta para la mejora de la estabilidad dinámica y del equilibrio ya que puede reducir la incidencia de caídas, reduciendo así la incidencia de fracturas osteoporóticas

De esta manera, para que el entrenamiento pueda considerarse funcional desde la perspectiva del objetivo de mejorar y mantener la salud e integridad del sistema osteo-articular, deberá cumplir con los siguientes contenidos:

- Ejercicios contra gravedad (impacto) y con resistencias intensidad moderada-alta.
- No sobrepasar RAS en los distintos ejercicios o tareas.
- Involucrar articulaciones específicas: atención especial Columna lumbar, cadera, extremidades.
- Ejercicios estabilidad dinámica y Equilibrio.
- Recomendaciones en cuanto a hábitos saludables:
    - Eliminación tóxicos: tabaco y alcohol; dieta adecuada: calcio y vitamina D, ingesta proteinas; exposición solar moderada.

Considerar adaptaciones en el entrenamiento atendiendo a los procesos degenerativos del sistema neuromuscular y a posibles repercusiones en la composición corporal

A este respecto debemos considerar la necesidad de que el entrenamiento cumpla con ciertos requisitos que tengan en cuenta procesos inherentes a la propia evolución y minimicen los mismos. Dichos procesos tienen importantes repercusiones sobre la salud y capacidad funcional del individuo.

En este caso nos referiremos a la denominada sarcopenia (Sp). La Sp, que se define como la pérdida de masa del músculo esquelético relacionada con la edad (Evans y Campbell, 1993), lleva a un mayor riesgo de sufrir determinadas patologías y de mortalidad, como también de una función física disminuida, y finalmente quizás resulte en la pérdida de la independencia funcional (Rantanen, 2003).

La etiología de la Sp es compleja. Se han implicado varios factores que incluyen concentraciones de la hormona anabólica en disminución, deficiencias nutricionales, inflamación crónica y resistencia a la insulina (Takashi et al., 2011). La pérdida de masa muscular puede derivar en la pérdida de fuerza y función física, lo cual es una de las principales preocupaciones entre los individuos ancianos. Los sujetos con Sp tienen una probabilidad mayor de utilizar bastones o caminadores y una mayor historia de caidas, independientemente de la edad u otros factores (Baumgartner, Koehler, Gallagher y Romero, 1998).

Roubenoff (2001) propuso que la severidad de la Sp se basa en un bucle de retroalimentación que incluye la actividad física, la masa muscular, la fuerza y la función física. Este bucle de retroalimentación puede tener una dirección positiva (saludable) o negativa (incapacitante). En la dirección positiva, los individuos físicamente activos son capaces de preservar la masa y la fuerza muscular y por lo tanto mantener la función física. En la dirección negativa, la falta de actividad física puede acelerar la pérdida de tejido muscular, lo cual deriva en la pérdida de fuerza y en un mayor esfuerzo para realizar una tarea dada.

Estudios previos han reportado que la pérdida de masa muscular con la edad avanzada es mayor en los miembros inferiores que en las extremidades superiores (Miyatani, Kanehisa, Azuma, Kuno y Fukunaga, 2003) y está principalmente asociada al uso disminuido de las extremidades inferiores en las actividades, tales como caminar. La capacidad para realizar actividades físicas diarias normales, tales como el cuidado personal, la limpieza, las compras, etc., depende en un alto grado de los diferentes grupos musculares situados de manera central en el tronco y de manera periférica en las extremidades. En consecuencia, la pérdida de masa muscular relacionada con la edad puede afectar las AVD normales si las pérdidas de tejido son específicas del sitio.

Se ha documentado que la pérdida de masa muscular es posiblemente el factor que más contribuye a la disminución de la fuerza observada en los hombres y las mujeres mayores (Takashi et al., 2011) Además parecen que la pérdida de tejido muscular se confina mayormente a las fibras tipo II, lo que supone un importante factor a considerar no solo por sus repercusiones sobre aspectos fisiológicos y hormonales, sino por las posibles estrategias e intervenciones a realizar durante la vida de los sujetos a fin de compensar tal proceso degenerativo. Además estos procesos neuromusculares asociados al paso de los años también tienen posibles repercusiones a nivel metabólico y sobre la composición corporal.

Desde la tercera década de vida y hasta la octava década, hay una reducción aproximada del 15% en la tasa metabólica basal. Debido a la reducción asociada con la edad en la actividad física y en dicha tasa metabólica basal, también se produce una reducción en el gasto energético diario total. La reducción en el gasto energético diario total puede derivar en la acumulación de masa grasa, lo cual incrementa el riesgo de enfermedades asociadas a la hipocinesis. En ello además de la reducción en la actividad física, la reducción en la síntesis de proteínas musculares también puede contribuir a la reducción en la tasa metabólica basal (la síntesis de proteínas musculares mixtas se reduce en un 30% con el envejecimiento. Sin embargo, parece haber cierta selectividad en esta reducción y la misma se producirá en la síntesis de MHC así como también la atrofia preferencial de las fibras musculares tipo II (Greenlund y Nair, 2003).

El entrenamiento con resistencias es necesario cuando de abordar el entrenamiento funcional considerando dicho objetivo. Otros modos de ejercicio no proveen la suficiente sobrecarga como para provocar incrementos en el tamaño y la fuerza muscular (Willardson, 2004), además la dosis debe ser la suficiente para garantizar un óptimo mantenimiento y desarrollo muscular. En dicho programa será determinante incluir fases o ejercicios que incidan sobre la cadencia y velocidad de ejecución, potencia y énfasis en la fase excéntrica.

Considerar adaptaciones según requerimientos específicos asociados a las diferencias sexuales

Otra de las cuestiones que suponen posibles diferencias a considerar a la hora de ajustar los programas de entrenamiento y dotarles de la adecuada funcionalidad, está referida a las posibles diferencias relativas al sexo. Es obvio que hombres y mujeres poseemos diferencias anatomo-estructurales y neurofisiológicas que será necesario considerar para compensarlas y que los estímulos proporcionados redunden en adaptaciones positivas.

Ya hemos tratado en algunas partes del presente capítulo, por ejemplo, la necesidad no solo de intervenir (con más atención aún en mujeres) con trabajos resistidos, con el propio peso corporal y con cierto impacto controlado para incidir sobre el proceso de osteosíntesis, y que será posiblemente este trabajo deba realizarse toda la vida y especialmente durante edades tempranas y hasta que se alcance el pico de masa ósea y posteriormente para contribuir a mantener o incrementar la DMO reduciendo el riesgo de osteoporosis. De la misma manera también ha sido tratado el hecho de incidir en estímulos de fuerza con la intensidad adecuada que supongan adaptaciones en el terreno de lo estructural y el mantenimiento de la masa muscular y su repercusiones sobre la sarcopenia (Willardson, 2004). Ello es determinante por cuanto en mujeres parece que cierto tipo de entrenamiento e intensidades, cuando de trabajos con resistencias se refiere exige de más información dada la reticencia de las mismas a su aceptación y adhesión.

De igual manera, en el entrenamiento del CORE la especial atención a la integración del entrenamiento de la musculatura del suelo pélvico, cobra especial importancia en el caso de las mujeres. De alguna manera todo parece indicar que una mayor actividad de los músculos del suelo pélvico reforzarían tanto la continencia como al control lumbo-pélvico (Hodges y Cholewicki, 2008). También parecen encontrarse algunas diferencias anatómicas que podría ser necesario considerar a fin de realizar algunas adaptaciones o ajustes en la selección de los ejercicios:

Parece que las mujeres muestran (Evie y Peter, 2009; Powers, 2000):

- Mayor desviación del tobillo, rodilla y cadera durante la ejecución del movimiento.

- La mayor pronación, el exceso de aducción de cadera y la consecuente posición en valgo de la rodilla suponen un estrés considerable en el plano frontal.

- Muchas patologías, molestias y desequilibrios de los miembros inferiores, que pueden estar asociados a una debilidad del glúteo medio, por tanto se hace necesario valorar el incluir un trabajo de los rotadores laterales de la cadera y potenciación del glúteo medio.

- Se evidencia tendencia al desequilibrio muscular en el mecanismo extensor rodilla (debilidad del vasto medial) y escaso poder activación para contrarrestar el efecto lateralizador del vasto lateral. El Síndrome de dolor patelo-femoral parece estar asociado a esta complicación y ser más común en mujeres. Ello podría suponer la necesidad de potenciar adecuadamente el vasto medial oblicuo por su especial relevancia en la estabilización medial de la patela.

Todo ello supone que para proporcionar estímulos funcionales en los programas de entrenamiento considerando las diferencias sexuales, se deberá considerar el hecho de que las mujeres requerirán la inclusión de intensidades adecuadas de ejercicios resistidos, mayor énfasis en aquellos estímulos mecánico que beneficien la osteosíntesis, mayor énfasis y atención en el entrenamiento del CORE considerando además el fortalecimiento del suelo pélvico, y atender a posibles desajustes en el SMov por diferencias anatomo-estructurales y biomecánicas que podrían desembocar en determinadas molestias o patologías.

Entrenamiento Funcional en el contexto del entrenamiento individualizado/personalizado vs entrenamiento colectivo

En el caso de la aplicación de programas de acondicionamiento físico en sesiones colectivas con orientación funcional, no será posible el abarcar el global de objetivos que conforman el componente de funcionalidad del entrenamiento, fundamentalmente debido a la imposibilidad de determinar aspectos concretos derivados de la valoración individual y determinación de requerimientos (de rendimiento y compensatorios) según las AVDL de cada sujeto participantes en las sesiones colectivas. La diferencia fundamental radicará inicialmente en la imposibilidad de intervenir ajustando el programa y la selección de ejercicios según las demandas y requerimientos derivados de las actividades de la vida diaria laboral (obviamente debido al aspecto grupal de la sesión y la heterogeneidad del grupo).

De esta manera, el entrenamiento aplicado en cada sesión colectiva (donde no suele haber control en la prescripción y aplicación de dosis, puesto que la asistencia a la misma suele ser libre y no controlada) debe atender a una correcta y meticulosa elaboración de la dosis (volumen, intensidad, densidad y metodología) y una adecuada selección de ejercicios, de manera de que en cada sesión se cumpla con los objetivos establecidos en la medida adecuada y suficiente. Así, en las **sesiones colectivas** para lograr una verdadera transferencia hacia la funcionalidad de quienes participan en la misma, se deberá garantizar:

- La utilización óptima y adecuada de ejercicios que mejoren la capacidad estabilizadora del CORE (y sería importante poder discriminar la existencia de personas que han padecido o padecen algún episodio de dolor lumbar como criterio básico para establecer progresiones).

- Considerar la inclusión de ejercicios para suelo pélvico.

- Garantizar ejercicios resistidos para miembros superiores e inferiores (empuje y tracción), así como ejercicios con el peso corporal, con cierto grado de impacto controlado y con la dosis adecuada.

- Incluir propuesta para mejoras del equilibrio y la propiocepción.

En los **programas de entrenamiento individualizdo/personalizado** se considerará el análisis de las AVDL y se realizarán los oportunos ajustes en relación a mejorar la capacidad de prestación en las mismas y a compensar y prevenir los posibles efectos negativos de tales AVDL.

Solo nos quedaría por profundizar en aspectos relevantes a la prescripción del entrenamiento para la salud y como dentro de dicho proceso manejar el componente de funcionalidad (incluido dentro del criterio de Selección de Ejercicios) y de establecer su dosis y progresión en la misma en base a los objetivos y planteamientos que se circunscriben en el proceso de planificación y programación del entrenamiento. Dicho aspecto sobrepasa el objetivo de la presente obra y necesitaría quizás de un abordaje y tratamiento mucho más amplio y específico.

REFERENCIAS

- Akuthota V, Nadler SF (2004). Core strengthening. Arch Phys Med Rehabil; 85 (3 Suppl 1):S86-92.
- American College of Sports Medicine (2002). Position stand: Progression models in resistance training for healthy adults. Med. Sci. Sports Exerc. 34(2):364–380.
- American College of Sports Medicine (2005). ACSM´s resources for the personal trainer. Philadelphia: Lippiincott Williams & Wilkins.
- Anderson K, Behm DG (2004). Maintenance of EMG activity and loss of force output with instability. J Strength Cond Res; 18:637-640.
- Balagopal, P., J.C. Schimke, P. Ades, D. Adey, and K.S. Nair (2001). Age effect on transcript levels and synthesis rate of muscle MHC and response to resistance exercise. Am. J. Physiol. Endocrinol. Metab. 280:E203–E208.

- Barr AE, Barbe MF (2002). Pathophysiological tissue changes associated with repetitive movement: a review of the evidence. Phys Ther; 82:173-187.
- Behm DG, Anderson K, Curnew RS (2002). Muscle force and activation under stable and unstable conditions. J Sterngth Cond Res; 16: 416-422.
- Behm DG, Anderson KG (2006). The role of instability with resistance training. J Strength Cond Res; 20(3):716-722.
- Colado JC (2004). Acondicionamiento físico en el medio acuático. Barcelona. Paidotribo.
- Colado JC y Chulvi I. (2008). Criterios para la planificación y el desarrollo de programas de acondicionamiento muscular en el ámbito de la salud. En: Ejercicio físico en salas de acondicionamiento muscular: bases científico-médicas para una práctica segura y saludable. Rodríguez PL, ed. Madrid: Panamericana. pp 91-127.
- Colado JC, Chulvi I, y Heredia, JR (2008). Criterios para el diseño de los programas de acondicionamiento muscular desde una perspectiva funcional. En: Ejercicio físico en salas de acondicionamiento muscular: bases científico-médicas para una práctica segura y saludable. Rodríguez PL, ed. Madrid: Panamericana. pp 154-167.
- Danneels LA, Vanderstraeten GG, Cambier DC, Witurouw EE, Bourgois J, Dankaerts W, Cuyper HJ (2001). Effects of Three Different Training Modalities on the Cross Sectional Area of the Lumbar Multifidus Muscle in Patients with Chronic Low Back Pain. Br J Sports Med 2001; 35:186-191.
- DeBeliso M, O'Shea JP, Harris C, Adams KJ, Climstein M (2004). The Relation Between Trunk Strength Measures andLumbar Disc Deformation During Stoop Type Lifting JEPOnline;7(6):16-26.
- Dembe AE, Erickson JB, Delbos RG, Banks SM (2005). The impacto of overtime and long work hours occupational injuries and illness: new evidence from United States. Occup Environ Med; 62:588-597.
- Evie NB and Peter EP (2009). Isometric Gluteus Medius Muscle Torque and Frontal Plane Pelvic Motion during Running. Journal of Sports Science and Medicine 8, 284 - 288.
- Faigenbaum AD, Liatsos NS (1994) The use and abuse of weightlifting belts. Strength Cond J; 60-62.
- Ferretti, JL (2004).. Repercusión de la Actividad Física sobre el Sistema Óseo. PubliCE Standard. Pid: 302.
- Frost HM (1987) The mechanostat: a proposed pathogenic mechanism of osteoporosis and the bone mass effects of mechanical and nonmechanical agents. Bone & Mineral 2: 7. 1987.
- Gardner MM, Robertson MC, Campbell AJ (2000).. Exercise in preventing falls and fall related injuries in older people: a review of randomised controlled trials. Br J Sports Med; 34:7-1.
- Gauchard GC, Chau N, Touron C, Benamghar L, Dehaene D, Perrin PhP, Mur JM (2003) Individual characteristics in occupational accidents due imbalance: a case-control study of the employees of railway company. Occup Environ Med 2003; 60:330-335.

- González-Badillo, JJ; Ribas, J (2002).. Programación del entrenamiento de fuerza. Barcelona: Inde.
- Granata KP, Bennet BC (2005). Low back biomechanics and static stability during isometric pushing. Hum Factors; 47 (3):536-549.
- Granata KP, Lee PE, Franklin TC (2005). Co-contraction recruitment and spinal load during isometric trunk flexion and extension. Clin Biomech (Bristol, Avon); 20 (10): 1029-1037.
- Greenlund, L.J.S., and K.S. Nair (2003). Sarcopenia—Consequences, mechanisms, and potential therapies. Mech. Ageing Dev. 124:287–299.
- Grenier SG, McGill SM (2007). Quatifiation of lumbar stability byusing 2 different abdominal activation strategies Arch Phys Med Rehabil; 88:54-62.
- Heredia JR, Isidro F; Peña G; Mata F, Martín F, Martínez, D (2011) Entrenamiento funcional: concepto y revisión de tendencias. Pendiente publicación
- Heredia, JR; Isidro, F; Chulvi, I; LLoret, M; Mata, F (2011): Entrenamiento de la flexibilidad/ADM para la salud. Editorial Wanceulen.
- Heredia, JR; Isidro, F; Chulvi, I; Mata, F (2011). Guía de ejercicios de fitness muscular. Editorial Wanceulen.
- Heredia, JR; Isidro, F; Peña, G; Chulvi, I; Mata, F (2010) Evolución en las propuestas para el entrenamiento saludable de la musculatura lumbo-abdominal (CORE).. EFDeportes.com, Revista Digital. Buenos Aires, Año 15, Nº 149, Octubre de 2010 http://www.efdeportes.com/efd149/entrenamiento-saludable-de-la-musculatura-lumbo-abdominal.htm
- Heredia, JR; Isidro, F; Roig, J; Chulvi, I; Moral, S (2008); Molins, A: Sobrepeso/obesidad, ejercicio físico y salud. Intervención mediante programas de fitness. Editorial Wanceulen.
- Hides, J. A., Stokes, M. J., Saide, M., Jull, G. A. & Cooper, D. H. (1994). Evidence of lumbar multifidus muscle wasting ipsilateral to symptoms in patients with acute/subacute low back pain. Spine 19, 165-172
- Hodges, PW; Cholewicki, J (2008): Control funcional de la columna en Vleeming, A; Mooney, V; Stochkertir, R: Movimiento, estabilidad y dolor lumbo-pélvico. Editorial Churchill Livinsgton. 2ª Ed.
- Hyrsomallis C, Goodman C (2001). A review of resisitance exercise and posture realignment. J Strength Cond Res; 15 (3):385-390.
- Isidro F, Heredia JR, Chulvi I (2007). Entrenamiento funcional: Revisión y replanteamientos. En Isidro, F; Heredia, JR; Pinsach, P; Ramón, M. Manual del entrenador personal del fitness al wellness. Barcelona: Paidotribo.
- Leclerc A, Chastang JF, Niedhammer I, Lander M-F, Roquelaure Y (2004), Group on Repetitive Work. Incidence of shoulder pain in repetitive work. Occup Environ Med; 61:39-44.
- Lee PJ, Granata KP (2006).. Interface stability influences torso muscle recruitment and spinal load during pushing tasks. Ergonomics; 22;49 (3):235-248.
- Lehman GJ, Gordon T, Langley J, Pemrose P, Tregaskis S (2005). Replacing a Swiss ball for an exercise bench causes varaible change in trunk muscle activity during upper limb strength exercises. Dynamic Medicine, 4,6 DOI: 10.1186/1476-5918-4-6.

- Leijon O, Lindberg P, Josephson M, Wiktorin Ch (2007). Different working and living conditions and their associations with persistent neck/shoulder and/or low back pain disorders. Occup Environ Med 2007; 64:115-121.
- Liebenson C (2004) Spinal stabilization-an update. Part 1-biomechanics. J Bodywork Mov Ther; 8:80-84.
- MCDermott, M, and Freyne, P (1983). Osteoarthtritis in runners with knee pain. Brit. J. Sorts Med. 17:84-87.
- McGill SM (1999). Stability: from biomechanical concept to chiropractic practice. JCCA; 43 (2):75-88.
- McGill SM (1998). Low back exercises: Evidence for improving exercise regimens. Physical Therapy 78(7): 754-765.
- McGill SM, Grenier S, Kavcic N, Cholewicki J (2003). Coordination of muscle activity to assure stability of the lumbar spine. J Electromyogr Kinesiol, 13(4):353-9.
- McGuill SM (2002). Low back disorders. Evidence-Based prevention and rehabilitation. Chanpaign: Human Kinetics.
- Miyatani, M., Kanehisa, H., Azuma, K., Kuno, S. and Fukunaga, T (2003). Site-related differences in muscle loss with aging: a cross-sectional survey on the muscle thickness in Japanese men and women aged 20 to 79 years. International Journal of Sport and Health Science 1, 34-40.
- Panjabi MM (1992). The stabilizaing system of the spine. Part II. Neutral zone and instability hypothesis. J Spinal Disorders 1992; 5:390-397.
- Panjabi MM (2003) Clinical Spinal Instability and Low Back Pain. J Electromyogr Kinesiol; 13:371-379.
- Powers, C (2000). Patellar kinematics, part I: The influence of vastus muscle activity in subjects with and withouth patellofemoral pain. Physical Therapy. US. Vol 80. N°10 p 956-964.
- Punakallio A. (2005) Balance abilities of workers in physically demanding jobs. With special reference to firefighters of different ages. J Sports Sci Med; 4 Suppl 8; 1-47.
- Punnet L, Wegman DH (2004). Work-related musculoskeletal disorders: the epidemiologic evidence and the debate. J Electromyo Kinesiol; 14:13-23.
- Renfro GJ, Ebben WP (2006). A review of the use of lifting belts. NSCA J; 28 (1):68-74.
- Roubenoff, R (2001). Origins and clinical relevance of sarcopenia. Can. J. Appl. Physiol. 26(1):78–79.
- Sharman, AS (2006): Diagnóstico y tratamiento de las alteraciones del movimiento. Edt. Paidotribo. Barcelona.
- Sobrino FJ (2003). Chronic cumulative disease caused by repeated micro-trauma: new definition, pathogenesis, general clinical signs and symptoms, risk factors, controversies. Mapfre Medicina; 14 (2).
- Takashi A, Mikako S, Tomohiro Y, Michael GB, Masakatsu K, Yasuo K and Tetsuo F (2011). Age-Related, Site-Specific Muscle Loss in 1507 Japanese Men and Women Aged 20 to 95 Years. Journal of Sports Science and Medicine 10, 145 – 150.

- Vaughan, L., F. Zurlo, and E. Ravussin (1991). Aging and energy expenditure. Am. J. Clin. Nutr. 53:821–825.
- Willardson, JM (2004). Sarcopenia and Exercise: Mechanisms, Interactions, and Application of Research Findings. Strength and Conditioning Journal, 26(6):26–31.
- Wilson J, Ferris E, Heckler A, Maitland L, Taylor C. (2005). A structured review of the role of gluteus maximus in rehabilitation. New Zealand Journal of Physiotherapy; 33(3): 95-100.

Capítulo 9

EL ENTRENADOR PERSONAL

Borja Sañudo Corrales
Luis Carrasco Páez
Moisés de Hoyo Lora

INTRODUCCIÓN

La sociedad Española está muy concienciada con el deporte y la mejora de la calidad de vida (CDV), y en los últimos años se ha podido apreciar un incremento del interés deportivo. Bajo esta perspectiva son muchas las personas que acuden a centros de fitness en busca de una solución, situación que aprovechan los gestores de estos centros para ofrecer numerosos servicios orientados a la estética y a la salud. Uno de estos servicios que puede responder a todas las necesidades referidas (pérdida de peso, fortalecimiento, rehabilitación, etc.) es, sin duda, el *entrenamiento personal* (Chiu et al., 2010).

Este ámbito ha experimentado un considerable aumento en los últimos años, de hecho, un reciente estudio llevado a cabo por Robinson et al. (2006) reveló que en una muestra de 394 centros de fitness el 81% ofrecía entrenamientos personales de los cuales el 61% cobraba una cuota adicional a sus socios por este servicio. Estos entrenadores constituyen, sin ninguna duda, un nicho de Mercado emergente para los profesionales de la actividad física, y suponen unos beneficios muy importantes para los centros de fitness que podrían superar los 260000$/mes tal y como señalaron Tai y Chiu, (2007). Según estos mismos autores cada profesional percibiría una media de 50-60$/hora. Es resaltable que tan solo en los Estados Unidos se ha estimado que el número de entrenadores personales ascendía a 400000 y el número asciende vertiginosamente año a año (Wu, 2006).

Estas cifras están determinadas por la capacidad de estos entrenadores personales y es que se ha sugerido que los programas de entrenamiento propuestos por estos entrenadores conllevan patrones de práctica más positivos que los programas tradicionales (Fisher y Bryant, 2008). De hecho, el entrenamiento personal permite mantener niveles de actividad física por encima de las pautas recomendables por organismos internacionales, mientras que los sujetos que no los emplean disminuyen progresivamente estos niveles a lo largo del semestre. En definitiva, parece ser que los servicios de los entrenadores personales limitan la regresión de los cambios comportamentales relacionados con el ejercicio favoreciendo así la adherencia.

¿QUÉ ES UN ENTRENADOR PERSONAL?

De acuerdo con la National Strength and Conditioning Association (NSCA, 2007) "los entrenadores personales son profesionales de la salud y la condición física que, utilizando un enfoque individualizado, evalúan, motivan, educan y forman a los clientes con respecto a sus necesidades de salud y fitness. Diseñan programas de ejercicios seguros y eficaces, proporcionar la orientación para ayudar a clientes a alcanzar sus objetivos de salud personal o fitness y responden adecuadamente en situaciones de emergencia, remitiendo a los clientes a otros profesionales de la salud cuando sea necesario".

De esta forma todos los esfuerzos de estos entrenadores se focalizarán en un solo cliente, con una mayor libertad temporal y capacidad para desarrollar y poner en práctica estrategias que serían imposibles con un grupo mayor. Igualmente, esta carrera profesional permite trabajar con diferentes poblaciones o bien elegir una en la que centrarte. Sin embargo, no todo son beneficios, el entrenador personal debe ser profesional, formarse de manera continua y será juzgado en base a los resultados que obtenga su cliente.

Al no haber normativas específicas que los entrenadores personales que trabajan en este campo deban cumplir, sería necesario que los clientes potenciales contasen con pautas concretas para saber seleccionar a un entrenador competente. Aspectos como la formación académica, años de experiencia, estilo de formación e incluso las referencias que pudiesen aportar, son variables determinantes antes de contratar uno u otro entrenador. Sin embargo, pocos estudios han investigado sistemáticamente las condiciones que deben requerirse a estos profesionales. Un estudio reciente (Estabrooks et al., 2004) examinaron las características de estos profesionales en grupos de actividad física para adultos mayores. Los resultados mostraron que los adultos mayores respondían mejor cuando los líderes exhibían la competencia para dirigir el ejercicio y demostraban la capacidad de fomentar la interacción social entre los miembros de la clase. Parece ser, por tanto, que las características de los entrenadores personales pueden influir en los resultados alcanzados por sus clientes.

¿QUÉ CARACTERÍSTICAS DEBE TENER UN ENTRENADOR PERSONAL?

Son escasos los estudios que permitan responder a esta pregunta. Autores como Ke y Yang (2002) reflejaron que el conocimiento de los entrenadores personales está compuesto por seis factores básicos: gestión administrativa, conocimientos relacionados con la profesión, orientación sobre la ejecución, actitud hacia el trabajo, control de los documentos y habilidades sociales. A estas características se podría unir según Liu (1991) la experiencia, técnicas y habilidades especializadas, estar familiarizado con la regulación técnica y un conocimiento del ambiente profesional, entre otras. Otros autores, por su parte, destacan el conocimiento de nuevos sistemas de entrenamiento, relaciones públicas, habilidades de comunicación, educación, capacidad de motivar a los clientes para el trabajo, habilidades de marketing, capacidad para resolver conflictos, etc. Parece ser, por tanto, que bajo este término se esconden multitud de características que facilitarán, o deteriorarán en su defecto, la capacidad de los sujetos para convertirse en entrenadores personales.

En un reciente estudio Chiu et al. (2010) desarrollaron un modelo jerárquico que consideraba tres dimensiones fundamentales: "formación", "logros" y "servicios". La dimensión de "formación" incluía la calidad del proceso, interacción e instrucciones del cliente, innovación, diseño y acuerdos y resultados del entrenamiento del cliente. La variable de "logros" incluía los acuerdos de programación, ventas, reclutamiento de clientes, marketing y estrategias de comunicación o los logros del equipo. Por último, la dimensión de "servicios" incluía la gestión administrativa, mejora de la imagen del centro, interacción con los otros, participación en actividades relacionadas o dar información relacionada. En su estudio, los autores evaluaron la importancia de cada uno de estos componentes en base a las opiniones de los propios entrenadores. Tras el análisis se concluyó que la variable más importante era la de los logros, siendo las ventas y la capacidad para desarrollar entrenamientos a corto, medio y largo plazo los ítems con mejor valoración. Hay que tener en cuenta, sin embargo, que en el proceso los clientes deben ser persuadidos para "comprar" estos servicios, para lo cual es necesario que los entrenadores personales tengan habilidades de marketing para poder obtener el máximo beneficio. A pesar de los resultados expuestos no puede obviarse la necesidad de apostar por la calidad del servicio con objeto de adaptarse a las necesidades de los clientes.

Craig et al. (2009) quisieron en su estudio dar pautas para ofrecer este servicio de calidad al que aludíamos. De nuevo en su estudio aludían a las credenciales / certificaciones que los entrenadores personales deben poseer. Se incide igualmente en la necesidad de que los empleadores exijan a los profesionales que acrediten sus competencias y no se basen exclusivamente en pasar o no un examen o asistir a un curso de una o dos jornadas. Por otro lado los autores consideran que los entrenadores personales no solo deben desarrollar sus habilidades pedagógicas, también deben enfocarse en otras habilidades prácticas. En este sentido, programas como el USF FIT impartido por la University of South Florida someten a los alumnos a casos prácticos con "clientes reales" junto a clases teóricas sobre fisiología del ejercicio, biomecánica, prescripción y evaluación del ejercicio, acondicionamiento muscular y planificación y evaluación del entrenamiento.

El gran número de organizaciones de certificación indican una falta de consenso dentro de este ámbito con respecto a las credenciales necesarias para ser un entrenador personal. En esencia, todo lo que uno tiene que hacer para ser un entrenador "certificado" es pagar una cuota y hacer un examen (Melton et al., 2008). Como con la mayoría de las industrias comerciales, la calidad del producto suele estar relacionada con el costo. Por lo tanto, los programas de certificación de bajo costo, a menudo, carecen del rigor y la validez de los programas más caros como los que ofrecen el Colegio Americano de Medicina del Deporte (ACSM) o la NSCA. Sin embargo, debido a que la industria no está regulada, los centros de fitness no están obligados a contratar a personal que posea estos certificados.

Son numerosas las organizaciones y asociaciones que ofrecen certificaciones y formación especializada en este ámbito. Aunque en su mayoría podemos encontrarlas en los EEUU, tal es el caso del American Council on Exercise (ACE; http://www.acefitness.org/), el American College of Sport Medicine (ACSM; http://www.acsm.org/), IDEA Health and Fitness Association (http://www.ideafit.com/), National Strength and Conditioning

Association (NSCA; http://www.nsca-lift.org/) o la Aerobics and Fitness Association of America (AFAA; http://www.afaa.com/). En España, por su parte, las posibilidades de obtener esta certificación no son tan abundantes, destacando ejemplos como el Instituto de Ciencias de la Salud y la Actividad Física (ISAF; http://www.institutoisaf.com/), o bien la opción de acudir a alguna de las anteriores para obtener el título NSCA-CPT o el Certified Strength and Conditioning Specialist (CSCS), entre otros. En la actualidad, hay al menos 19 diferentes organizaciones de certificación para entrenador personal y otras muchas que ofrecen certificaciones de fitness (Melton et al., 2008).

A pesar del elevado número de organizaciones los criterios de inclusión difieren y no hay normativas o garantías de que los entrenadores personales que trabajan en el campo estén cualificados. Sin embargo, en un reciente estudio desarrollado por Robinson et al., (2006) se reflejó que más del 80% de los clubes evaluados requería a sus entrenadores personales una certificación, primando entre las exigencias o recomendaciones las referidas anteriormente (NSCA, ACSM, ACE), primando sobre manera el Certified Personal Trainer (NSCA-CPT), exigido por 394 clubes (57% de la muestra analizada). Aunque en España no existen estudios que evalúen este factor.

Si se profundiza en los programas de formación necesarios para adquirir estas certificaciones, se desprende que la categoría más importante en la mayoría de ellos fue la programación y prescripción del ejercicio, seguida de las ciencias aplicadas, así como la evaluación de la condición física e interpretación de los resultados. Igualmente destacables sería la realización técnica de los ejercicios. Por otra parte, se le confiere una menor importancia a otras categorías como nutrición, marketing, control de la seguridad y emergencias o a aspectos legales (Martínez et al., 2010). Los autores coinciden en la necesidad de que estos profesionales tengan competencias en anatomía, biomecánica, fisiología del esfuerzo, estilo de vida y patologías crónicas, programación del ejercicio, control de programas, modificaciones comportamentales y consejos nutricionales (Howell y Minor, 2000).

Por otro lado, si preguntamos directamente a los propios entrenadores personales por las características que consideran más importantes en su profesión, éstos destacan las habilidades motivacionales (palabras de ánimo, autoeficacia, mantener actitudes positivas...). Sin duda para ser entrenador personal hay que ser un motivador, ya que los clientes no son capaces de motivarse así mismos. Al final te convertirás en un amigo y mientras más potencies esa relación mejor irá tu trabajo.

La empatía es otra de las cualidades determinantes que debe tener un entrenador personal, no solo entender las necesidades del cliente, sino adelantarse incluso a sus propios pensamientos. Por último, un entrenador personal debe tener habilidades sociales, saber comunicarse con una clientela muy diversa (Melton et al., 2008).

Precisamente entre las *funciones que debe tener un entrenador personal* destacan la evaluación, planificación y ajuste de programas de entrenamiento. Estas tres funciones están íntimamente relacionas y deben ser contempladas en un circuito cerrado, es decir, en un proceso continuo. Pero hay otras muchas funciones que se podrían destacar:

- Administrar evaluaciones que acrediten los progresos de sus clientes.
- Conocer las modificaciones fisiológicas del organismo.
- Ofrecer consejos nutricionales y hábitos dietéticos correctos.
- Conocer las patologías en las que el ejercicio forma parte del tratamiento.
- Dominar conocimientos de psicología básica.
- Dominar la antropometría y cineantropometría.
- Dominar recursos y actividades múltiples de resistencia cardiovascular, fuerza, flexibilidad y otras técnicas de relajación o control postural.
- Dominar técnicas de enseñanza y de comunicación.

ENTREVISTA Y EVALUACIÓN INICIAL: LA ADAPTACIÓN AL CLIENTE

Cualquier entrenador personal que se inicie en este proceso debe desarrollar procedimientos de selección y reclutamiento de clientes. Una vez captado el cliente, el primer paso en un entrenamiento personal debe ser establecer las metas y objetivos de aprendizaje. Para ello es imprescindible mantener una entrevista con nuestro cliente en la cual se debe:

- Recopilar información y conocer a su cliente.
- Ayudar a determinar el punto de partida para establecer correctamente los programas del cliente.
- Está diseñado para observar el estado funcional del paciente, no para diagnosticar posibles patologías.

— Se establecerán posibles barreras al ejercicio, objetivos o preferencias sobre actividades.

Cuando ambos, entrenador y cliente, tienen claro su cometido el siguiente paso es fijar la primera cita para una evaluación inicial. En esta primera cita sería interesante que se obtuviese un consentimiento informado que refleje posibles contraindicaciones. Igualmente se debe extraer información subjetiva sobre los objetivos que se persiguen, sobre la ocupación de nuestro cliente, su estilo de vida, indagar en su historial médico y obtener información personal que pueda sernos útil no solo en el diseño de nuestro programa, sino también en la posible adherencia al mismo. En esta entrevista podremos obtener información más objetiva por medio de cuestionarios estandarizados (IPAQ, PAR-Q) y en cualquier caso deberemos hacer que nuestro cliente hable y pregunte cuantas dudas estime oportunas. Este será el primer paso para "construir nuestra relación".

Posteriormente se deberá obtener información relacionada con el estado de salud y la condición física de nuestro cliente:

— Evaluación de la composición corporal (%masa grasa, índice cintura-cadera, IMC, etc.).
— Evaluaciones fisiológicas.
— Evaluaciones cardiorrespiratorias.
— Pruebas de condición física.
— Evaluación de la postura / movimiento.

Son numerosos los test que en el ámbito de las ciencias del deporte se manejan para este tipo de evaluaciones. Cada entrenador personal deberá elegir el que más se adecue a sus necesidades temporales y situacionales. En cualquier caso, mientras más información dispongamos en esta fase inicial, más riguroso será nuestro plan de entrenamiento y mayor será la información que podamos ofrecer al final del proceso a nuestro cliente.

A modo de ejemplo, para la composición corporal se puede usar impedancia bioeléctrica o cineantropometría. En ambos casos hay que ser rigurosos y conocer bien las técnicas para no incurrir en errores por las desventajas inherentes a ambos métodos. Con estos métodos se podrá obtener una estimación de los porcentajes graso y muscular.

Tanto para las evaluaciones fisiológicas como las cardio-respiratorias requerirían una prueba de esfuerzo con análisis de gases;

sin embargo, estas pruebas obligan a la presencia de un médico y un material muy costoso no siempre accesible a los entrenadores. En cualquier caso, pruebas indirectas incrementales que permitan estimar el consumo de oxígeno y la propia evolución de la FC serían muy interesantes.

Las pruebas de condición física podrían centrarse en la evaluación de la fuerza, equilibrio, coordinación y flexibilidad. Para la primera cualidad lo interesante sería emplear dispositivos que registren variables como la velocidad de ejecución, potencia, tasa de desarrollo de la fuerza, etc. Dispositivos como los transductores lineales (encoder) ofrecen esta información y son relativamente asequibles. Para el equilibrio, si carecemos de plataformas de fuerza o similares podremos emplear test tradicionales como el del flamenco o el de Romberg, o bien datos más subjetivos en pruebas funcionales. Para la flexibilidad sería igualmente interesante valorar en un dinamómetro isocinético o mediante un inclinómetro en su defecto. En cualquier caso, pruebas como el sit and reach o EPR (elevación de pierna recta) empleando un goniómetro han demostrado ser indicadores aceptables de esta variable.

Por último, para la evaluación de la postura / movimiento, se han empleado numerosos test. Se pueden emplear sistemas de fotogrametría para determinar parámetros cinemáticos, incidiendo especialmente en alteraciones del tren inferior (ej. excesiva rotación interna en rodilla, pronación en tobillo, etc.) e igualmente valorar posibles desequilibrios musculares que puedan revertir en una lesión posterior o que impidan alcanzar los objetivos propuestos. Para este fin, recientemente se están empleando dispositivos similares a la mecanomiografía, como puede ser la tensiomiografía (EMF-Furlan and Co. d.o.o., Ljubljana, Slovenia) que permiten determinar la función muscular y establecer programas individualizados de control de los posibles desequilibrios observados.

DISEÑO DE PROGRAMAS

En numerosos manuales es posible obtener información sobre la periodización del entrenamiento en atletas; sin embargo, estas pautas buscan lo que se conoce como *tapering*, rendir de manera óptima en un momento determinado (coincidente con la competición). Cuando se necesitan pautas para incorporar programas en las rutinas de los clientes en centros de fitness las posibilidades son tan numerosas como objetivos tengan estas personas.

¿Qué ejercicios?, ¿con qué volumen (series, repeticiones, duración, etc.)?, ¿intensidad (carga, FC, etc.)?, ¿recuperación? No es fácil, por tanto, organizar un entrenamiento. Cuando se habla de entrenamiento personal por definición aludíamos a la planificación de un programa adaptado e individualizado, aunque también, como indican Heredia y Ramón (2004), los entrenadores personales deben ser también los responsables del control, seguimiento y ajuste de dicho proceso, ajustando el programa inicial en base a la adaptación del cliente a dicho programa.

Para este fin, se pueden emplear pautas generales de periodización, aunque con la salvedad de que los clientes quieren ver resultados a corto plazo, por lo que los microciclos serán las unidades fundamentales de programación. Una sesión tipo (Figura 1) podría incluir actividades de calentamiento (entrenamiento de flexibilidad y cardio-respiratorio), entrenamiento de estabilización y potenciación de la zona central del cuerpo (abdominales, dorsales y lumbares), entrenamiento de estabilidad general, entrenamiento de fortalecimiento y relajación. Obviamente en función de los objetivos del cliente se primará más una fase u otra pudiendo optar por el límite inferior o superior en cada una de las fases que a continuación se definen.

Diferentes organizaciones sugieren seguir un modelo progresivo que comience en estabilización, continúe con fortalecimiento y posteriormente potenciación (Figura 2).

Programa de entrenamiento

Nombre.		
Fecha.	Hora.	Sesión nº.
Objetivos.		
-		

Ejercicios aeróbicos.

Máquina usada	Tiempo	Target HR	Target RPE	Notas
Tapiz rodante 3.8 / 3.5%	8	115	11	
Tapiz rodante 4 / 4%	5	125	13	
2´descanso + 4 / 4%	5	130	13	
2´descanso + 4 / 4%	5	135	14	Mantengo Resistencia anterior al no encontrarse bien
Remo 6-7 (40watt)	4	120	11-12	

Ejercicios de fortalecimiento.

Grupo muscular	Ejercicio	Peso usado	Series		Reps.	
Espalda		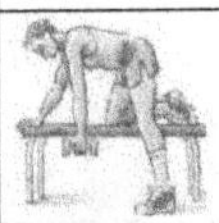 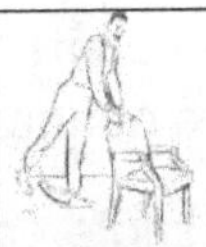 8 - 9	3	3	8	10
Pecho Brazos		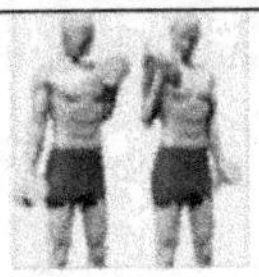 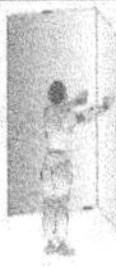 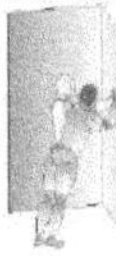 6 - 7	3	3	8	8

Ejercicios de flexibilidad.

Ejercicio	Tiempo	Series	Repeticiones	Notas
Biceps	30 s	2	3	
Dorsal ancho	30 s	2	3	
Glúteo	30 s	2	3	Repetirlo sobre banco

Medicación	Condición
Aspirina	Proceso gripal

Notas
Ciertas molestias en el remo. Próxima sesión sustituir por cicloergómetro.

Figura 1. *Ejemplo de sesión de entrenamiento personal*

206

Potencia Fuerza (1-5); Potencia (8-10)	**POTENCIA**
Entrenamiento Fuerza Máxima (1-5)	
Entrenamiento de Hipertrofia (6-12)	**FUERZA**
Entrenamiento de fuerza-resistencia Fuerza (8-12); Estabilización (8-12)	
Entrenamiento Cardio-respiratorio y de estabilización (12-20)	**ESTABILIZACIÓN**

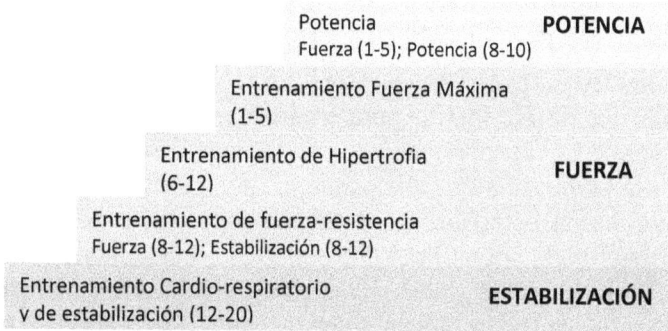

Figura 2. *Modelo para la progresión del entrenamiento personal*

En la primera fase lo más importante es pasar de forma progresiva desde la inactividad hasta un estado de forma básico. Para este fin los dos elementos fundamentales deben ser la estabilización (basada en elementos propioceptivos para la mejora de la eficiencia neuromuscular) y, por otro lado, la resistencia cardio-respiratoria (que permitirá trabajar con mayor calidad en las fases posteriores). En esta fase la variabilidad inter sujetos es muy grande, por lo que es necesario ajustar las cargas de entrenamiento regularmente para ir estableciendo progresivamente nuevos objetivos. Para la segunda fase el entrenamiento será igualmente progresivo en tres etapas. En la primera se continuará con el trabajo de estabilización y, por medio de ejercicios más localizados, nos centraremos en un entrenamiento específico de la fuerza resistencia. En la siguiente etapa el objetivo será la hipertrofia, por lo que se disminuirá el número de repeticiones y se aumentará la carga y el volumen del entrenamiento. Por último, dentro de este trabajo de fuerza, realizaremos un entrenamiento de fuerza máxima. Finalmente, durante la última fase, se realizará un entrenamiento de potencia en el que se progresará mediante el incremento de la velocidad de ejecución de los movimientos. La principal adaptación debe ser el incremento de la tasa de producción de fuerza.

Si se quiere profundizar un poco más en estas fases, se iniciaría el trabajo con la **flexibilidad**. En primer lugar debe ser *correctiva* (mejorar desequilibrios musculares y cinemáticas alteradas), posteriormente *activa* (para mejorar la amplitud de movimiento de los tejidos blandos e incrementar la eficiencia neuromuscular mediante el uso de la inhibición recíproca) y, por último, *funcional* (integrando la amplitud de movimiento y el control neuromuscular en rangos articulares más amplios). En la primera fase primarán los estiramientos estáticos para progresivamente aislar determinados grupos musculares empleando estiramientos activos y finalizar con ejercicios más dinámicos.

Junto a la fase anterior se realizaría un **entrenamiento de estabilidad y equilibrio**, determinante para alcanzar objetivos de fortalecimiento posterior. La progresión en este apartado será desde la estabilización de la musculatura de sostén, lo que conocemos como *core* y que alude a una estabilidad intervertebral y lumbo-pélvica, para progresar a aspectos de equilibrio (centrándonos en la alineación en los movimientos) que permitirá una mejora de la estabilización dinámica articular, y finalmente, en acciones más reactivas (centrándose en el arranque, parada y cambios de dirección rápidos y eficientes). En cada una de las fases se comenzará con un mayor número de ejercicios (1-4), 1-3 series y entre 12-20 repeticiones, manteniendo la posición entre 3-10 s, para progresivamente llegar a la fase reactiva en la que podrían realizarse 1-2 ejercicios, 1-2 series, 5-8 repeticiones manteniendo la posición de 3 a 5 s.

Posteriormente, para la adaptación al **trabajo de fuerza**, se podría emplear una estructura similar:

- Fortalecimiento del *core* - Ejercicios que implican movimientos más dinámicos (excéntricos y concéntricos) sobre la zona de la columna vertebral.

- Fortalecimiento para *estabilidad* - Ejercicios que implican movimientos más dinámicos (excéntricos y concéntricos) para la estabilidad del tren inferior.

- Fuerza *reactiva* - Ejercicios que se centran en controlar movimientos explosivos a través de una gama más dinámica excéntrica y concéntrica del movimiento.

En esta fase se podrían emplear 3-4 ejercicios por serie (2-3) de los que se realizarían entre 8 y 12 repeticiones para ir progresivamente adaptándolos en la fase reactiva. Como se pudo observar en la Figura 2, son tres las fases del entrenamiento de fuerza que se podrían afrontar en función de los objetivos propuestos. Una fase de *fuerza resistencia* que permita alcanzar niveles más altos de fuerza por periodos de tiempo más prolongados. Se utilizan mayor número de repeticiones (12-20) y descanso mínimo entre series. Posteriormente se disminuirá el número de repeticiones (8-12) aunque con una carga mayor y manteniendo el tiempo mínimo de descanso. Una vez en la fase de *hipertrofia*, la intensidad se aumenta al 75-85% con un descanso de 60 s y una frecuencia de 3-6 veces por semana (4 semanas). Finalmente, la fuerza *máxima* requiere una intensidad entre el 85 y 100%, por lo que las repeticiones se reducen a 1-5 (4-6 series) al igual que la frecuencia (2-3 veces por semana), siendo la duración de esta fase inferior a 4 semanas.

Muy similar sería la última fase de **entrenamiento de potencia**, donde la estructura podría ser:

- Potenciación del *core* – Diseñado para la mejora de la tasa de producción de fuerza de la musculatura de sostén.

- Potenciación para *estabilidad* – Ejercicios explosivos diseñados para la mejora de los mecanismos de aterrizaje del tren inferior.

- Potencia *reactiva* – Ejercicios ejecutados de forma tan rápida y explosiva como sea posible.

En esta fase el número de ejercicios se reduce (1-2) realizando 2-3 series de 8-12 repeticiones en cada una de las fases, aunque pasando desde movimientos rápidos pero controlables hasta posiciones mantenidas 3-5 s en la fase de estabilidad y ejecuciones muy rápidas en la fase reactiva. En esta última fase se define la capacidad del sistema neuromuscular para producir la mayor fuerza en el menor tiempo posible (aumento de la fuerza o de la velocidad a la que se moviliza la carga). En este sentido se combinarán los ejercicios de fuerza con los de potencia variando la intensidad desde el 85-100% hasta el 10% del peso corporal para la potencia (frecuencia 2-4 veces por semana durante 4 semanas).

Por último, para el trabajo **cardiorrespiratorio** se debe emplear un entrenamiento progresivo. La determinación de la intensidad debe ser individualizada teniendo en cuenta las características de la persona y el nivel de condición física que presenta. A la hora de determinar la intensidad en actividades aeróbicas suele usarse un porcentaje de Consumo Máximo de Oxígeno (% VO2 máx), de la Frecuencia Cardiaca (FC) o la propia Valoración Subjetiva del Esfuerzo (RPE). Quizás lo más sencillo es utilizar la FC como indicador de la intensidad del ejercicio. Se basa en la presunción de que la FC es una función lineal de la intensidad del ejercicio.

Como nivel de partida debemos conocer la Frecuencia Cardiaca Máxima (FCmáx), bien de forma directa (prueba incremental) o indirectamente mediante formulas empíricas que por su sencillez son las más utilizadas, si bien su fiabilidad es inferior. Por lo general intensidades entre el 60 y el 90% de la FCmáx suelen ser bien toleradas (Haskell et al.,

2007); si bien, las personas activas necesitan del rango superior (70-85%) para obtener beneficios. En este trabajo podría emplearse una intensidad entre el 65-75%, una siguiente zona entre el 80-85% y por último una tercera zona entre el 86-90%. En cualquier caso se podrán variar las situaciones de entrenamiento (velocidad, inclinación, nivel, etc.), a medida que la base cardio-respiratoria aumente. En cualquier caso, para un mejor control de la intensidad del esfuerzo será necesario el uso de monitores de FC para poder responder de forma más precisa a nuestros objetivos y por otro lado para que nuestros clientes perciban que están siendo controlados con rigor, lo que revertirá de forma muy positiva en su adherencia. En combinación con la FC, fundamentalmente en momentos donde ésta pueda fallar (uso de betabloqueantes, cafeína, bradicardia, etc.), se podrán emplear las escalas RPE. Estas escalas han sido definidas como el acto de detectar e interpretar las sensaciones provenientes del propio cuerpo durante el ejercicio (Robertson et al., 2001) y en cualquiera de sus modalidades nos ofrecen un indicador bastante preciso de la intensidad del esfuerzo. Igualmente, y como se indicó previamente, uno de los principales objetivos de los clientes cuando acuden a un entrenador personal es perder peso. Por esta razón y en la misma línea que se hacía con el uso de los pulsómetros, sería interesante emplear dispositivos que me permitan controlar el gasto calórico. Uno de los dispositivos que suelen usarse en los últimos años son los acelerómetros que permiten la evaluación cuantitativa del ejercicio físico.

CONSIDERACIONES FINALES

Como conclusión a este capítulo ha quedado patente el incremento en la demanda de entrenadores personales que estamos experimentados en España; sin embargo, es necesario que estos profesionales tengan competencias no solo para planificar los entrenamientos y adaptarlos a los numerosos objetivos que persigan nuestros clientes, sino también habilidades personales para poder captar dichos clientes. En definitiva, ser capaz de establecer una relación sólida con tu cliente y ser capaces de identificar sus metas para obrar en consecuencia.

REFERENCIAS

- Chiu, W.Y., Yuan-Duen, L. & Tsai-Yuan, L. (2010). Performance evaluation criteria for personal trainers: an analytical hierarchy. *Social Behavior and Personality, 38*, 7.
- Craig, A.C. & Eickhoff-Shemek, J.M. (2009). Educating and training the personal fitness trainer: A Pedagogical Approach. *ACSM´s Health and Fitness Journal. 13*(2), 8-15.
- Estabrooks, P.A., Munroe, K.J., Fox, E.H., Gyurcsik, N.C., Hill, J.L., Lyon, R., Rosenkranz, S. & Shannon, VR. (2004). Leadership in physical activity groups for older adults: a qualitative analysis. *Journal of Aging Physical Activity. 12*, 232–245.
- Fischer, D.V. & Bryant, J. (2008). Effect of certified personal trainer services on stage of exercise behavior and exercise mediators in female college students. *Journal of American College Health. 56*(4), 369-376.
- Haskell, W.L., Lee, I.M., Pate, R.R., Powell, K.E., Blair, S.N., Franklin, B.A., et al. (2007). Physical activity and public health: updated recommendation for adults from the American College of Sports Medicine and the American Heart Association. *Circulation, 116*(9), 1081-1093.
- Heredia, J.R. y Ramón, M. (2004). Propuesta para diseño de programas de entrenamiento en fitness. *Lecturas: Educación física y deportes, 69*:1.
- Howell, J. & Minor, S.L. (2000). Health and fitness professions. In: S.J. Hoffman & J.C. Harris (Eds.), *Introduction to kinesiology: studying physical activity* (p.462). Champaign, Ill: Human Kinetics.
- Ke, C.L. & Yang, C.C. (2002). Study in constructing a fitness instructor´ professional knowledge chart. *Journal of Physical Education Fu Jen Catholic University, 1*, 85-96.
- Liu, C.C. (1991). The Human resources management of professional fitness instructors. *National Sports Quarterly, 20*(4), 46-57.
- Martínez, I.G., Benito, P.J., Peinado, E. & Martínez, M. (2010). Educational contents analysis of NCCA accredited personal training certification programs. *Journal of Strength and Conditioning Research, 24*(1), 1.
- Melton, D.I., Katula, J.A. & Mustian, K.M. (2008). The current state of personal training: an industry perspective of personal trainers in a small Southeast community. *Journal of Strength and Conditioning Research, 22*(3), 883-889.
- National Strength and Conditioning Association (2011). Recuperado el 5 de marzo, 2011, desde http://www.nsca-cc.org/nsca-cpt/about.html.
- Robertson, R.J., Gross, F.L., Boer, J.D., Gallagher, T., Thompkins, K., Bufalino, G., et al. (2001). OMNI scale perceived exertion at ventilatory breakpoint in children: response normalized. *Medicine and Science in Sports and Exercise, 33*(11), 1946-1952.
- Robinson, E.M., Graham, L.B. & Bauer, M.A. (2006). The National Strength and Conditioning Association is the preferred certification for personal training employment in southeastern Massachusetts. *Journal of Strength and Conditioning Research, 20*(2), 450–451.

- Tai, L.S. & Chiu, W.Y. (2007). The case study of management in World Gym. *Journal of Physical Education, 14,* 77-81.
- Wu, C.H. (2006). Discussion of market profile on personal trainers across the strait. *Sport Management, 11,* 45-48.

Capítulo 10

NUTRICIÓN EN CENTROS DE FITNESS

Antonio J. Sánchez Oliver
Eduardo J. Guerra Hernández

INTRODUCCIÓN

A medida que nos adentramos en el siglo XXI nuestros intereses respecto a la nutrición y la actividad física continúan creciendo, y sea por rendimiento deportivo, por estar sanos u otro tipo de objetivo, las personas activas en general muestran un alto interés a cerca de la alimentación, y cómo ésta afecta a su salud y a su forma física. Maughan y Burke (2002) enmarcan los hábitos dietéticos dentro del entrenamiento "invisible", y lo considera uno de los factores determinantes del rendimiento físico. No hay duda alguna que el tipo, cantidad, composición y el momento de la ingesta de alimentos afecta al rendimiento y la recuperación en el ejercicio físico, a la composición y peso corporal, y obviamente a la salud del individuo.

Tal y como ha indicado la Asociación de Dietistas Americanos (ADA) y el Colegio Americano de Medicina Deportiva (ACSM) en el 2000 y 2009, cualquier persona que quiere optimizar su rendimiento sin perjudicar su salud tiene que seguir una buena alimentación e hidratación, consumir con cuidado cualquier suplemento ó ayuda ergogénica, reducir al mínimo las prácticas drásticas de pérdida de peso y comer de forma variada las cantidades adecuadas.

Normalmente los usuarios de un centro fitness no tiene una relación profesional con deporte, por ello, este capítulo intentará explicar la nutrición/alimentación en el entorno de los centros fitness.

NECESIDADES NUTRICIONALES DE LAS PERSONAS ACTIVAS

Cuando el ejercicio aumenta de forma considerable la ingesta adecuada de energía y nutrientes se vuelve más crítica. En comparación con sus homólogos sedentarios, la dieta de una persona activa necesita cubrir el exceso de líquidos por las pérdidas de sudor, la energía para realizar la actividad física, las proteínas para la construcción y reparación del tejido muscular y los hidratos de carbono para reemplazar el glucógeno muscular entre otros. En algunos casos la necesidad de otros nutrientes también aumenta (por ejemplo, vitaminas del complejo B, vitaminas antioxidantes, hierro, etc). A medida que se consume más energía para cubrir el gasto del ejercicio, mayor debe ser la ingesta de estos nutrientes.

Energía: importancia en el Ejercicio Físico

El gasto energético debe ser igual al consumo energético para lograr lo que se denomina "balance energético". Este balance se produce cuando la energía contenida en los alimentos, bebidas y suplementos es igual a la suma de la energía necesaria para cubrir el metabolismo basal, el efecto térmico de los alimentos y el costo energético por actividad física (tabla 1).

Tabla 1. *Gasto Calórico de algunas actividades que se pueden realizar en un Centro Fitness*

Actividades	Gasto calórico (kcal/kg/min)
Aerobic Bajo impacto	0,08775
Aerobic Alto impacto	0,1228
Carrera 11,2 Km/h	0,2046
Carrera 14 Km/h	0,2273
Carrera 16 km/h	0,2809
Carrera 18 Km/h	0,2879
Estiramientos	0,0439
Musculación Moderado	0,0527
Musculación Fuerte	0,1054
Natación Lento	0,1228
Natación Moderado	0,1755

El gasto por actividad física es el componente más variable del consumo total de energía (Johnson, 2001). Esta energía puede fluctuar desde un mínimo de 10% en la persona confinada en la cama hasta más del 50% del consumo total de energía en los personas con una actividad extenuante (Johnson, 2001). El gasto energético para los diferentes tipos de ejercicio depende de la duración, frecuencia e intensidad del ejercicio, del sexo, edad, tamaño corporal y composición corporal (masa libre de grasa) de la persona activa, así como del estado nutricional previo al ejercicio. El consumo energético en la actividad física disminuye con la edad, posiblemente debido a una disminución de la masa muscular y un aumento de la masa adiposa. A su vez ésta aumenta ó disminuye según el sexo. Los hombres consumen mayor energía durante las actividades físicas que las mujeres, a causa de su mayor tamaño corporal y masa libre de grasa.

La mezcla de combustible (hidratos de carbono, grasas y proteínas) utilizada como energía durante el ejercicio depende principalmente de la intensidad (Figura 1) y duración del ejercicio realizado, del nivel de forma física, y de su estado nutricional.

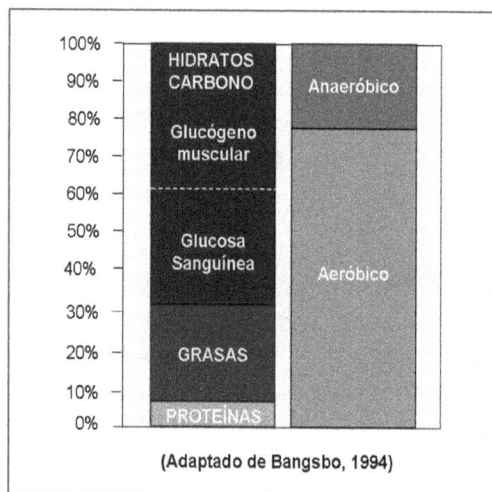

Figura 1. *Tipo de sustrato energético utilizado en un deporte de equipo.*

La grasa puede ser utilizada como fuente de energía en un amplio intervalo de intensidades de ejercicio, sin embargo, la proporción de la energía aportada por la grasa disminuye a medida que aumenta la intensidad del ejercicio. En estas circunstancias, los hidratos de carbono se convierten en la fuente de energía dominante, mientras que la contribución de la grasa disminuye (Brooks y Mercier, 1994, Brooks y Trimmer, 1995, Bergman et al., 1999) (Figura 2).

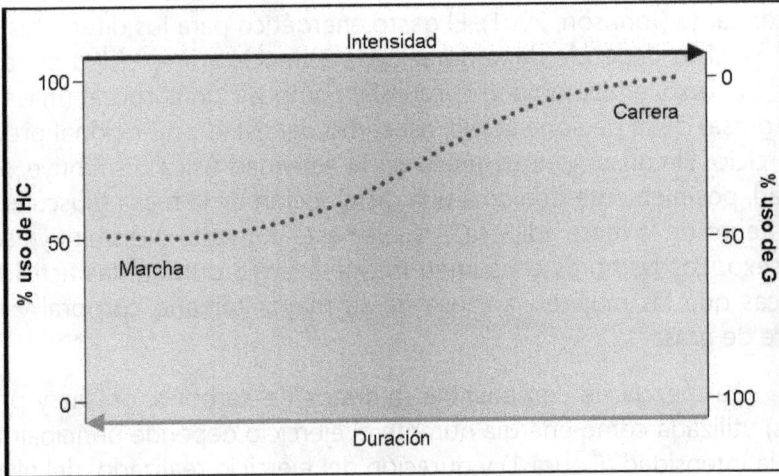

Figura 2. *Efectos de la intensidad y duración en el uso de Hidratos o Grasas*

Si aumenta la duración del ejercicio, el glucógeno muscular se agota y es la glucosa circulante en sangre o la que se forma a partir de compuestos orgánicos como ácidos grasos, aminoácidos, intermediarios del ciclo de Krebs, etc., la que puede mantener la intensidad. Si, durante el ejercicio, la glucosa en sangre disminuye por debajo del intervalo fisiológico, la capacidad de realizar ejercicio de intensidad disminuirá notablemente (Coyle et al., 1986).

La proteína también se puede utilizar como fuente energética durante el ejercicio, sin embargo, en individuos bien alimentados, probablemente proporciona menos del 5% de la energía gastada (El-Khoury et al., 1997; Phillips et al, 1993).Si la duración del ejercicio aumenta mucho, el aporte energético de la proteína puede aumentar para mantener los niveles de glucosa en la sangre (Coyle et al., 1986).

La cantidad de hidratos de carbono, grasas y proteína, así como su uso en la obtención de energía durante el ejercicio también depende de cuando se produjo la última comida en relación al ejercicio físico y el nivel de intensidad del mismo. Por ejemplo, cuando los sujetos realizan un ejercicio físico moderado (~ 50% del VO2 máx) después de un ayuno nocturno, la contribución de la grasa a la energía es mayor que cuando estos mismos individuos hacen el mismo ejercicio después de una comida (Bergman y Brooks, 1999). Un aumento de la intensidad de este ejercicio (> 65% del VO2 máx) no altera el combustible energético usado de una forma significativa (Bergman y Brooks, 1999).

Macronutrientes: requisitos para el Ejercicio Físico

La Tabla 2 recoge las recomendaciones dietéticas de carácter general para personas activas según Instituto de Medicina (IOM) de la Academia Nacional de las Ciencias de EEUU para la energía y macronutrientes (proteínas, grasas e hidratos de carbono) (1989, 2002) y la declaración del Comité Olímpico Internacional (COI) sobre Nutrición del Deporte (Burke, 2003).

Tabla 2. *Referencias de Ingesta Dietética de macronutrientes y recomendaciones para las personas activas*

Macronutrientes	Directrices Antiguas (1989)[1]	Nuevas directrices (2002)[2]	Directrices para las personas activas[3]
Carbohidratos	≥ 50% del total energía	45-65% del total energía	Ejercicio de intensidad moderada: 5-7 g/kg peso corporal; Ejercicio de alta intensidad y resistencia: 7-12 g/kg de peso corporal.
Proteína	10-15% del total energía; 0,8 g/kg peso corporal	10-35% del total energía; 0,8 g/kg peso corporal	El intervalo recomendado es de 1,2 a 1,7 g/kg peso corporal. Este nivel de proteína normalmente representa el 15% de la energía total.
Grasa	≤ 30% del total energía	20-35% del total energía	20-35% del total energía. Las necesidades de carbohidratos y proteínas se deben cumplir en primer lugar.

[1]Food and Nutrition Board, 1989. [2]IOM, 2002. [3]Burke et al,. 2004; Tipton y Wolfe, 2004.

Estás recomendaciones generales tienen sus matices, ya que como hemos comentado, las cantidades de carbohidratos, proteínas y grasas necesarios para la realización del ejercicio físico dependen de la intensidad, la duración, la frecuencia y el tipo de ejercicio que se realice, así como del estado de salud, tamaño corporal, edad y género del individuo.

El intervalo de los macronutrientes presentados en la Tabla 2 están asociados con menor riesgo de enfermedad crónica y que a su vez proporcione una ingesta adecuada de nutrientes esenciales. Estos intervalos de distribución de los macronutrientes son muy amplios y permiten el desarrollo de las recomendaciones dietéticas de una forma flexible a través de una variedad de niveles de actividad, tamaño corporal, preferencias alimentarias, y cuestiones de alimentación relacionados con la salud. En personas activas es más útil hacer recomendaciones de proteínas e hidratos de carbono en función del tamaño del cuerpo (g/kg de peso corporal) (Tabla 2). Por ejemplo, si la ingesta de energía para un hombre adulto activo es de 4500 kcal/día, "incluso" una dieta que contiene 50% de la energía en hidratos de carbono proporcionará 562,5 g de hidratos de carbono (7,5 g/kg para una persona de 75 kg de peso corporal). Este nivel de hidratos de carbono es adecuado para mantener las reservas de glucógeno muscular en un individuo activo (Burke et al., 2004; Coyle, 2004; Tipton y Wolfe, 2004). Del mismo modo, si la ingesta de proteínas en esta dieta fuera del 10% de la ingesta energética (mínimo del intervalo recomendado por el IOM, 2002), la ingesta proteica absoluta (112,5 g de proteína/día, 1,5 g/kg) fácilmente cumple las recomendaciones de proteína para las personas activas (Burke et al., 2004; Coyle, 2004; Hargreaves et al. 2004; Loucks 2004; Maughan et al., 2004; Shirreffs et al., 2004; Tipton y Wolfe, 2004). Por el contrario, con una ingesta energética baja (≤ 1.800 kcal/día), incluso con un 60% de la misma en hidratos de carbono, no se mantendrían en óptimas condiciones las reservas de carbohidratos (≤ 5 g/kg en una persona de peso corporal de 55 kg) en un individuo activo.

1) Necesidades de Carbohidratos

Los hidratos de carbono son nutrientes fundamentales en personas activas ya que permiten realizar ejercicios a intensidad elevada, además son esenciales para células que utilizan preferentemente o exclusivamente glucosa como sustrato energético (cerebro, células oculares y células sanguíneas).

La glucosa contenida en los carbohidratos simples (sacarosa, lactosa y maltosa) y en los complejos (almidón) se almacena en el tejido muscular e hígado como glucógeno en una cantidad limitada (Figura 3). Durante el ejercicio el glucógeno muscular se utiliza para obtener energía, la capacidad para sostener el ejercicio intenso prolongado se relaciona directamente con los niveles iniciales de glucógeno muscular. Si el evento tiene una duración de menos de 90 minutos, el glucógeno almacenado es suficiente para abastecer la energía necesaria.

Para eventos con un trabajo intenso de más de 90 minutos, una dieta alta en carbohidratos consumida 2 ó 3 días antes del evento permite que los depósitos de glucógeno se llenen. Consumir una dieta muy rica en hidratos de carbono de una forma constante no es aconsejable, ya que condiciona al cuerpo a usar solo éstos como combustible y disminuye el uso de los ácidos grasos derivados de grasas.

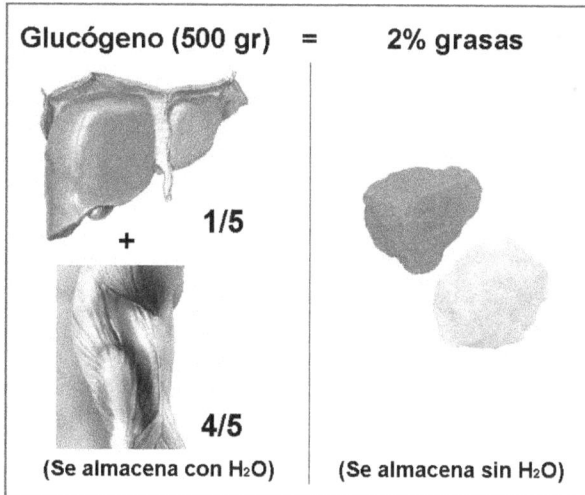

Figura 3. *Almacenamiento del glucógeno corporal. Comparativa con las grasas acumuladas en el organismo.*

Para actividades continuas de 3 a 4 horas, debemos asegurarnos que las reservas de glucógeno en músculo e hígado estén al máximo. Se debe considerar la posibilidad de tomar hidratos de carbono en forma de soluciones durante la práctica deportiva (por ejemplo: solución de glucosa 6-8 %)

El consumo de carbohidratos es fundamental en personas activas (Tabla 2), ya que un déficit acumulado de un 10% cada día, durante seis días, puede disminuir la energía para la realización de la práctica deportiva al séptimo (Zehnder et al., 2001), mermando así el rendimiento del individuo.

Aunque las dietas ricas en carbohidratos (> 65% de la ingesta de energía) se han defendido en el pasado para deportes de resistencia, su uso en personas activas generalmente no es práctico (ADA, 2000), pudiendo provocar problemas gastrointestinales entre otros.

2) Necesidades Proteicas

El ejercicio *puede* incrementar la necesidad de proteínas de tres maneras (Lemon, 1998):

a) Aumento de la necesidad de proteínas para reparar el daño inducido por el ejercicio en las fibras musculares

b) Apoyo a las ganancias en la masa muscular que se producen con el ejercicio

c) Proporcionar una fuente de energía durante el ejercicio

La proteína adicional que se necesita depende del tipo de ejercicio realizado, la intensidad y duración de la actividad, la composición corporal (por ejemplo, kg de masa de tejido magro) y la utilización de dietas especiales de pérdida de peso. (Tipton y Wolfe, 2004). Para la utilización de la misma, es fundamental que la dieta este energéticamente bien balanceada y que haya suficiente cantidad de hidratos de carbono para que no se utilice como sustrato de oxidación.

Lemon (1998, 2000) tras revisar las investigaciones sobre las necesidades proteicas de los deportistas recomienda 1.2 a 1.4 g/kg peso corporal/día para las personas que participan en deportes de resistencia y de 1,6-1,8 g/kg de peso corporal/día para aquellos involucrados en ejercicios contra resistencia o velocidad, en torno al 160%-220% de las recomendaciones para la población en general (0,8 g/kg de peso/día) (Tabla 2).Los requerimientos proteicos son mayores en ejercicios contra resistencia porque permite la acumulación y el mantenimiento del tejido magro (Lemon, 1998, 2000; Tarnopolsky et al., 1992). Por ejemplo, si la ingesta de energía para un varón de 75 kg activo es 3000-4000 kcal/día, una dieta normal que aporte el 15% de la energía en proteínas (entre 112,5 y 150 g de proteína por día) cubriría las necesidades de proteínas para este individuo, estando entre 1,5 y 2 g/kg/día.

Las personas activas suelen pensar que tienen que consumir dietas altas en proteínas para cubrir la construcción y reparación de sus tejidos musculares. Basándonos en el ejemplo, podemos comprobar que con un consumo normal proteico, suele haber poca necesidad de recomendar que las personas activas consumen más proteínas de lo normal. Un aumento de la ingesta proteica por encima del nivel recomendado no garantiza aumento adicional en el tejido magro (Lemon, 1998, 2000) y puede estar asociada a efectos secundarios como cetosis, aumento de la grasa corporal, gota, sobrecarga de riñón, deshidratación, excreción urinaria de calcio y pérdida de masa ósea (Nemet et al.,

2005; Tarnopolsky, 2006). Por el contrario habría que insistir en el consumo proteico a aquellos individuos que restringen la ingesta de energía general para bajar de peso o aquellos que siguen dietas vegetarianas estrictas (no ovolactovegetariana), especialmente las mujeres activas (Manore, 1999, 2002).

3) Necesidades Grasas

La grasa es vista por muchas personas, y más aún en los centros fitness, como algo a evitar, pero es un componente necesario de una dieta normal. Las grasas proporcionan energía y componentes esenciales de las membranas celulares y se asocian a la ingesta de las vitaminas liposolubles A, D y E. La proporción de este macronutriente se sitúa en torno al 20-35% del total energético (Tabla 2) y tan importante es la cantidad como la calidad, o sea la proporción en la que se encuentran los distintos ácidos grasos que deben suponer entre el 7-8 % para los saturados y poliinsaturados (incluyéndose en estos los ácidos grasos esenciales linoleico y α-linolénico) y del 15% para los monoinsaturados, representados en nuestra alimentación por el ácido oleico, mayoritario en el aceite de oliva. Los ácidos grasos esenciales son necesarios, entre otras funciones, por ser precursores de los eicosanoides, compuestos biológicos que ayudan a regular la coagulación de la sangre, presión arterial, frecuencia cardíaca y la respuesta inmune. Por otra parte un consumo elevado de ácidos grasos saturados y trans está relacionado con la aterosclerosis. Un dieta baja en grasas (<15-17% de la energía diaria), no es recomendable en personas activas (Horvath et al., 2000a y b), pudiendo repercutir en la salud y en el rendimiento deportivo.

Actualmente, no parece que existan beneficios para la salud entre una dieta con un consumo bajo en grasa (20% de la energía diaria) en individuos sanos, frente a un consumo mayor pero moderado de la grasa (25-35%) siempre que se mantenga la distribución de los ácidos grasos (Dreon et al., 1999). Por lo tanto, a menos que haya alguna razón médica para restringir la grasa, la ingesta diaria debe estar dentro de las recomendaciones para la grasa en personas activas (Tabla 2), hay que hacer notar que el consumo medio de grasa en España es mayor del 40% del total energético.

Las investigaciones también han examinado el impacto de las dietas altas en grasa (40-70% de la ingesta de energía) sobre la utilización de grasas durante el ejercicio y el rendimiento deportivo (Muoio et al., 1994; Lambert et al., 1994). Se planteó la hipótesis de que el consumo de una dieta alta en grasas podría aumentar la oxidación de grasas y la utilización durante el ejercicio, con el consiguiente ahorro de glucógeno. Desafortunadamente, la mayoría de los individuos no pueden tolerar estos niveles de grasa por mucho tiempo, ni los profesionales de la salud lo recomiendan para la salud a largo plazo, por lo que hay poco apoyo para recomendar estas dietas a las personas activas (Jeukendrup y Saris, 1998).

Micronutrientes: requisitos para el Ejercicio Físico

Las vitaminas y minerales, juegan un papel importante en el mantenimiento de la salud de la persona activa. Están involucrados en la producción de energía, en la síntesis de la hemoglobina para la producción de glóbulos rojos, en el mantenimiento de la salud ósea y una función inmune adecuada, en la construcción y reparación del tejido muscular, y en la protección de los tejidos del cuerpo contra el daño oxidativo principalmente (Manore y Thompson, 2000; ADA, 2000).

Los valores de referencia actuales para los micronutrientes son adecuados para las personas activas (IOM 1998, 2000, 2001), a menos que se indique lo contrario ó se encuentren en situaciones concretas (Maughan et al., 2004; Powers et al., 2004; Spriet y Gibala, 2004). Los individuos que tienen un mayor riesgo de déficit de micronutrientes son aquellos que disminuyen la ingesta de energía o que realizan dietas severas para perder peso, eliminando o restringiendo uno o varios de los grupos de alimentos de su dieta (por ejemplo, poco o nada de carbohidratos o grasas). Las personas que participan en este tipo de conductas alimentarias es posible que necesiten un suplemento multivitamínico y/o mineral para mejorar el estado de micronutrientes en general.

Una dieta variada garantizará la ingesta adecuada de micronutrientes. La utilización de suplementos minero-vitamínicos no mejora el rendimiento de aquellos individuos que tienen cubiertos sus requerimientos con una alimentación adecuada. Desde el punto de vista nutricional hay que vigilar el aporte de ácido fólico, vitamina B_{12}, hierro y cinc.

Hidratación y Ejercicio Físico

El equilibrio de líquidos en el ejercicio de personas activas es fundamental para un rendimiento óptimo (Coyle, 2004) y por el contrario, éste se deteriora con la deshidratación progresiva (Barr, 1999; McConnell et al., 1996; Walsh et al., 1994), pudiendo causar eventualmente complicaciones potencialmente mortales si no se toman las medidas oportunas (Noakes, 1993). Por lo tanto, es importante que todas las personas activas se mantengan bien hidratadas. Esta hidratación adquiere una importancia mayor si se practica ejercicio físico en condiciones ambientales especiales (calor, frío, humedad y altitud principalmente) (ACSM 1996; Brinkley et al., 2002; Freund y Sawka, 1996).

Para mantenerse hidratados durante el ejercicio físico hay que mantener el equilibrio de líquidos y electrolitos, es decir, remplazar el agua y los electrolitos perdidos en el sudor. Esto requiere que las personas activas, indiferentemente de su edad, se esfuercen para hidratarse bien antes, durante y después de hacer ejercicio.

Como norma general y teniendo en cuenta que existen muchos matices, se recomienda (ADA 2009, ACSM 2009).

- *Antes*: Una cantidad generosa de líquidos 24 horas antes del ejercicio (ACSM, 1996). Al menos 4 horas antes del ejercicio se deberá beber aproximadamente entre 5 y 7 ml/kg de peso corporal de agua o bebida deportiva.

- *Durante*: Unos 150-350 ml de líquido cada 15-20 minutos mientras se realiza el ejercicio (Casa et al, 2000).

- *Después*: Beber suficientes líquidos para cubrir el 150% del peso perdido durante el ejercicio para reemplazar la perdida por sudor y orina después del ejercicio (Shirreffs et al., 2004). Consumir entre 450 y 675 ml de líquidos por cada 0,5 kg perdido durante el ejercicio.

Si el ejercicio es de larga duración (generalmente> 1 h) o se produce en un ambiente muy cálido, las bebidas deportivas deben contener hidratos de carbono y sodio. El sodio ayuda a la rehidratación mediante el mantenimiento de la osmolaridad del plasma y el deseo de beber. (Maughan y Leiper, 1995; Maughan et al, 1996; Shirreffs et al., 2004).

¿Cuándo comer?

El momento de la ingesta de alimentos es también importante para las personas activas. Comer con sensatez antes de hacer ejercicio asegura que hay suficiente energía para llevar a cabo éste, mientras que comer después de hacer ejercicio le ayudará a recargar el combustible corporal. Sabemos que el alimentarnos bien antes del ejercicio puede mejorar el rendimiento (ADA, 2000), y que la comida después del ejercicio ayuda a reemplazar el glucógeno muscular y repara el tejido dañado (Burke et al., 1996). En función del deporte ó actividad, comer o usar una bebida deportiva durante el ejercicio también puede mejorar el rendimiento y retrasa la fatiga (McConnell et al., 1996). Las personas activas, que hacen ejercicio más de una vez por día, deben estar atentas y asegurarse que no se saltan comidas pudiendo incluso comer durante el ejercicio con el uso de bebidas deportivas (6-8% de carbohidratos) (Benardot y Thompson, 1999).

ALIMENTACIÓN Y PESO CORPORAL

Las necesidades energéticas para mantener el peso corporal deben ser una prioridad para cualquier deportista o persona activa. El balance de energía se logra cuando la energía consumida (suma de energía de los alimentos, suplementos y fluidos consumidos) es igual al gasto de energía (suma de toda la energía gastada por el cuerpo en movimiento o al mantener las funciones del cuerpo) (Swinburn y Ravussin, 1993). Para saber si uno está manteniendo el balance de energía basta con observar que el peso se mantenga constante.

Hay que tener en cuenta que las necesidades energéticas suelen disminuir con la edad, principalmente por la pérdida de masa muscular y aumento de grasa corporal. Por esta razón, si la ingesta energética es similar a la de épocas anteriores, aumenta el peso corporal, incluso si los niveles de actividad se mantienen constantes. Muchas personas activas se someten a dietas manipulando las calorías, proteínas, carbohidratos, vitaminas y minerales, con el objetivo de mejorar el desempeño físico y la apariencia, sin conocimiento alguno pudiendo sufrir problemas de salud y rendimiento físico.

El primer objetivo de un individuo activo debe ser mantener la ingesta de energía adecuada para asegurar un peso corporal saludable. Aunque esto parece una tarea sencilla, hay muchas personas activas que encuentran esto difícil de hacer. La atención y dedicación por parte de los centros de fitness a este tema debe ser una prioridad, dotando de herramientas a los profesionales que trabajen en el centro, con un servicio especializado en nutrición o con programas de concienciación y educación ciudadana.

Aunque las personas activas suelen tener un peso corporal dentro de intervalos normales para su estatura (IMC 19-25 kg/m^2), no es raro que quieran cambiar su peso corporal (por ejemplo, aumentar o disminuir) para satisfacer las demandas de su deporte o su propia percepción de un "peso ideal". El cambio de peso debe realizarse lentamente durante un período en que el individuo no está participando en eventos competitivos.

El peso ideal es una idea equívoca y subjetiva. Cualquier persona activa debe olvidarse del peso ideal y moverse dentro de un intervalo de peso saludable; entendiendo éste como "aquel en el que realmente la persona se puede mantener, permite avances positivos en el rendimiento del ejercicio, reduce al mínimo el riesgo de lesión o enfermedad y proporciona buena salud a largo plazo reduciendo los factores de riesgo para cualquier enfermedad crónica" (ADA, 2000; OIM, 2002).

Pérdida de peso

Si la ingesta de energía no cubre el gasto de la misma, se pierden peso y masa muscular, y la capacidad de realizar ejercicio vigoroso normalmente disminuye.

Cualquier dieta para perder peso debe dar lugar a una disminución gradual del mismo (0,5-1,0 kg/semana), aumentando al máximo la pérdida de grasa e intentando el mantenimiento de los tejidos magros (ADA, 2000). Si la restricción de energía es demasiado grande, la calidad nutricional de la dieta se ve comprometida, el tejido magro se pierde, y la capacidad de ejercicio disminuye. Además, un consumo bajo de energía de forma constante normalmente conlleva una ingesta incorrecta de macro y micronutrientes (hidratos de carbono, proteínas, vitaminas y minerales) (Burke, 2003). En el aspecto psicológico, una restricción energética severa puede llevar a un exceso de preocupación por la comida, una pérdida de motivación, y finalmente una imposibilidad de permanecer en la dieta planteada (Manore, 1999, 2000; Thompson y Manore, 2000).

Cualquier tipo de dieta para una persona activa, debe proporcionar suficientes hidratos de carbono para reponer el glucógeno gastado, y proteínas suficientes para el mantenimiento y la reparación de tejido magro. Por estas razones, los expertos no recomiendan las dietas de moda que restringen severamente la energía o aquellas que eliminan algún grupo de alimentos (por ejemplo, evitar la ingesta de hidratos de carbono).

Antes de comenzar una dieta para bajar peso, una persona activa debe identificar su peso corporal saludable, de una forma lógica y realista, en relación a su nivel de actividad.

Una dieta para bajar de peso en niñas y mujeres activas puede ser especialmente problemática, sobre todo si el peso ya está dentro de la normalidad. El bajo consumo de energía combinado con alta producción de energía contribuye al desarrollo de una disfunción menstrual en las mujeres, que se caracteriza por una disminución significativa de las hormonas reproductivas y la interrupción del ciclo menstrual o amenorrea (Harber, 2000; Manore, 2002; Loucks, 2004). La disminución de las hormonas reproductivas, especialmente estrógenos, puede conducir a la pérdida (o la falta de ganancia) de masa ósea en mujeres jóvenes y adultas muy activas. Este patrón de consumo puede producir cualquiera de los trastornos de la triada de la mujer deportista (amenorrea, trastornos alimentarios, y osteoporosis) (ACSM, 1997).

Aumento de peso

Si lo que se desea es el aumento de peso, este se puede lograr mediante la adición de 500-1000 kcal por día durante la participación en entrenamientos de fuerza para asegurar que la energía adicional consumida contribuye al aumento de la masa muscular y no a la ganancia de grasa (ADA, 2000; Thompson y Manore, 2000). El aumento de masa muscular por lo general ocurre lentamente y depende de varios factores, entre ellos: la genética, el grado de balance energético positivo que se ha producido, la cantidad de descanso recibido y el tipo de programa de ejercicios de entrenamiento (Thompson y Manore, 2000).

Si el peso se fija en una meta poco realista, hay una alta probabilidad de fracaso, pudiendo ocasionar unos resultados emocionales y psicológicos negativos, y conduciéndonos a trastornos más o menos severos de la conducta alimentaria.

Una dieta, ya sea para bajar o subir peso, tiene que tener en cuenta:

- Estado de salud.
- Experiencias pasadas.
- Tipo de actividad desarrollada.
- Entorno social del individuo en el trabajo y el hogar.
- Genética (antecedentes familiares).
- Factores de riesgo para la salud física y psicológica.

SUPLEMENTOS DEPORTIVOS

En la actualidad, el abuso de toda clase de sustancias para mejorar el rendimiento deportivo y la forma física se ha extendido a las personas que acuden a gimnasios regularmente, buscando entre otros, fines físicos o estéticos y sin que en ningún caso se tengan en cuenta los posibles efectos perjudiciales que su uso puede conllevar (Eisenberg et al., 1998).

Este interés por la salud y la estética ha aumentado también la venta de suplementos, preparaciones de hierbas, productos para perder peso, para mejorar el rendimiento, etc., muchos de ellos sin fundamento científico. En ocasiones estas sustancias suelen obtenerse en el mercado negro, por lo que no puede garantizarse su calidad, detectándose la inclusión de otros componentes no declarados que comportan riesgos para la salud y que son ilegales (Van Poucke et al., 2007; Maughan et al., 2007). Su uso en ausencia de una necesidad específica, una deficiencia, o una afección no está recomendado (ADA 2000, ACSM 2000). No se ha demostrado beneficio para muchos de los productos consumidos por algunos deportistas ó personas activas (Armsey y Green, 1997).

Sobal y Marques (1994) en un trabajo de revisión bibliográfica observaron que entre 50-100% de las personas activas usan suplementos alimenticios y muchas de estos consumidores los compran sin tener la certeza de su utilidad (Trissler, 1999). La mayoría de estos estudios muestran que muchos usuarios no reciben una información profesional sobre suplementos deportivos, estando a merced del marketing y la publicad más que del ámbito científico (Winterstein y Starrs 2001; Conner et al., 2003; Sánchez, Guerra-Hernández y Miranda, 2008).

Solo en Estados Unidos este elevado uso de suplementos ha creado una industria anual de más de 10 mil millones de euros, que bombardea constantemente a los consumidores con su publicidad (Sarubin, 2000). No es de extrañar que el consumidor esté confuso sobre si deben utilizar suplementos o no, qué producto comprar, dónde hacerlo y cómo tomarlos. El uso y venta de suplementos en centros fitness es suficientemente relevante e importante para recibir mucha más atención que la recibida en actualidad.

Desafortunadamente, no existe un órgano gubernamental que regule la seguridad y eficacia de los suplementos dietéticos, y no existe un control a cerca de lo que dice el etiquetado o si está demostrado o no su "supuesta función". La estandarización y categorización de los suplementos son esenciales para su control. Los riesgos del uso de suplementos, el uso efectivo de los mismos, y quizás con más importancia, como optimizar la ingesta de nutrientes proveniente de alimentos para minimizar o suprimir el uso de estos (González et al., 2006) son áreas de investigación y educación necesarias.

El consumo de suplementos en exceso presenta problemas de toxicidad, no sólo por el escaso control de estos productos, sino también por un consumo mayor de nutrientes (vitaminas y minerales) en cantidades superiores a su ingesta máxima tolerable (Balluz et al 2000; Blendon et al 2001).

En condiciones normales, cuando las personas activas consumen una dieta equilibrada a sus necesidades, se cubren sus necesidades energéticas y nutricionales. No ocurre lo mismo en dietas inadecuadas, lo que haría necesario su uso, aunque de forma limitada y ajustada. Los suplementos deberían ser usados cautelosamente, no debiéndose recomendar sin evaluar la salud del individuo, la dieta, necesidades alimenticias y enérgicas, y el consumo de medicamentos.

Uso de sustancias anabólicas

El doping no afecta sólo a los deportistas profesionales. El uso de anabolizantes también ocurre en los gimnasios. Los primeros afectados son los culturistas, aunque las voces de alerta ponen el acento en el incremento entre jóvenes que buscan mejorar su cuerpo y no ven los riesgos.

Los esteroides anabolizantes son sustancias derivadas de la hormona principal masculina, la testosterona. Estimulan el desarrollo muscular, pudiendo también fortalecer los huesos y reducir la grasa del cuerpo. Poseen junto con el efecto anabólico el efecto androgénico, o sea, que producen características masculinas, tales como vello facial y engrosamiento de la voz. En el organismo se producen además transformaciones metabólicas, entre las que destaca la formación de hormonas sexuales femeninas, los estrógenos, que puede hacer crecer senos en los varones, por tanto sus efectos colaterales pueden ser extensos y muy peligrosos (Tabla 3).

Tabla 3 *Efectos secundarios del uso de esteroides.*

Hombres	Mujeres	Adolescentes
· Encogimiento de testículos · Recuento reducido de espermatozoides · Infertilidad · Calvicie · Mayor riesgo de cáncer de próstata	· Crecimiento del vello facial · Calvicie (patrón masculino) · Cambios/cese del ciclo menstrual · Aumento del tamaño del clítoris · Engrosamiento de la voz (voz más grave o gruesa)	· Cese precoz del crecimiento por madurez esquelética prematura · Cambios acelerados de la pubertad

VIGOREXIA EN LOS CENTROS FITNESS

La Dismorfia Muscular, también conocida como Vigorexia es un trastorno descrito por primera vez en 1993 por el doctor Harrison Pope. Este desorden emocional se caracteriza por una obsesión enfermiza por ganar masa muscular y afecta principalmente a varones jóvenes, pero también lo pueden sufrir las mujeres. Los afectados ven su cuerpo poco desarrollado y enclenque, por lo que acuden asiduamente al gimnasio, se observan frecuentemente al espejo y llevan un control estricto tanto de su peso como del perímetro de sus bíceps y torso. Esta distorsión de la realidad les lleva a adquirir una masa muscular poco acorde con su talla y contextura física.

El crecimiento de la masa muscular no es observado por los que sufren vigorexia y recurren entonces a una alimentación rica en proteínas y carbohidratos, prescinden de las grasas y, en algunos casos, llegan a consumir una multitud de suplementos o incluso hormonas del crecimiento, esteroides y/o anabólicos.

La manía de las dietas y el abuso de suplementos alimenticios son estimulados por la ignorancia respecto a la nutrición, provocando desinformación y una gran laguna entre la orientación nutricional sugerida para deportistas y personas activas, comprobada científicamente, y los hábitos alimenticios reales de éstos.

REFERENCIAS

- American College of Sports Medicine, American Dietetic Association and Dietitians of Canada. (2009); Nutrition and athletic performance". *Medicine and Science in Sports and Exercise; 41*(3), 709-731.
- American College of Sports Medicine. (1997); Position Stand: Female Athlete Triad. *Medicine and Science in Sports and Exercise*; 29, i-ix.
- American College of Sports Medicine. (1996); Position stand on exercise and fluid replacement. *Medicine and Science in Sports and Exercise; 28*(1); i-vii.
- American Dietetic Association. (2000); Position of The American Dietetic Association, Dietitians of Canada, and the American College of Sports Medicine: Nutrition and athletic performance. *Journal of the American Dietetic Association; 100*(12), 1543-1556.
- Armsey, T.D. y Green, G.A. (1997); Nutrition Supplements. Science vs. Hype. *Physician and Sportsmedicine; 6*, 77-92.
- Balluz, L.S., Kieszak, S.M., Philen, R.M. y Mulinare, J.M. (2000); Vitamin and mineral supplement use in the United States: Results from the Third National Health and Nutrition Examination Survey. *Archives of Family Medicine; 9*, 258-262.
- Barr, S.I. (1999); Effects of dehydration on exercise. *Canadian Journal of Applied Physiology; 24*, 164-172.
- Benardot, D. y Thompson, W.R. (1999); Energy from food for physical activity. Enough and on time. *American College of Sports Medicine´s Health & Fitness Journal; 3*(4), 14-18.
- Bergman, B.C. y Brooks, G.A. (1999); Respiratory gas-exchange ratios during graded exercise in fed and fasted trained and untrained men. *Journal of Applied Physiology; 86*, 479-487.
- Bergman, B.C., Butterfield, G.E., Wolfe, E.E., Casazza, G.A., Lopaschuk, G.D. y Brooks, G.A. (1999); Evaluation of exercise and training on muscle lipid metabolism. *Journal of Applied Physiology; 276*, e106-e117.
- Blendon, R.J., Desroches, C.M., Benson, J.M., Brodie, M. y Althman, D.E. (2001); Americans' views on the use and regulation of dietary supplements. *Archives of Internal Medicine;161*, 805-810.
- Brooks, G.A. y Mercier, J. (1994); Balance of carbohydrate and lipid utilization during exercise: the "crossover" concept. *Journal of Applied Physiology; 76*(6), 2253-2261.
- Brinkley, H.M., Beckett, J., Casa, D.J., Kleiner, D.M. y Plummer, P.E. (2002); National Athletic Trainers' Association Position Statement: Exertional heat illness. *Journal of Athletic Training; 37*(3), 329-343.
- Brooks, G.A. y Trimmer, J. (1995); Literature supports the cross over concept. *Journal of Applied Physiology; 80*, 1073-1075.
- Burke, L.M., Collier, G.R., Davis, P.G., Fricker, P.A., Sanigorski, A.J. y Hargreaves, M. (1996); Muscle glycogen storage after prolonged exercise: effect of the frequency of carbohydrate feedings. *American Journal of Clinical Nutrition; 64*, 115-119.

- Burke, L.M. (2003); The IOC Consensus on Sport Nutrition 2003: New guidelines for nutrition for athletes. *Journal of Sport Nutrition and Exercise Metabolism; 13*, 549-552.
- Burke, L.M., Kiens, B. y Ivy, J.L. (2004); Carbohydrates and fat for training and recovery. *Journal of Sports* Sciences; *22*, 15-30.
- Casa, D.J., Armstrong, L.E., Hillman, S.K., Montain, S.J., Reiff, R.V., Rich, B.S.E., Roberts, W.O. y Stone, J.A. (2000); National Athletic Trainers' Association Position Statement: Fluid replacement for athletes. *Journal of Athletic Training; 35*(2), 212-224.
- Coyle, E.F., Coggan, A.R., Hemmert, M.K. y Ivy, J.L. (1986); Muscle glycogen utilization during prolonged strenuous exercise when fed carbohydrate. *Journal of Applied Physiology; 61*, 165-172.
- Coyle, E.F. (2004); Fluid and fuel intake during exercise. *Journal of Sports Sciences; 22*, 39-55.
- Conner, M., Kirk, S.F., Cade, K.E. y Barret, J.H. (2003); Environmental influences: factors influencing a woman's decision to use dietary supplements. *Journal of Nutrition; 133*, 1978s-1982s.
- Dreon, D.M., Fernstrom, H.A., Williams, P.T. y Krauss, R.M. (1999); A very low-fat diet is not associated with improved lipoprotein profiles in men with a predominance of large low-density lipoproteins. *American Journal of Clinical Nutrition; 69*, 411-418.
- Eisenberg, D.M., Davis, R.B. y Ettner, S.L. (1998). Trends in alternative medicine use in the United States, 1990-1997: results of a national survey. *Journal of the American Medical Association; 280*, 1569–1575.
- El-Khoury, A.E., Forslund, A., Olsson, R., Branth, S., Sjodin, A., Anderson, A., Atkinson, A., Selvaraj, A., Hambraeus, L. y Young, V.R.; (1997); Moderate exercise at energy balance does not affect 24-h leucine oxidation or nitrogen retention in healthy men. *American Journal of Physiology*; 273, e394-e407.
- Food and Nutrition Board. Recommended Dietary Allowances (10th ed.). (1989). Washington, DC: National Academy Press.
- Freund, B.J. y Sawka, M.N. (1996). Influence of cold stress on human fluid balance. En Marriott, B.M y Carlson, S.J. (Eds.), Nutritional Needs in Cold and in High-Altitude Environments. Committee on Military Nutrition Research, (pp 161-179). Washington, DC: National Academy Press.
- González, J., Sánchez, P. y Mataix, J. (2006). Proteínas y ejercicio. En González, J., Sánchez, P. y Mataix, J. (Eds), Nutrición en el deporte. Ayudas ergogénica y dopaje (pp 193-207). Madrid: Diaz de Santos.
- Harber, V.J.; (2000); Menstrual dysfunction in athletes: an energetic challenge. *Exercise and Sport Sciences Reviews; 28*, 19-23.
- Hargreaves, M., Hawley, J.A. y Jeukendrup, A.; (2004); Pre-exercise carbohydrate and fat ingestion: effects on metabolism and performance. *Journal of Sports* Sciences; 22, 31-38.
- Horvath, P.J., Eagen, C.K., Ryer-Calvin S.D. y Pendergast, D.R.; (2000a) The effects of varying dietary fat on the nutrient intake of male and female runners. *Journal of the American College of Nutrition; 19*(1), 42-51.

- Horvath, P.J., Eagen, C.K., Fisher, N.M., Leddy, J.J. y Pendergast, D.R.; (2000b); The effects of varying dietary fat on performance and metabolism in trained male and female runners. *Journal of the American College of Nutrition; 19*(1), 52-60.
- Institute of Medicine (2002). Dietary reference intakes. Energy, carbohydrate, fiber, fat, fatty acids, cholesterol, protein, and amino acids. Washington, DC: National Academy Press.
- Institute of Medicine (1998). Dietary reference intakes. Thiamin, riboflavin, niacin, vitamin B-6, folate, vitamin B-12, pantothenic acid, biotin, and choline. Washington, DC: National Academy Press.
- Institute of Medicine (2001). Dietary reference intakes. Vitamin A, Vitamin K, Arsenic, Boron, Chromium, Copper, Iodoine, Iron, Manganese, Molybdenum, Nickel, Silicon, Vanadium and Zinc. Washington, DC: National Academy Press.
- Institute of Medicine (2000). Dietary reference intakes. Vitamin C, Vitamin E, Selenium and Carotenoids. Washington, DC: National Academy Press.
- Jeukendrup, A.E., Saris, W.H.M. (1998). Fat as a fuel during exercise. En Berning, J.R. y Steen, S.N. (Eds), Nutrition for Sport and Exercise (pp. 59-76). Gaithersburg, MD: Aspen Publishers Inc.
- Johnson, R. (2001). Energía. En Kathlenn Mahan, L. y Escote-Stump, S. (Eds.), Nutrición y dietoterapia de Krause 10ª Ed (pp. 20-32). Mexico: McGraw-Hill interamericana.
- Lambert, E.V., Speechly, D.P., Dennis, S.C. y Noakes, T.D.; (1994); Enhanced endurance in trained cyclists during moderate intensity exercise following 2 weeks adaptation to a high fat diet. *European Journal of Applied Physiology; 69*, 287-293.
- Lemon, P.W.R.; (1998); Beyond the Zone: Protein needs of active individuals. *Journal of the American College of Nutrition;19*(5), 513s-521s.
- Lemon, P.W.R.; (1998); Effects of exercise on dietary protein requirements. *International Journal of Sport Nutrition; 8*, 426-447.
- Loucks, A.B.; (2004); Energy balance and body composition in sports and exercise. *Journal of Sports Sciences; 22*, 1-14.
- Manore, M.M.; (2002); Dietary recommendations and athletic menstrual dysfunction. *Sports Medicine; 32*(14), 887-901.
- Manore, M.M. (1999) Nutritional Needs of the Female Athlete. En Wheeler, K.B. y Lombardo, J.A. (Eds.), Clinics in Sports Medicine: Nutritional Aspects of Exercise (pp 549-556). Philadelphia, PA: WB Sanders Company.
- Manore, M.M.; (2000); The effect of physical activity on thiamin, riboflavin, and vitamin B-6 requirements. *American Journal of Clinical Nutrition; 72*(suppl), 598s-606s.
- Manore, M.M. y Thompson, J.L. (2000). Sport Nutrition for Health and Performance. Champaign IL: Human Kinetics Publisher.
- Maughan, R.J. y Burke, L.M. (2002). Sports nutrition. Handbook of sports medicine and science. An IOC Medical Committee publication. Oxford: Blackwell Science.
- Maughan, R.J., Depiesse, F. y Geyer, H.; (2007); The use of dietary supplements by athletes. *Journal of Sports Sciences; 25*(suppl), 103s–113s.

- Maughan, R.J., King, D.S. y Trevor, L.; (2004); Dietary supplements. *Journal of Sports Sciences; 22*, 95-113.
- Maughan, R.J., Leiper, J.B. y Shirreffs, S.M.; (1996); Restoration of fluid balance after Exerciseinduced dehydration: Effects of food and fluid intake. *European Journal of Applied Physiology; 73*, 317-325.
- Maughan, R.J. y Leiper, J.B.; (1995); Sodium intake and post-exercise rehydration in man. *European Journal of Applied Physiology; 75*, 311-319.
- McConnell, G., Kloot, K. y Hargreaves, M.; (1996); Effect of timing of carbohydrate ingestion on endurance exercise performance. *Medicine and Science in Sports and Exercise; 28*, 1300-1304.
- Muoio, B.M., Leddy, J.J., Horvath, P.J., Awad, A.B. y Pendergast, D.R.; (1994); Effect of dietary fat on metabolic adjustments to maximal VO_2 and endurance in runners. *Medicine and Science in Sports and Exercise; 26*, 81-88.
- Nemet, D., Wolach, B. y Eliakim, A.; (2005); Proteins and amino acid supplementation in sports: are they truly necessary? *Israel Medical Association Journal; 7*, 328-332.
- Noakes, T.D.; (1993); Fluid replacement during exercise. *Exercise and Sport Sciences Reviews; 21*, 297-330.
- Phillips, S.M., Atkinson, S.A., Tarnopolsky, M.A. y Mac Dougall, J.D.; (1993); Gender differences in leucine kinetics and nitrogen balance in endurance athletes. *Journal of Applied Physiology; 75*, 2134-2141.
- Pope, H.G., Jr Katz, D.L. y Hudson, J.I.; (1993); Anorexia nervosa and "reverse anorexia" among 108 male bodybuilders. *Comprehensive Psychiatry; 34*, 406-409.
- Powers, S.K., DeRuisseau, K.C., Quindry, J. y Hamilton, K.L.; (2004); Dietary antioxidants and exercise. *Journal of Sports Sciences; 22*, 81-94.
- Sánchez, A.J., Miranda, M.T. y Guerra-Hernández E.; (2008); Estudio estadístico del consumo de suplementos nutricionales y dietéticos en gimnasios. *Archivos Latinoamericanos de Nutrición; 3*, 221-227.
- Sarubin, A. (2000) The Health Professional's Guide to Popular Dietary Supplements. Chicago IL: American Dietetic Association.
- Shirreffs, S.M., Armstrong, L.E. y Cheuvront, S.N.; (2004); Fluid and electrolyte needs for preparation and recovery from training and competition. *Journal of Sports Sciences; 22*, 57-63.
- Sobal, J. y Marquart, L.F.; (1994); Vitamin/mineral supplement use among high school athletes. *Adolescence; 29*, 835-843.
- Spriet, LL. y Gibala, M.J.; (2004); Nutritional strategies to influence adaptations to training. *Journal of Sports Sciences; 22*, 127-141.
- Swinburn, B. y Ravussin, E.; (1993); Energy balance or fat balance? *American Journal of Clinical Nutrition; 57*(suppl), 766s-771s.
- Tarnopolsky, M., Atkinson, S.A., Mac Dougall, J.D., Chesley, A., Phillips, S.M. y Schwarcz, H.; (1992); Evaluation of protein requirements for trained strength athletes; *Journal of Applied Physiology; 73*, 1986-1995.
- Tarnopolsky, M.; (2006) Protein and amino acid needs for training and bulking up. En Burke, L. y Deakin, V. (Eds.), Clinical sports nutrition. 3th ed (pp 90-117), Sydney: McGraw-Hill.

- Thompson, J.L. y Manore, M.M.; (2000); Body weight regulation and energy needs: weight loss. En Driskell, J.A. y Wolinsky, I. (Eds.), Energy-Yielding Macronutrients and Energy Metabolism in Sports Nutrition (pp 291-308). Boca Raton, LA: CRC Press.
- Tipton, K.D. y Wolfe, R.R.; (2004); Protein and amino acids for athletes; *Journal of Sports Science and Medicine; 22*, 65-79.
- Trissler, R.J.; (1999); Urban food legends: fighting the hype; *Journal of the American Dietetic Association; 99*, 1504.
- Van Poucke, C., Detavernier, C., Van Cauwenberghe, R. y Van Peteghem, C.; (2007); Determination of anabolic steroids in dietary supplements by liquid chromatography-tandem mass spectrometry; *Analytica Chimica Acta; 586*, 35-42.
- Walsh, R.M., Noakes, T.D., Hawley, J.A. y Dennis, S.C.; (1994); Impaired high-intensity cycling performance time at low levels of dehydration; *International Journal Sports Medicine; 15*, 392-398.
- Winterstein, A.P., y Storrs, C.M. (2001); Herbal supplements: considerations for the athletic trainer; *Journal of Athletic Training; 36*, 425-432.
- Zehnder, M., Rico-Sanz, J., Kühne, G. y Boutellier, U.; (2001); Resynthesis of muscle glycogen after soccer specific performance examined by 13C-magnetic resonance spectroscopy in elite players; *European journal of applied physiology; 84*(5), 443-447.